KB143565

패스트푸드

FAST FOOD GENOCIDE

대 학 살

영양학의 게임 체인저

에포케

| 의학박사 조엘 펄먼의 다른 저서들 |

The End of Heart Disease
The End of Dieting
Eat to Live Cookbook
The End of Diabetes
Super Immunity
Eat for Health
Disease-Proof Your Child
Fasting and Eating for Health
Eat to Live
Eat to Live Quick & Easy Cookbook

패스트푸드 대학살

가공식품은 어떻게 우리를 죽이고 있는가

그리고 우리는 무엇을 할 수 있는가

의학박사
조엘 펄먼

연구와 저술에 도움을 준
로버트 B. 필립스

Fast Food Genocide: How Processed Food is Killing Us and What We Can Do About It
Copyright ⓒ 2017 by Joel Fuhrman. M. D.
All rights reserved

Korean translation copyright ⓒ 2020 by Epoche, an imprint of HAKWON PUBLISHING CO., LTD
Korean translation rights arranged with DeFiore and Company Literary Management, Inc.
through EYA (Eric Yang Agency).

이 책의 한국어판 저작권은 EYA (Eric Yang Agency)를 통한
DeFiore and Company Literary Management, Inc. 사와의 독점계약으로
'(주)학원문화사. 에포케'가 소유합니다.
저작권법에 의하여 한국 내에서 보호를 받는 저작물이므로 무단전재 및 복제를 금합니다.

에포케는 ㈜학원문화사소속이며 모든 권한과 책임은 ㈜학원문화사에 있습니다.

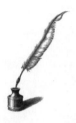

이 책은 타인에 대한 연민을 장려하고
자신의 안위를 희생하며
심지어 남을 돕기 위해 자신의 위험까지도 감수하면서
자신이 받은 것을 '되돌려주는'
전 세계의 수천 명의 사람들에게 바친다.
이 나라는 모든 인간의 권리와 존엄,
그리고 행복 추구를 위해 싸웠던 사람들에 의해 세워졌다.

■ 일러두기

이 책의 내용은 저자의 영양학적 소견이므로 개인차가 있을 수 있습니다.
지병이 있으신 분이나 현재 통원하시는 분은 담당 주치의와 상담 후
적용하시기 바랍니다.

패스트푸드가 뭐 길래……

몇 년 전 미국에서 한 달 동안 '중국산 제품 없이 살아 보기'를 시도 한 적이 있었습니다. 하지만 바로 다음 날부터 '고난의 행군'이었답니다. 집안 물건의 70~80%가 중국산이기 때문에 처음부터 무모한 도전이었다는 거죠.

그러면 우리 주변에 패스트푸드점이나 편의점이 없어진다면 어떻게 될까요? 한 달을 버틸 수 있을까요? 기호 식품에 따라 다르겠지만 상당히 불편하고 고통을 감내하기 힘들어 하는 사람들도 많을 줄 압니다. 저도 패스트푸드나 가공식품을 가끔 즐기는 편이지만 얼마나 버틸 수 있을지 확신할 수 없습니다. 패스트푸드는 우리와 친숙하지만 한편으로는 성인병의 지표로 삼는 지방간, 혈당 및 콜레스테롤, 당뇨, 고혈압 등의 증상과 암을 일으키는 주범으로 의심받기도 합니다. 그리고 덜 익은 햄버거 패티를 먹은 어린이 수십 명이 일명 '햄버거병'이라고 불리는 용혈성요독증후군(HUS)에 감염된 안타까운 일도 있었습니다. 그런데도 우리는 왜 패스트푸드나 가공식품을 끊지 못할까요? 어릴 때부터 입에 착 감기는 이들의 입맛에 너무 길들여진 때문이기도 하겠지만 무엇보다도 주문하면 빠르게 나오고, 간편하고, 분위기 있고, 그리고 맛있기 때문입니다.

패스트푸드를 먹으면 안 되는 이유

이 책 저자 조엘 펄먼 박사는 미국의 저명한 가정의학전문의이자 영양 전문가로서 패스트푸드를 비롯한 가공식품이 어떻게 우리를 죽이고 있는지, 그리고 건강 위기에 대처하는 방법이 무엇인지에 대해 도발적인 탐구를 진행합니다. 그는 패스트푸드를 이렇게 정의합니다. 패스트푸드는 최소한의 영양소를 함유한 인공 식재료나 감미료 등으로 조립공정을 거친 후, 육류, 치킨, 피자, 햄버거 등의 음식으로 제공되는 가공식품을 말한다고 했습니다. 그는 오늘날 우리들이 직면한 건강 문제는 대부분 가공식품으로 제조된 프랑켄푸드(유전자변형식품)의 직접적인 결과물이라고 강변합니다. 심장질환, 뇌졸중, 성인암과 소아암, 주의력결핍에 의한 과잉행동장애(ADHD), 자폐증, 자가면역질환 등이 유행처럼 늘어나는 것은 패스트푸드를 비롯한 인스턴트 가공식품의 과다 섭취 때문이라는 거죠. 또한 패스트푸드 과다 섭취는 정신적으로도 우울증 현상과 관련이 있다고 하네요. 여기서 중요한 사실은 우울증에 시달리다가도 패스트푸드를 먹게 되면 기분이 좋아진다는 점입니다. 중독성인거죠. 일반적으로 정신질환, 반사회적 행동, 지능저하, 그리고 만성질환 등은 주로 유전적 요인에 의해 발생된다는 견해가 보편적이지만, 저자는 오히려 패스트푸드 음식과 더 깊은 연관이 있다고 주장합니다. 패스트푸드와 탄산음료와 같은 정크푸드를 먹는 아이들은 과일과 채소를 좋아하지 않습니다. 가공식품의 감미료와 나트륨에 의해 혀의 맛 기능을 상실하여 진짜 음식에서 느껴지는 미묘한 맛의 차이를 감지할 수 없기 때문입니다. 햄버거 종주국 미국은 오늘날 세계에서 가장 뚱뚱한 사람들이 살아가는 나라가 됐다고 저자는 경고하고 있습니다. 80%이상이 과체중이라는 통계 자료도 있습니다. 패스트 푸드를 비롯한 가공식품을 너무 많이 먹기 때문이라는 겁니다.

패스트푸드가 발생시킨 엄청난 악영향

이 책에 의하면 패스트푸드와 가공식품에 첨가되는 독성물질에는 인공색소, 인공향, 방부제, 살충제, 안정제가 들어있습니다. 이러한 물질들은 소비자들의 기대에 부응하는 식감과 농도를 만들어줍니다. 패스트푸드는 섬유질이나 미량영양소 대신 우리 몸에 독성물질과 노폐물을 쌓이도록 함으로써 인간의 수명을 단축시킨다고도 했습니다. 그래서 패스트푸드 대학살이라고 말하는 겁니다. 패스트푸드와 가공식품을 즐겨 먹는 사람의 심근경색 발병률도 일반적인 건강한 음식을 섭취하는 사람보다 10배 이상 높다고 합니다. 충격적인 말이지만 우리는 별로 심각하게 받아들이지 않습니다. 그러면 어떻게 해야 할까요. 저자는 식단을 바꿔야 한다고 합니다. 그래야 우리가 전 세계에 스며들고 있는 패스트푸드의 폭압으로부터 삶을 되찾고 패스트푸드 대학살을 끝낼 수 있다고 말합니다. 하지만 그러기에 앞서 영양소가 풍부한 음식을 어떻게 섭취해야 하는지 알아야 합니다. 이 책은 여기에 대한 솔루션을 역사적 교훈과 과학적인 영양 분석을 통해 담아내고 있습니다.

이 책의 가르침으로 볼 때 저도 평소 식습관에 문제가 많음을 알게 되었습니다. 오래 건강하게 살려면 패스트푸드를 비롯한

육류와 가공식품 섭취를 당장 끊어야겠다는 의지를 가져보지만,
불가능한 소리임을 잘 압니다. 그러나 뭐든 시작은 어렵겠지요.
유명 광고 카피처럼 '그냥 시작해!' 보렵니다. 아니면 '간헐적'으
로 라도......

정 영 국

목차

파멸의 현장에 참여한 사람들

> **그들은 해결책을 못 보는 것이 아니다. 문제를 못 보는 것이다.**
>
> —G. K. 체스터턴

우리는 미국과 많은 개발도상국에서 삶의 비극과 전례 없는 규모의 파괴를 마주하고 있다. 가공된 식품인 패스트푸드는 미국인의 주요 열량공급원이 되었고, 다른 나라에서도 그렇게 되어가고 있다. 자연식품과 신선식품을 넘어서는 패스트푸드에 대한 애착은 광범위한 만성질환과 정신질환, 수명단축을 야기하고 있다. 이 식품들이 무서우리만큼 효율적으로 우리의 삶을 파괴하고 그로 인한 손상이 악화되고 있기 때문에, 나는 모든 나라에서 패스트푸드 중독이 지속적으로 증가하는 현상을 대학살이라고 말한다. 식품산업은 자연식품의 생물학적·화학적 특성을 무시한 가공식품을 공장에서 대량으로 찍어 판매하고, 모든 나라의 대중들을 효과적으로 먹일 수 있도록 진화했다. 그 결과, 만성질환과 그로 인한 고통이 폭발적으로 증가했고 수백만 명이 조기에 사망했으며 인간의 잠재력이 파괴되었다.

아메리칸 헤리티지 사전은 대학살을 "한 인종이나 국가에 대한 완전하고 고의적인 파괴"로 정의한다.

표면적으로는 우리에게 음식에 대한 선택권이 있으므로 '대학살'이 여기에 적용되지 않는 것처럼 보일 수 있다. 대학살은 보통 한 집단이 다른 집단에게 저지르는 범죄로 여겨진다. 그러나 늘 그런 것만은 아니다. 우리는 때로 우리 자신의 파멸을 불러온 참여자가 된다. 많은 요인들이 결합하면서 그 상황의 계산법에서 배제되면 모두가 위험에 처할 수 있다.

식품기업들은 효율성과 가성비를 높이는 과정에서 고도로 가공되고, 고도로 중독성있는 식품으로 수많은 사람들을 먹일 수 있는 방법을 개발했다. 이 식품들은 우리를 유혹하고 그 과정에서 미뢰(혀의 맛을 느끼는 부분)를 손상시키도록 만들어졌다. 미국처럼 부유한 나라에서도 많은 사람들이 신선한 재료를 구하기 어려운 지역에 살고 있는 사람들이 많다. 건강한 음식이 손에 닿지 않는 곳에 있으면 개인은 무엇을 먹을지 선택할 수 있는 기회를 갖지 못한다. 게다가 의료기관에서는 질병을 예방하거나 반전시키고 의학적 비극과 조기사망으로부터 수백만 명의 생명을 구할 수 있는 간단한 식이요법 대신, 즉각적인 치료를 위한 수술이나 평생 먹어야 하는 약품을 권한다. 음식에 의한 건강관리의 위기가 계속 증가하는 동안, 이러한 의학적 진료의 폐해는 감추고 이로 인한 유익함만 과장한다. 마지막으로 중요한 것은, 건강에 좋지 않은 음식은 살만 찌게하고 불행, 질병, 죽음과는 관련이 없다는 생각이 사회에 만연하게 된다는 점이다. 그것이 단순한 허리둘레의 문제를 한참 넘어서는 생명선에 관한 문제임을 명확하게 해야 한다.

영양학계와 사회과학계가 제시하는 엄청난 증거에도 불구하고, 이 프랑켄푸드[1] 즉 부자연스럽고 인위적인 가공 패스트푸드는 우리 사회의 섬유질을 파괴하고 새로운 사회문제를 만들어내며 수많은 사람들의 건강과 행복에 손상을 입힌다. 현대과학은 이처럼 만연하고 심각한 건강손상이 인간의 유전자를 망가뜨릴 뿐 아니라 미래세대에 전달됨으로써 더 심각한 피해를 일으킬 수 있음을 보여주고 있다. 이것은 우리 모두가 반드시 알아야 할 중요한 정보다.

오늘날 우리들이 직면한 건강문제는 대부분 프랑켄푸드의 직접적인 결과물이다. 심장질환, 뇌졸중, 성인암과 소아암, 주의력결핍에 의한 과잉행동장애(ADHD), 자폐증, 알레르기, 자가면역질환(내 몸의 면역체계가 정상적인 세포를 공격) 등이 유행처럼 늘어나는 것은 우리 모두에서 흔히 찾아볼 수 있는 식습관에 근거를 두고 있다. 몇몇 연구들에 따르면, 우리의 식단은 임신기간뿐 아니라 임신 전부터 아이들의 건강, 지능, 면역체계가 결정되는 데 매우 중요한 영향을 미친다. 이 문제는 모두가 상상하는 것보다 더 깊고, 더 심각하고 파괴적이며, 어느 누구도 안전에서 자유롭지 못하다. 일반적으로 정신질환, 반사회적 행동, 지능의 저하, 그리고 인생을 가장 크게 변화시키는 만성질환 등은 주로 유전에 의해 발생한다는 견해가 폭넓게 받아들여지고 있다. 즉, 이러한 문제들은 건강에 나쁜 음식으로 인해 발생하는 결과가 아니

---

1 유전자 변형 식품_프랑켄슈타인(frankenstein)과 음식(food)의 합성어-주

라는 뜻이다. 그러나 이 가정은 완전히 잘못된 것이다. 더 나아가 이 잘못된 믿음은 우리가 성장하는 동안 유전적 요인이라는 편협함과 경멸감으로 이어졌고, 도시공동체로 하여금 바로 코밑에서 벌어지고 있는 잔혹행위를 간과하도록 만들었다.

조약돌 하나 그 자체만으로는 아무런 위험이 없다. 그러나 작은 조약돌이 많이 쌓여 산 비탈면을 따라 구르기 시작하면, 어느 순간 산사태가 일어난다. 산사태는 땅이나 바위를 한 곳에서 다른 곳으로 옮기는 게 아니라 길 위에 놓인 모든 것을 파괴한다. 우리는 이미 상업용 즉석 간편식품의 산사태에 의해 정신적. 육체적 건강악화의 위기를 경험하고 있다. 학습장애, 낮은 학업성취도, 우울증, 공격적인 행동장애와 같은 절망의 현대적 유행병은 우리를 공격하여 도시를 집어삼킨 가짜 음식의 쓰나미에 영향을 받고 있다는 강력한 증거가 있다.

자연식품과 신선한 농산물의 부족으로 인한 영양결핍은 아주 오래전부터 인류를 괴롭혀왔다. 이제 영양결핍은 경제가 어렵고 식량분배를 위한 네트워크가 부족한 저개발국만의 문제가 아니다. 적은 양으로도 건강(유지)에 좋은 기능을 하는 미량영양소의 섭취가 부족해지면서, 전 세계인들은 갈수록 더 많이 영양결핍을 경험하고 있다. 다시 말해, '과잉 열량 속의 영양결핍'이 세계 곳곳에 질병을 퍼뜨리고 있다.

그러나 전통의학의 영향력을 배제하고는 유행처럼 번지는 이 새로운 유형의 영양결핍-나는 이것을 '패스트푸드 영양결핍'이라고 부른다-을 명확히 이해할 수 없다. 패스트푸드 영양결핍은 보통 만성적인 염증과 체중증가를 야기하지만, 감지하기 힘든 미량영양소의 결핍은 주로 뇌를 표적으로 삼는다. 전통의학이 개발한 즉각적인 약물 덕분에 패스트푸드로 인한 영양결핍은 대부분 감지되지 않지만, 겉으로는 아주 멀쩡해보여도 몸 안은 패스트푸드로 인해 망가져가고 있다. 처방전과 알약은 정상이라는 기준을 새롭게 정립했다. 우리의 혈관과 장기는 화학물질이 가득한 고열량 패스트푸드 식단에 의해 일상적으로 손상을 입지만, 의료기관에서는 건강은 개인이 통제할 수 없는 영역이라며, 건강하려면 약물을 해결책으로 이용해야 한다고 우리를 설득한다.

그러나 우리가 알아야 할 진실은 바로 이것이다. 우리의 식단은 건강과 장수의 주요한 원동력임에도, 의학계는 상시적인 약물 복용을 통해 인간을 병들게 하는 모든 원인을 해결할 것처럼 유인하면서 우리에게 몹쓸 짓을 하고 있다. 질병은 불가피한 것이 아니다. 사람들은 질병과 음식중독의 노예가 되어 수년간 만성질환에 시달리며 의학에 의존하다가 조기에 사망한다. 이러한 문제는 어디서나 볼 수 있게 되었다. 잘못된 음식은 뇌를 손상시키고, 인간의 삶에 희망과 행복을 안겨줄 꿈을 파괴한다.

패스트푸드의 영양결핍은 패스트푸드로 인한 대량학살을 초래하고 있다. 우리의 미래가 하나의 작은 돌에서 시작하여 대규모 산사태의 위협으로 증폭되고 있는 것이다.

건강에 좋지 않은 패스트푸드를 먹는 일이 사소해보일 수도 있다. 그러나 이러한 선택은 우리를 비만하게 만들 뿐 아니라 만성질환, 지능 저하, 주의력 결핍, 교육 및 직업 선택과 관련된 기회의 감소, 그리고 약물중독, 폭력, 범죄까지 수많은 건강문제와 사회문제에 기여한다. 나는 이 책을 통해 건강에 좋지 않은 음식이 우리에게 얼마나 많은 영향을 끼쳤는지를 파헤치고 그로 인해 발생하는 매우 충격적인 결과들을 상세히 설명할 것이다. 건강상의 비극은 모든 계층과 지역으로 확대되고 있으며, 신선한 식품에 대한 접근성이 떨어지는 빈곤층과 아이들에게 더욱 심각한 영향을 미치고 있다.

공동 연구자인 로버트 필립스와 나는 저소득 지역사회와 미국 흑인들이 사는 도시공동체의 과거와 현재의 도전에 빛을 비춰주고 싶다. 이 책에 제시된 데이터와 연구결과 그리고 역사를 읽으면서 지금도 패스트푸드를 과도하게 섭취하는 모든 나라와 모든 민족과 인종 집단에서 이러한 손상이 발생하고 있다는 것을 기억해야 한다.

그러나 아프리카계 미국 흑인들의 도시공동체가 가장 큰 고통을 겪어왔다는 것은 증거를 통해 밝혀진 명백한 사실이다. 미국의 어느 도시에 사는 흑인들을 백인들과 비교하면 다음과 같다.

- 고등학교를 졸업할 가능성이 낮다.
- 고혈압을 앓을 가능성은 47퍼센트 더 높다.
- 치명적인 뇌졸중을 경험할 위험성이 80퍼센트 더 높다.
- 심장질환으로 인해 사망할 위험성이 50퍼센트 더 높다.
- 당뇨병을 앓을 확률이 2배나 된다.
- 중증 신장질환에 걸릴 확률이 4배 이상 높다.
- 암에 걸려 사망할 가능성이 더 높다
- 알츠하이머병에 걸릴 확률이 2배 이상이다.

여러 연구들이 반복적으로 보여주듯, 건강 및 사회와 관련된 모든 범주에서 아프리카계 미국 흑인들은 일반적으로 백인보다 훨씬 더 어렵다. 조직적인 인종차별이 권리 박탈로 이어져 학교 보조금과 경제적인 기회를 감소시키고 빈곤과 나쁜 건강상태를 지속시키기 때문이다. 이것은 분명히 다원적이고 복잡한 문제이지만, 나는 이 암울한 통계의 추가적인 원인을 제기하고 증명하고 싶다. 그것은 여러분에게 세상을 보는 방식을 바꿀지도 모른다. 위의 목록이 식단과 나쁜 식습관을 영속시키는 사회적 힘에 의해 직접적으로 연결된다는 것을 말해주는 과학적 증거들이 갈수록 더 늘어나고 있다.

이것은 우리가 어느 특정 사회에서 보듯, 지속적으로 악화되는 건강문제에 관심이 없다거나 자신의 환경에 대해 책임지려하지 않는다는 의미가 아니다. 그럼에도 불구하고 건강하지 않은 식단이 우리의 DNA를 나쁘게 변형시킨다는 것에는 의심의 여지가 없다. 가짜 음식은 우리의 신체와 정신을 변화시키고 행동방식에 영향을 주며 건강을 해친다. 우리들 중 누구도 이 심각한 문제의 부정적인 충격에 대해 영향을 받지 않을 사람은 없다.

아프리카계 미국 흑인들이 더 집중적으로 영향을 받기는 하지만, 패스트푸드 중독과 패스트푸드 영양결핍, 그리고 패스트푸드 대량학살은 그들만의 문제가 아니다. 피부색과 경제적 지위에 상관없이 수백만 명의 사람들이 탄산음료, 단 음식, 유해한 첨가물, 그리고 정크푸드로 가득찬 위험한 식단을 섭취하고 있다. 또한 해로운 음식을 많이 먹게 되면 신체적·지적·정서적 문제가 발생할 확률도 높아진다.

패스트푸드를 사랑하고 일상적인 식사의 일부로 받아들이면서
건강하지 않은 식품(베이컨, 치즈, 흰 빵, 아이스크림과 같은)에
집착하는 행위는 더 큰 문제들을 보지 못하도록 우리의 눈을 가
린다. 집중력과 지능이 떨어지는 것은 그것을 잘못된 식단과 연
결 짓지 않아서 발생한 결과다. 슬프게도 우리는 대다수의 사람
들이 입에 무엇을 넣든 중요하지 않다는 믿음에 길들여진 세상에
서 살고 있다. 그러나 중증질환과 조기사망, 지능저하 등, 이 모
든 결과를 지배하는 중요한 요소는 유전적 요인이 아니라 식습관
이다. 특정한 개인이나 인종집단이 열등한 유전자를 갖는다는 주
장은 명백한 거짓이다.

더 나아가 현대과학은 식단과 생활패턴에 따른 행동이 전반적
인 건강과 기능에 큰 역할을 하며, 유전적 영향은 과거에 믿었던
것보다 더 작은 역할을 한다는 것을 보여준다. 이것은 건강과 뇌
기능, 만성질환은 주로 어떤 환경과 식단에 노출되는지에 따라
나타나는 결과이며, 유전적 요인의 영향은 상대적으로 적다는 것
을 의미한다. 영양은 유전의 범위를 넘어선다. 예를 들어, 비만
과 당뇨에 취약한 미국 인디언 부족들처럼 유전적인 동질성을 가
지고 있는 집단에서도 저영양·고열량 식단을 섭취했을 때만 그
러한 비만과 당뇨의 건강문제가 나타난다.

우리가 매일 선택한 음식이 우리의 삶을 파괴하고 있다. 만약
우리가 단지 이러한 문제들을 '가지고 태어난다'는 잘못된 전제
를 받아들인다면, 우리는 음식이 진짜 원인이라는 진실을 설명할
필요가 없다. 유전학의 역할은 질병연구 차원에서 지나치게 강조
되어왔다. 유전은 영양학적 손상에 대한 민감도를 결정하는 데

영향을 주지만, 그 역할은 상대적으로 작다. 이러한 잘못된 유전학에 대한 강조는 우리를 환경적 영향에 대한 더 큰 무지를 야기했다. 예를 들어, 폐암 발병의 중요한 결정요인은 유전자가 아니라 흡연량과 흡연기간이 관련이 있는 것과 마찬가지다.

우리는 전반적인 삶과 건강에 긍정적인 영향을 미치는 능력을 가지고 있다. 그럼에도 불구하고 우리가 통제할 수 없는 것, 즉 유전자만 강조하다보면 개인적으로나 집단적으로 책임 지워야 할 대상에 대해 면죄부를 주게 된다.

인간은 원래 특정 자연 식품들을 균형 있게 먹도록 설계되었지만, 우리는 광범위한 인공물질을 불균형한 방식으로 먹고 있다. 그러다보니 대부분의 사람들이 미각과 생명력을 불어넣는 유기농 식품에 대한 욕구를 잃어버렸다.

현재 대부분의 사람들은 수명을 단축하고 뇌를 손상시키는 것으로 알려진 식품들을 선호한다. 이러한 손상은 유전적 구조를 바꾼다. 인간이 당초 유전적 설계와 양립할 수 없는 상업용 가공식품을 지속적으로 섭취하게 되면 DNA 변형도 증가한다.

이러한 유전자 결함은 대단히 파괴적인 결과를 불러올 뿐 아니라 우리의 후손들에게도 전이될 수 있다. 지금 아무것도 하지 않으면, 패스트푸드 식습관의 해로운 영향이 미래세대로 이어져 지능 저하, 자폐, 학습장애, 소아암, 당뇨병, 기타 심각한 대사 장애를 유발하고 더 나아가 우리 사회의 섬세한 구조를 더욱 악화시킬 것이다.

패스트푸드 대학살은 식품산업과 의료기관 그리고 우리 사회가 총체적으로 우리의 식생활 패턴의 진짜 인과관계를 외면하는 악순환을 야기하게 된다. 식품기업들은 중독성 있는 저비용 영양소인 프랑켄푸드를 생산함으로써 이윤을 얻고, 의료기관은 실제 증상과 질병을 예방하고 반전시키는 효과적인 생활양식으로의 변화를 게을리 하고, 원인별로 질병을 치료함으로써 이윤을 얻는다. 마지막으로 사회는 이러한 식품들이 어떻게 우리의 삶을 파괴하고 있는지를 보여주는 데이터가 아예 존재하지 않거나 우리에게는 적용되지 않는 다는 듯이, 건강에 좋지 않은 음식을 지속적으로 받아들인다.

우리는 과거에도 비슷한 상황에 놓인 적이 있었다. 흡연이 심장질환과 암을 유발한다는 충분한 증거가 있음에도 불구하고 흡연중독과 싸우는 데 수십 년이 걸렸다. 기업의 탐욕과 거짓말, 무관심에 맞서야 하는 무척 힘겨운 전투였다. 우리는 피해자면서 동시에 이 위험한 현실을 변화시킬 수 있는 힘을 가지고 있다.

건강하게 살아남아서 경제 번영을 즐기며 평화와 조화 속에서 살아가려면, 어리석은 음식선택으로 말미암아 사회에 끼친 피해를 고려해야 한다. 우리는 과거의 실수로부터 얻은 교훈을 통해 사람들이 잠재적인 생산성, 친절함, 행복을 마음껏 누리며 살 수 있도록 충분한 영양소가 포함된 식단부터 구축해야 한다. 음식은 세상을 파괴할 수 있지만 음식 또한 세상을 치유할 수 있다.

이 책은 건강, 교육, 생산성, 지능, 경제, 범죄 그리고 심지어 마약 중독까지 우리의 음식 선택에 영향을 미치는 많은 다양한 문제들을 다룬다. 사회를 조금이라도 긍정적으로 변화시키려면 출발점에서부터 탐색해야 한다. 그리고 패스트푸드 대학살을 중단해야 한다.

이 책은 수년간 수백만 명의 사람들에게 간단한 메시지를 전달해왔다. 이상적인 체중을 유지하고 질병을 반전시키며, 노화를 지연시킬 수 있는 비결은 과도한 열량이 아니라 인간에게 필요한 모든 영양소를 골고루 섭취하는 것이다.

나는 건강을 위해 해로운 물질들을 식단에서 배제하고 그 빈자리에 다양한 고영양 식품으로 채우는 아주 당연한 식사법을 제공하려 한다. 내 책을 읽은 많은 사람들이, 원하는 만큼 체중을 감량했고, 무엇보다 건강을 되찾을 수 있었다고 말한다면 무척 자랑스러울 것 같다.

그러나 대부분의 사람들은 더 손쉬운 마법과도 같은 해결책만 찾고 있고, 건강한 식습관에는 관심을 갖지 않는다. 그들은 현재의 식습관을 유지하길 원하며, 그래도 괜찮다는 그릇된 믿음을 가지고 있다. 이러한 독자들의 관심을 끌기 위해 대부분의 '건강'과 '다이어트'에 관한 서적들은 체중감량 프로그램이나 교묘한 속임수 또는 희망을 담아 기억하기 쉬운 제목으로 유혹한다. 우수한 영양섭취를 통해 건강을 되찾고 유지하는 방법에 관한 책에는 관심을 갖지 않는다. 그들은 단기적인 해결책을 원하며 의사의 처방을 통해 장기적인 어려움도 덜어 주기를 기대한다. 이러한 접근법은 문제를 더 복잡하게 만들고 약물의 유독성에 의한 손상을 가중시킨다. 또한, 부실한 식단을 지속적으로 유지함으로써 정신건강과 신체건강을 계속해서 악화시킨다.

이 책은 우리의 영양에 대한 믿음이 어떻게 발전했고 사회 전반에 어떤 영향을 미쳤는지를 광범위하게 고찰한다. 이 책에 제시된 개념과 그것이 사회에 주는 다양한 유익함을 이해함으로써 개인의 건강을 향상시키고 원하는 체중을 얻을 수 있다. 이 책이 체중감량이나 다이어트를 중점적으로 다루지 않음에도 불구하고 그럴 수 있다는 것이다. 일단 우리가 지금의 몸 상태까지 오게 된 과정과 이유를 살펴봐야 한다. 이것은 변화를 위해 반드시 필요한 일이다.

내가 생각하는 이상적인 체중의 기준(체질량지수 23이하)에 의하면, 미국 인구의 과체중률은 흔히 알려진 것처럼 2/3가 아니라 80퍼센트 이상이다. 이 통계는 건강하지 않은 식습관이 미국 전역에 널리 퍼져있음을 말해준다. 그러나 유행병처럼 전 세계로 퍼지고 있는 체중증가의 유일한 원인은 건강하지 않은 식습관에 있다. 이것 뒤에는 더 심각한 문제가 숨어있다. 이 식품들과 관련된 지적장애와 정신장애를 비롯한 만성적인 퇴행성 질환이 광범위하게 발병하고 있다는 점이다. 이로 인한 고통으로 사회에 미치는 영향은 말도 못하게 심각하다. 근본적으로 우리의 식습관이 의학적·사회적 위기로 몰아넣었다. 그리고 이러한 위기의 많은 부분이 이해되거나 인정받지 못했다.

우리는 정신질환, 유방암, 자폐증, 자가면역질환 등을 치료할 마법의 약을 찾고 있지만, 그 치료약은 늘 바로 주변에 있었다. 폐암을 예로 들어보자. 아무리 많은 연구비를 쏟아 부어도, 40년간 매일 담배 1갑을 피우면서 폐암에 걸리지 않을 정도의 약을 개발하거나 흡연으로 인해 발병한 폐암을 돌이키기는 거의 불가능하다. 마찬가지로 미국표준식단(SAD)-나는 이것을 미국인의 치명적인 식단이라고 부른다-이라고 제시한 이 식단을 계속 섭취한다면, 천문학적인 연구비를 들여도 유방암 등의 일반 암을 손쉽게 치료할 수 있는 방법을 찾을 수 없을 것이다. 음식이 뇌에 중대한 영향을 미치기 때문에 음식선택은 우리의 신체와 미래뿐 아니라 지능과 행동을 좌우한다. 그러나 무엇보다 흥미로운 것은 우리가 선택한 음식이 오롯이 우리 자신의 것은 아니라는 점이다. 인간은 사회적 동물이며 보이지 않는 사회적 힘의 지배를 받는다. **우리의 뇌는 사람들이 고유의 특정한 방식으로 음식을 먹는 식습관을 가지고 있으면, 반드시 그 식습관을 정당화한다.** 음식선택은 우리가 내리는 가장 중요한 의사결정 중 하나이며, 보이지 않는 사회적 힘의 지배를 무의식중에 받아들이겠다는 결정이기도 하다. 이러한 힘은 유전적인 차원에서 우리를 변화시킬 수 있다는 위험한 식습관을 강요할 수 있으며, 사람들을 자기 파괴적인 행동으로 이끌고 점점 더 나쁜 선택을 하게끔 만든다. 고도로 가공된 식품의 중독성을 강요하는 이 순환 고리는 은밀히 퍼지고 침투적이며 강력하다.

사람들은 채소, 신선한 과일, 기타 식물성 식품과 같은 자연식품을 팽개치고 화학적으로 가공 변형된 영양가 없는 프랑켄푸드를 대안으로 선택했다. 이러한 선택으로 인해 우리는 비싸고 비대하고 지속 불가능한 의료시스템의 대가를 치르고 있다. 만성질환(자연식품을 충분히 섭취하지 못한 직접적인 결과)은 기록적으로 많은 수의 사람들에게 영향을 미친다. 그러나 이것은 문제의 일부분에 불과하다. 상업용 대체식품은 더 우울하고, 더 폭력적이기도 하지만, 덜 지능적이고, 덜 관용적인 성향에 영향을 주기도 한다. 나는 다음 장에서 이러한 결과에 대한 생물학적 원인을 설명할 것이다. 현재로서는, 오늘날 음식이 만들어지는 방식에 의해 야기되는 생물학적 문제가 엄청난 사회적 결과를 낳고 있다고만 말해 두겠다. 현대에 급속히 변화한 식단과는 당장 연결 짓지 않을 것이다.

많은 범죄가 일어나는 원인은 진짜 음식을 접하기 어려운 지역에서 건강하지 않은 대체식품으로 생존해야 하기 때문에 발생한다. 우리는 그러한 지역을 종종 '식량사막(food deserts)지대'라고 부른다. 식량사막지대를 없애고 식단을 바꿈으로써 수많은 폭력 범죄를 예방할 수 있다면 어떨까? 그렇게 해서 학업성취도를 향상시킬 수 있다면? 음식에 대한 사고방식을 근본적으로 변화시킴으로써 빈곤을 줄이거나 심지어 근절할 수 있다면? 이것은 정의와 공정성에 관련된 문제다.

대부분의 사람들은 어떤 종류의 음식을 먹을지 자유롭게 선택할 수 있다. 그러나 뇌를 손상시키고 질병을 유발하는 상업용 대체식품 위주의 식단을 먹는 것 외에는 별다른 선택지가 없는 취약계층도 있다. 더 심각한 것은 식량사막지대 밖에 사는 사람들의 사정도 크게 다르지 않다는 것이다. 그들 역시 동일한 식습관에 심각하게 중독되어있어 문제를 제대로 보지 못하고 있다.

우리는 근본적으로 잘못된 식습관을 가진 사고방식에 근거한 현상유지 시스템의 피해자들이다. 한때 사람들은 지구가 우주의 중심이라고 믿었다. 그러다 1543년에 니콜라스 코페르니쿠스가 『천구의 회전에 관하여』를 출간하면서 지구와 다른 행성들이 태양 주위를 회전한다고 주장했다. 코페르니쿠스는 행성의 회전에 대해 이야기했지만, 더 넓은 관점에서 사람들의 사고방식과 세계관을 근본적으로 영원히 변화시킨 혁명을 일으켰다고 볼 수 있다.

우리에게는 또 다른 코페르니쿠스 혁명이 필요하다. 이 책의 단순한 전제는 모든 인간이 동등하게 창조되었지만, 열량은 그렇지 않다는 것이다. 영양가 낮은 음식을 먹을수록 열량에 대한 갈망도 커진다.

많은 사람들은 과식이 문제라고 생각하지만 그러나 진짜 문제는 잘못된 음식을 먹는다는 것이다. 건강에 좋지 않은 음식은 가장 해로운 음식에 정서적으로 의존하게 만듦으로써 우리의 뇌를 변화시키고 식습관에 대한 문제를 인식하지 못하도록 뇌를 조종한다.

이 메시지는 받아들이기 어려울 수 있지만, 이미 많은 사람들이 관심을 기울이고 식습관을 바꿔왔다. 그렇게 해서 과식에 대한 욕구를 해결했고, 시간이 흐르면서 미각을 길들여 건강한 음식의 맛을 선호하도록 입맛을 단련시켰다. 그 결과, 체중이 감소했을 뿐 아니라 고혈압, 고콜레스테롤, 당뇨, 두통, 여드름, 피로, 과도한 생리 출혈과 위경련에서도 벗어날 수 있었다. 인생에 대한 감정과 관점도 크게 변화했다. 수천 명의 사람들이 자신의 생각을 가렸던 '장막'이 걷혔다고 말했다. 그들은 더 이상 우울해하지 않았으며, 삶과 미래에 대해 새로운 설렘을 느낀다고 했다.

이 개념들은 과학연구를 통해 성과를 얻었음에도 불구하고 여전히 무시당하거나 의심받는다. 이용 가능한 모든 연구 데이터에 따르면, 최적의 건강과 뇌 기능을 위해 식품에 들어있는 항산화제와 파이토케미컬[2]을 충분히 섭취하는 것이 정상적인 현상이며

---

2 phytochemical : phyto는 plant(식물)과 chemical(화학)의 합성어로 식물이 지니고 있는 화학물질이며 무기염류가 풍부해서 항산화 작용과 해독작용, 면역력 등을 높인다 - 주

모두가 알아야 할 상식이어야 한다는 것이다. 그러나 심장질환, 당뇨, 치매, 뇌졸중 그리고 대부분의 암은 예방이 가능한 것이지만 이것들이 대체로 부실한 영양의 결과라는 견해는 사회나 관계자들에게 완전히 수용되지 않고 있다. 강력한 사회적 · 경제적 이해관계가 현재 상황을 가로막고 있다. 사회의 대대적인 자각과 변화가 절실하지만, 이 개념들은 분명히 앞으로도 한참동안 의심받고 부정당할 것이다. 혁명적이면서 올바른 견해가 반대에 부딪힌 사람은 코페르니쿠스뿐만이 아니다.

이 내용은 우리가 먹는 음식과 우리가 믿고 살아가는 방식 사이에 직접적이고 분명한 연관성이 있음을 보여준다. 이해 당사자들은 과학에 대한 신뢰를 깎아내리고 반격을 시도할 것으로 예상된다.

다이어트 산업은 대규모 사업이다. 더 먹어라/덜 먹어라, 자주 먹어라/간헐적으로 먹으라, 허브나 천연 자극제를 사용하여 몸의 대사 속도를 높여라, 탄수화물을 없애라, 지방을 적게 먹어라 등 그에 대한 조언은 끊이지 않는다. 그러나 이런 것들은 더 이상 중요하지 않다. 이러한 조언들은 모두 어느 정도 사실에 근거하지만, 다이어트를 향한 우리들의 정성과 노력에 비한다면 비만 문제에 조금도 도움을 주지 못한다.

연간 400억 달러 규모의 다이어트 산업에도 불구하고, 미국 사람들은 그 어느 때보다 더 뚱뚱하다. 결국, 그들의 조언으로 제품에 투자하여 몇 킬로그램 정도 감량할 수는 있겠지만 장기적인 효과를 기대할 수는 없을 것이다. 3년에서 14년 동안 장기적인 체중감량 유지를 조사한 17개 연구기관을 검토한 결과, 85퍼센트가 감량한 체중을 유지하는 데 실패했다고 한다. 일시적인 체중 감량은 건강에 유익하지 않다는 것을 항상 명심해야 한다. 새로운 성공기회를 얻기 위해서는 상업적 식품의 중독성과 체중유지 실패의 연관성에 대해 이해해야 한다. 우리는 사회적 행동의 초점을 적절한 영역으로 옮길 필요가 있다. 그렇지만 그것은 우리가 선택하는 음식과 인간을 통제하기 위해 실험실에서 개발된 음식의 영향력에 대해 적절한 교육을 받아야만 실현될 수 있다.

  이 책은 몇 가지 근본적인 믿음에 도전한다. 물론 그중에는 진실하지 않은 믿음도 많다. 그러나 그 믿음 자체가 우리에게 해로운 방향으로 영향을 미치지 않는다면 문제가 되지 않는다. 진짜 문제는 이 책에서도 다루어지듯이 진실하지 않은 믿음들이 너무나 악성이라는 것이다. 진실하지 않은 믿음은 수백만 명의 목숨을 앗아갔고, 전 세계 수십억 명의 다른 사람들에게 계속해서 부정적인 영향을 끼치고 있다. 무슨 일이든 하지 않으면 상황은 훨씬 더 악화될 것이다.

  이 책에서 제시하는 아이디어는 수년간 과학연구를 통해 얻은 정수이며, 이렇게 중대한 정보는 인식과 행동의 변화를 위해 널리 공개되어야 한다. 위대한 지식이 해결책으로 이어질 수 있도록 페이지를 한 장씩 넘기며 이 문제에 대해 신중히 고민해보자. 개인의 건강문제에 대한 해결책과 사회를 위한 해결책을 찾는 일은 당신과 함께 시작되어야 한다.

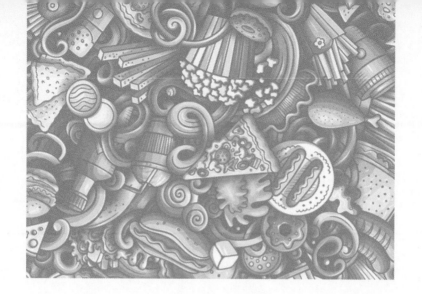

패스트푸드와 질병

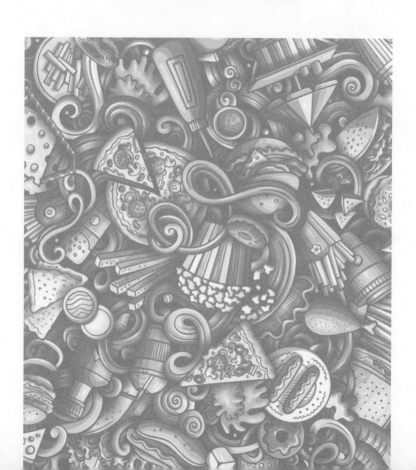

| 1장 |

패스트푸드와 질병

> 인간 본성에 대한 터무니없는 억측 중에서, 따뜻한 집에서 잘 먹고 잘 사는 사람들이 가난한 사람들의 습성을 비난하는 것만큼 터무니없는 것은 없다.
>
> -G. K. 체스터턴

기본개념부터 정리해보자. '패스트푸드'는 말 그대로 주문하면 즉시 완성되어 나오는 즉석 식품이다. 즉, 최소한의 노력으로 빨리 먹고 빠르게 소화하여 지방세포로 빠르게 흡수할 수 있다는 뜻이다.

오늘날 패스트푸드 중독은 사람들에게 지대하고 파괴적인 영향을 미치고 있는 것으로 보인다. 패스트푸드 중독이 점진적이고 극적인 방식으로 사회에 부정적인 영향을 미쳐온 과정은 차차 설명할 것이다. 담배가 건강에 미치는 영향을 고려하면 흡연은 분명 정신 나간 짓이겠지만, 지속적인 패스트푸드 섭취는 그보다 훨씬 더 해롭다. 나는 이 책을 통해 그 이유를 설명할 것이다.

나는 패스트푸드를 두 가지로 정의한다. 첫째, 패스트푸드는 전 세계에서 복제 및 확산되고 있는 상업용 식자재와 조립공정을 이용하여 육류, 피자, 버거, 프렌치프라이, 탄산음료, 기름진 디저트를 가공하는 프랜차이즈 전문점에서 제공되는 음식이다. 둘째, 패스트푸드는 최소한의 영양소를 함유한 인공 식재료, 가공 곡물, 감미료, 소금, 기름을 가지고 상업적으로 생산한 식품이다.

체인점 음식이 건강에 좋지 않다는 공공연한 사실에도 불구하고, 패스트푸드의 두 번째 정의가 종종 사람들을 혼란스럽게 하여 치명적인 결과를 초래한다. 이 '가짜' 음식들 즉 냉동 와플, 델리 샌드위치, 냉동 피자, 감자칩 등은 동네 슈퍼마켓이나 편의점에서 쉽게 구할 수 있다. 이러한 식품들의 가공 과정은 세포의 정상적인 활동에 필수적인 미량영양소와 파이토케미컬이 제거되고 파괴되며 독성물질이 첨가된다.

패스트푸드와 가공식품에 첨가되는 독성물질에는 인공색소, 인공향, 방부제, 살충제, 소포제, 유화제, 안정제, 증점제가 있다. 이러한 물질들이 소비자들의 기대에 부응하는 식감과 농도를 만들어준다. 세척용 화학물질과 미백용 화학물질, 그리고 포장재 역시 독성물질이다. 패스트푸드는 유독하며, 정상적인 삶을 유지하는 데 필요한 주요 섬유질이나 미량영양소(소량만 있어도 충분한 영양소) 대신 독성물질과 고열량을 제공하여 인간의 수명을 단축시킨다.

이 책은 패스트푸드 전문점을 폭로하기 위한 것이 아니다. 패스트푸드는 구입경로와 상관없이 모든 유형의 정크푸드를 포괄하며, 이러한 인공 모조품들은 패스트푸드 전문점뿐 아니라 대부분의 음식점에서 판매된다. 언젠가는 패스트푸드 전문점들도 건강한 (혹은 더 건강한) 음식을 제공하기로 결정할 것이다. 사실 이 책은 패스트푸드를 섭취하는 방식 즉 대규모로 가공된 간편식품의 소비를 비난하기 위한 것이다. 보존 처리된 (델리)고기와 치즈, 시리얼, 흰 밀가루로 만든 빵과 롤을 사용한 샌드위치, 버거, 피자, 탄산음료, 아이스크림, 도넛, 쿠키, 마시멜로, 캔디 등이 그 예다. 이 가공식품들과 기타 '재 가공된' 식품들이 약물과 비슷한 효과를 내어 국가의 중추기관을 황폐시키고 비극적인 건강문제로 짐을 지우고 있다. 나는 이 책에서 '패스트푸드' 또는 '정크푸드' 라는 용어를 배달 음식이나 테이크아웃 전문점의 음식에 국한하지 않고 더 광범위한 정의로 사용할 것이다.

패스트푸드는 할부 형태로 진행되는 자살행위다

미국의 비만 인구는 약 35퍼센트이다. 다시 말해, 자그마치 1억 명의 미국인들이 비만상태이고, 1억 명 이상은 비만 위험성이 매우 높은 과체중이다. 이것은 단순한 미용(외적 용모에 관한) 문제가 아니다. 체내지방이 지금 당장 혹은 수년 안에 심장질환, 당뇨, 심지어 암까지 유발할 수 있기 때문이다. 패스트푸드를 많이 섭취할수록 더 뚱뚱해지고, 쉽게 병들며, 빠르게 노화한다. 또한 패스트푸드 섭취에 의한 조기사망률은 흡연에 의한 조기사망률보다 높다.

갤럽 여론조사에 따르면 현재 미국의 성인 흡연율은 19퍼센트로, 1950년대의 흡연율이 45퍼센트였던 것에 비하면 매우 낮은 수치다. 여기서 19퍼센트의 흡연율을 패스트푸드 섭취율과 비교해보자. 미국 성인의 16퍼센트는 한 주에 여러 번 패스트푸드를 먹고, 28퍼센트는 한 주에 한 번만 패스트푸드를 먹으며, 80퍼센트는 한 달에 한 번 이상 패스트푸드를 먹는다. 패스트푸드를 전혀 먹지 않는 사람은 4퍼센트뿐이다. 그러나 이 조사에서는 '패스트푸드'의 제한된 정의를 적용하여 패스트푸드 전문점에서 구입한 것만을 고려했으므로, 이 결과는 빙산의 일각에 불과하다고 볼 수 있다. 사실 미국인의 식단에서 절반 이상 차지하는 것이 패스트푸드 전문점 이외의 장소에서 구입한 영양가 없는 가공식품들이다.

튀긴음식, 패스트푸드, 가공식품을 먹는 사람의 심근경색 발병률은 일반적인 건강한 음식을 섭취하는 사람보다 10배 이상 높다. 건강하지 않은 음식과 심장질환의 연관성은 하버드의 건강 전문가들이 추적 진행한 연구에서 확인되었는데, 이 연구에서 심장질환 발병률은 건강한 생활방식을 선택하는 남성들은 90퍼센트, 건강한 생활방식을 선택하는 여성들은 92퍼센트 정도 낮게 나타났다. 이처럼 심장마비가 크게 감소한 것은 건강한 식생활 때문으로 그동안 이점이 과소평가되었던 것이다. 또한 연구에 평가된 식단들이 평균 이상이긴 했지만 그러나 아직도 이상적인 식단과는 거리가 있었다. 역학연구와 설문조사, 임상 실험에 따르면 뉴트리테리언 식단(영양소가 많이 들어있는 양질의 식단— 3장과 7장에서 자세히 설명할 것이다)을 따르는 사람의 심장질환 발병률은 미국표준식단(Standard American Diet, SAD)을 따르는 사람들보다 100배 정도 낮았다.

심장질환은 미국인의 주요 사망원인이다. 미네소타 공중보건대학이 약 5만 명을 대상으로 패스트푸드를 섭취하는 빈도와 심장질환에 의한 사망률을 조사한 결과는 다음과 같았다.

· 패스트푸드를 주 2-3회 섭취한 경우: 관상동맥 질환에 의한 사망률이 50퍼센트 이상 증가했다.
· 패스트푸드를 주 4회 이상 섭취한 경우: 관상동맥 질환에 의한 사망률이 80퍼센트로 높아져 매우 위험한 것으로 나타났다.
· 패스트푸드를 주 1회만 섭취해도 심장질환 발병률이 20퍼센트 증가했다.

이 조사에서도 심장질환에 의한 사망률과 위험성은 상당히 과소평가되었다. 추적기간이 15년에 불과한 데다 패스트푸드 전문점 이외의 장소에서 섭취한 해로운 가공식품은 전부 배제되었기 때문이다.

패스트푸드에는 여섯 가지 특징이 있다.

· 소화와 흡수가 매우 빠르다.
· 다수의 인공식재료를 포함한다.
· 고열량이다.
· 영양소가 거의 없다.
· 매우 맛있다.
· 과량의 소금과 설탕이 들어있다.

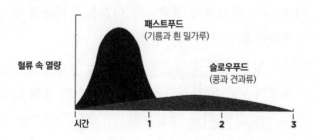

음식에서 얻은 열량이 빠르게 혈류로 유입될수록 지방을 저장

하는 호르몬의 분비량이 많아지고 도파민(쾌감을 전달하는 뇌 속의 신경전달물질)의 분비량도 가파르게 증가한다. 패스트푸드는 이러한 호르몬 변화를 통해 음식중독과 욕구를 유발하고 지속시킨다. 혈당조절기능을 가진 호르몬인 인슐린은 대표적인 지방저장호르몬이기도 한데, 패스트푸드에 의해 과량으로 분비되면 당뇨뿐만이 아니라 지방저장과 체중증가와 세포복제를 촉진하고 결국에는 암까지 유발하기도 한다.

혈당지수(glycemic index, GI), 혹은 혈당부하지수(glycemic load, GL)는 탄수화물 섭취 후 시간의 흐름에 따른 포도당의 혈중 증가율을 의미한다. 혈중 포도당 농도가 빠르게 증가할수록 생명을 위협하는 중증질환의 발병율도 높아진다. 혈당의 급격한 증가가 빠르게 감지될수록 뇌의 쾌락중추에 더 강한 자극이 주어져 당을 섭취하고자 하는 행동이 더욱 심해진다. 또한 단 음식과 고혈당 탄수화물을 많이 섭취할수록 그러한 음식들에 대한 욕구와 갈망이 강해지고 의사결정에 영향을 미친다. 그리고 자극적이고 중독성 있는 행동을 정당화시킨다. 이러한 위험에도 불구하고 대중들은 그들이 가장 좋아하는 중독성 물질인 설탕과 흰 밀가루 빵을 지키기 위해 이런 위험성을 경고하는 수많은 증거들을 무시하면서 계속 섭취하려고 한다.

이와 대조적으로, 당의 혈류 유입속도를 늦추는 섬유질과 파이토케미컬과 당 함량이 낮은 자연식품을 함께 섭취하면 중독성 있는 행동이나 폭식과는 전혀 다른 생물학적·신경학적 결과를 경험할 수 있다.

지방이 혈류에 빠르게 유입되어도 위험할 수 있다. 동물성 기름과 농축된 지방은 혈류에 빠르게 유입되는 반면, 씨앗과 견과류의 지방성분은 수 시간에 걸쳐 천천히 흡수된다. 이런 식으로 지방을 천천히 흡수하면 더 많은 열량을 에너지로 태워 지방 저장량을 줄일 수 있고, 열량을 요구하는 신호(배고픔의 감각)을 지연 또는 감소시킬 수 있다.

다시 말해, 기름은 흡수속도가 워낙 빨라 식욕을 억제하는 포만감 신호를 보내지 못하고 과식을 유발하며 씨앗이나 견과류만큼 포만감을 지속시키지도 않는다. 자연 상태의 온전한 씨앗과 견과류를 지방의 주 공급원으로 이용하면 포만감과 체중조절이라는 두 마리 토끼를 잡을 수 있다. 게다가 씨앗과 견과류의 지방은 식물성 섬유질을 포함하고 있어 흡수율이 낮고, 여기서 얻는 대부분의 열량은 배변활동을 통해 체외로 빠져나간다. 기름의 고열량 지방은 비만을 유발하는 패스트푸드 식단의 전형적인 특징이며, 자연 상태의 씨앗과 견과류에서는 이러한 특징이 거의 나타나지 않는다.

흰 빵에 열광하다?

가공된 지방과 기름도 건강에 나쁘지만 설탕과 흰 밀가루는 케이크를 압도적인 위험물질로 만드는 패스트푸드 재료이다. 지금까지 축적된 증거에 따르면, 이러한 혈당지수가 극도로 높은 고혈당 탄수화물은 비만과 당뇨, 심장병, 심지어 우울증까지 일으키는 가장 강력한 유발성분이다.

여기서 명확히 짚고 넘어가야할 내용이 있다. 흰 밀가루를 판매용으로 구워낸 식품들은 영양가가 없고 혈당지수도 순백설탕에 맞먹을 정도로 높다. 빵, 롤, 피자, 페이스트리(pastry)를 먹는 것은 각설탕이나 사탕을 통째로 먹는 것과 마찬가지다. 이러한 식품들은 비만과 당뇨, 심장질환의 발병을 촉진할 뿐 아니라 암도 유발한다.

고혈당 식단과 관련된 질환은 다음과 같다.
· 대장암
· 유방암
· 자궁내막암
· 폐암
· 췌장암
· 전립선암

패스트푸드에는 설탕, 감미료 등 화학물질만 들어있는 것이 아니라 흰 감자와 흰 밀가루로 만든 액상과당[3]과 기타 성분들도 포함된다. 게다가 패스트푸드는 대부분 기름에 튀기기 때문에 혈당 상승과 비만 촉진 등 신체에 유독한 영향을 미칠 가능성이 매우 높다. 흰 밀가루와 설탕에 인공감미료와 인공색소를 입혀 기름에 튀긴 도넛은 죽음을 부르는 유전자 변형식품으로 프랑켄푸드나 다름없다.

미국심장협회에 따르면, 첨가당(초콜릿, 빵, 케익, 사이다, 콜라 등의 가공식품을 제조할 때 첨가되는 당으로 설탕이나 물엿, 시럽 등)의 하루 권장량은 25그램 또는 100칼로리다. 나라면 입

---

3 · High-fructose corn syrup HFCS 고과당 옥수수 시럽으로 단맛을 내기 위해 사용하는 액체 시럽-주

에도 대지 말라고 경고할 것이다. 그러나 패스트푸드 전문점에서 일반적으로 판매하는 1.8리터 용량의 라지 사이즈 탄산음료 한 잔에만 약 200그램의 당이 들어있다. 대규모 중독사태가 합법적으로 벌어지고 있는 것이다. 더 심각한 문제는 설탕에 중독된 많은 부모들이 이러한 유해물질을 자녀에게도 먹인다는 사실이다.

중독은 강력한 동인으로 작용하여 저항하기 힘들다. 특히 음식 중독은 교묘히 퍼져 건강을 해치고 의학에 대한 의존도를 높이며 가정을 해체한다. 신선식품에 대한 접근성이 떨어지는 수많은 도시에서 정크푸드 중독이 급속히 확산되면서, 일부 사회구성원들이 병들고 정신적으로 피폐해졌으며 교육을 받거나 경제적으로 자립할 기회를 박탈당했다.

패스트푸드에는 중독성이 있다

패스트푸드 섭취는 합법이며 사회적으로 용인된다. 하지만 감미료, 소금, 기름, 인공 향신료가 다량으로 첨가된 음식들(과학자들의 표현에 따르면 "입에 착 감기는 음식들")에는 중독성이 있어서 조금만 먹어도 또 먹고 싶어진다. 과식과 약물 남용은 내성(동일한 '황홀감'에 도달하기 위해 점점 더 많은 양을 요구함) 때문에 섭취량을 줄이기 힘들고, 부정적인 결과에도 불구하고 사용을 중단하지 못한다는 점에서 매우 유사하다.

쾌락과 소비를 극대화하는 '욕망의 끝점'에 도달하기 위해 모든 음식을 달게 만들면, 소비자의 미뢰(혀의 맛을 느끼는 감각 세포)는 점차 둔감해질 수밖에 없다. 이러한 현상은 시간의 흐름에 따라 두 가지 부정적인 결과로 이어진다. 첫째는 갈수록 더 많은 양의 당을 갈망하게 된다는 것이고, 둘째는 자연식품(딸기류나 당근 등)의 단 맛에는 끌리지 않게 된다는 것이다. 패스트푸드와 탄산음료, 정크푸드를 먹는 아이들은 과일과 채소를 좋아하지 않는다. 왜 그럴까? 음식 맛을 제대로 느끼지 못하기 때문이다. 과량의 소금과 설탕에 의해 혀의 맛 기능을 상실하면 진짜 음식에서 느껴지는 미묘한 맛의 차이를 감지할 수 없다.

중독적인 섭취를 유도하는 패스트푸드와 가공식품은 과일과 채소의 자연스러운 맛을 느끼지 못하게 한다. 이로 인해 오랫동안 신체발달과 건강한 삶에 필요한 영양소를 갖춘 음식에는 덜 끌리게 되는 것이다.

감미료를 첨가한 탄산음료나 도넛, 케이크 같은 정크푸드를 어린아이에게 먹이는 것은 위스키나 담배를 건네는 것과 마찬가지다. 위험한 중독성 물질들 사이에는 공통점이 매우 많다.

예를 들어, 코카인과 같은 마약류와 극도로 단 음식은 동일한 뇌 중추를 활성화한다. 수많은 사람들이 하루에도 몇 번씩 극도로 단 음식을 먹기 때문에 둘 중에 무엇이 더 치명적이라고 단언하기는 어렵다.

약물과 음식은 뇌에 유사한 영향을 미칠 수 있다. 우리는 음식을 통해 배고픔은 물론, 먹는 즐거움에 대한 갈증도 해소한다. 뇌에서 분비되는 신경전달물질인 도파민은 음식과 같은 특정자극에 관련된 것에 동기와 쾌락을 강화하고 조절하지만 도파민의 양에 따라 음식에서 얻는 쾌락의 정도는 달라지기도 한다.

먼 옛날, 인류 초기에는 도파민의 보상체계가 고열량식품을 먹고, 에너지를 저장하게 하고 식량부족에 대비함으로써 생존율을

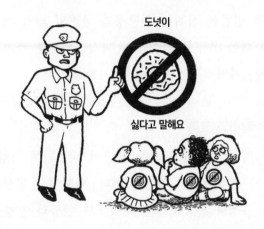

도넛이

싫다고 말해요

높였다. 그러나 프랑켄푸드가 넘쳐나는 지금의 환경은 인류를 위험한 실험으로 내몰고 있다. 패스트푸드의 고열량은 수명을 단축시킬 뿐 아니라 뇌를 서서히 파괴한다(2장 참조). 또 지적 기능과 판단에 악영향을 미치고 우울감, 공격성, 기억력 저하의 원인이 되며 약물중독과 음식중독을 부추긴다. 사람들은 위험한 음식을 섭취함으로써 발생되는 뇌 자극의 악순환에 갇혀, 화학성분의 처방 의약품에 의존하는 등 온갖 유형의 중독에 더욱 취약해진다.

알코올이든 약물이든, 중독성이 강한 음식 등을 남용하면, 뇌는 도파민 D2 수용체의 수를 감소시킨다. 그로 인해 해당물질에 대한 경계심이 감소하고 내성은 커진다. 과식과 비만을 예로 들어보자. 아이스크림을 빈번하게 섭취하면 경계심이 줄어서 그보다 더 적은 양으로는 만족할 수 없게 되므로, 동일한 수준의 쾌락을 끌어내려면 더 많은 당과 열량을 소비해야 한다. 패스트푸드를 많이 먹을수록 도파민 수용체의 기능이 저하되어 패스트푸드에 대한 욕구와 다른 중독성있는 행동이 강렬해 진다. 실제로 패스트푸드의 빈번한 섭취는 충동성과 관련된 뇌의 경로를 흥분시키고 그에 대한 욕구를 강화하여 과식 → 체중 증가 → 더 심한 과식이라는 치명적인 악순환을 야기한다.

패스트푸드: 쾌락과 고통

패스트푸드의 독성물질에 의한 금단현상은 뇌에 영향을 줄 뿐 아니라 과식과 음식중독의 원인이 된다. 인체에서 생성되는 노폐물인 대사성 독성물질이 체내에 축적되면 염증과 질병을 유발한다. 미량영양소와 파이토케미컬이 적은 음식은 염증과 산화 스트레스[4]를 야기하여 활성산소[5]을 포함한 대사성 독성물질을 축적시킨다. 패스트푸드 섭취량이 많아질수록 독성 노폐물의 생성량도 증가한다. 미량영영소와 항산화제의 결핍, 그리고 독성물질의 축적은 노폐물의 정화 및 제거를 방해하고 만성염증과 중증질환을 야기한다.

패스트푸드는 질병을 유발할 수 있는 물질들을 세포에 가득 채운다. 일부는 음식물 섭취 과정에서 생성되는 노폐물이고, 일부는 음식물 자체에 포함된 독성물질이다.

- 패스트푸드 섭취에 따라 세포에 축적되는 독성 노폐물
- 최종당화산물(AGEs)-당독소라고도 불리며 주로 탄수화물에서 나온 독소를 가리 킴
- 프리라디칼(free radical)-활성산소 일종의 유해산소
- 리포푸신과 A2E(리포푸신의 구성요소)-눈의 황반변성을 촉진 함

---

4 체내 유해산소가 많아져 생체 균형이 무너지는 상태-주
5 몸속에서 생성되는 유해산소로서 노화, 심장병, 그리고 일부 암의 원인으로 알려짐-주

- 지질 과산화물-세포의 기능 저하나 괴사를 야기 함. 노화 촉진, 동맥경화 유발 함
- 말론디알데하이드-불임과 관련 있음
- 중금속
- 석유화학물질
- 프탈레이트(DEHP와 DINP)-환경 호르몬 물질 중 하나 임
- 비스페놀A(BPA)-내분비계통 기능을 교란 함

- 식품 첨가물은 유독할 수 있다

- **브롬산칼륨**은 밀가루 반죽을 더 차지고 잘 부풀게 만들기 위해 브로메이트 밀가루에 첨가되어 제빵업자들에게 판매된다. 브로민은 인체의 요오드 대사를 방해하여 갑상선 질환을 촉진한다. 브로메이트 밀가루는 악성종양을 유발하고 인간 DNA에 손상을 입히는 것으로 밝혀져 국제암연구소에 의해 2군B급 발암 의심물질로 지정되었고 영국, 유럽, 인도, 중국 등 대부분의 국가에서 금지되었으며 수많은 패스트푸드 체인점에서도 퇴출되었다. 그러나 세계적 식품회사인 '제너럴 밀스'는 아직도 자사의 인기상품인 브로메이트 밀가루를 미국 내의 제과점, 슈퍼마켓, 식품제조업체에 제공하고 있다.

- **인산나트륨 또는 인산**은 대부분의 패스트푸드, 가공식품, 베이커리 식품에 첨가되어 발효를 촉진하고 수분과 색소, 풍미를 더한다. 가격이 저렴할수록 인의 함유량도 많다. 즉, 편의점과 패스트푸드점에서 판매하는 음식에는 다량의 인이 들어있다. 인은 생명을 유지하는 데에 필수적인 원소이지만 혈중 인의 수치가 증가하면 신장질환 발병률과 그로 인한 사망률이 높아지고, 정상 혈청 인산염 수치가 증가하면 심혈관질환에 의한 사망률도 높아진다. 또한 이 첨가물은 혈관 내 염증을 일으키고 석회화에도 연관되어 있어 뼈를 약화시킨다.

- **식품, 약품, 화장품용으로 사용되는 황색 5호, 황색 6호, 적색 40호** 등의 **인 공착색제**는 거의 모든 패스트푸드 메뉴에 첨가된다. 황색은 각종 소스와 치 즈, 푸딩, 탄산음료에 황금색을 입히고 적색은 육류와 셰이크, 또는 과일을 넣은 디저트에 첨가된다.

이러한 독성 식품첨가물은 미량영양소가 적은 식단의 대사과정 에서 축적된 독성물질들과 섞여 체내의 면역체계를 교란하고 자 가면역질환, 만성 퇴행성질환을 야기한다. 체내 독성물질은 패스 트푸드 섭취량에 따라 증가하며 지능저하, 자궁 근종, 자궁내막 증, 갑상선 질환, 중증 자가면역질환에 영향을 준다. 그러나 불 행하게도 체내 독성물질의 축적과 허약체질, 중증 자가면역질환, 조로증, 과체중 또는 비만의 연관성에 대해 인식하는 사람은 많 지 않다.

중독에 의한 허기증

식사 후 소화과정에서 축적된 노폐물을 모아 제거할 때 두통, 가벼운 현기증, 피로 등의 불편감이 나타난다. 나는 불충분한 식 단으로 인해 발생하는 이러한 금단현상을 '중독에 의한 허기증' 이라고 부른다. 음식물을 섭취하면 해독작용이 중단되어 불편감 도 사라지기 때문에 사람들은 이러한 금단현상을 배고픔에 의한 것으로 착각한다.

나는 지난 30년간 이러한 현상에 대해 연구했고, 환자들의 식 단을 개선하면 배고픔에 대한 인식도 변한다는 것을 확인했다. 다시 말해, 허기증의 감각이 뜸해지고 덜 불편해졌으며 머리나

위보다는 입과 목구멍에서 느껴질 정도로 빈도가 약해졌다.

나는 764명의 피실험자를 관찰한 결과를 영양학저널의 2010년 발행본에 소개했다. 가공식품을 배제하고 미량영양소의 질을 향상시키면, 낮은 열량을 섭취하면서도 배고픔에 대한 인식을 변화시키고 그로 인한 불편감을 완화할 수 있다는 내용이었다. 채소, 과일, 콩, 씨앗, 견과류 위주로 구성된 건강한 식단은 금단현상을 일으키지 않고 해독을 필요로 하지 않으며 대사성 독성물질을 최소화하여 열량에 대한 과도한 욕구를 억제한다. 또 형형색색의 농산물과 함께 건강한 음식을 충분히 섭취하면 주기적인 식사 사이의 허기를 예방할 수 있다. 열량섭취에 대한 생물학적 욕구가 느껴질 때에서야 비로소 진짜 배고픔을 느끼게 되는 것이다.

진정한 배고픔은 피로를 야기하지 않으며 고통스럽거나 불편하지 않다. 진정한 배고픔은 적절한 체중 유지에 필요한 양만 먹도록 신호를 보내고 습관적 배고픔과 달리 과식을 유발하지 않으며 적절한 반응과 포만감을 통해 비만을 억제한다. 진정한 배고픔은 지방을 저장하기 위해서가 아니라 근육량을 유지하기 위해서 일어나며 주로 목구멍에서 느껴지는 것이다. 영양소의 질적 향상은 정상적인 체중을 달성하고 유지하기에 가장 효과적이고 지속 가능한 방법이다.

음식중독을 해결하는 방법

음식중독의 유혹을 멈추는 유일한 방법은 중독물질을 멀리하는 것이지만 초기에는 무척 힘들 수 있다. 중독성 있는 음식에 의존하는 습관을 끊어내는 과정에서 불편감이 발생하는데, 이 증상은 보통 2-3일 정도 지속되다가 그 후부터 상당히 줄어든다. 2-3일 간의 불편감은 음식중독에서 벗어나기 위해 지불해야 하는 작은 대가다.

패스트푸드나 단 음식을 적절히 조절하려는 시도는 중독적인 배고픔의 증상과 습관적 욕구에 밀려 대부분 실패한다. 체중감소에 관한 대부분의 무작위 대조실험들에 따르면, 2년간 유지 가능한 감량수준은 2.7-5.9킬로그램에 불과하다. 그에 비해 영양가 높은 식단을 꾸준히 섭취한 피실험자들은 2년간 평균 22.7킬로그램을 감량하고 유지하는 데 성공했다.

체중감량을 지속적으로 유지하려면 영양가 높은 식물성 자연식품을 충분히, 그리고 다양하게 먹어야 한다. 패스트푸드를 계속 먹으면서 섭취열량만 낮추는 방식의 체중감량은 실패할 확률이 매우 높다. 건강에 좋지 않은 음식을 먹는 것은 유독한 배고픔을 유발하기 때문에 더 많이, 더 자주 먹도록 부추기는 강력한 중독성을 가진 욕구와 평생 싸워야할 것이다.

식물성 자연식품은 우리 인체의 보상시스템을 자극하기 위해 의도적으로 가공한 패스트푸드처럼 강렬한 단맛을 내거나 기름지지 않다. 건강한 식단을 지속하다보면 어느 순간 입맛이 변하고 정크푸드에 대한 중독적인 욕구도 점차 사라진다. 게다가 내 몸을 보살피면서 미래의 건강까지 챙기고 있다는 사실이 자존감을 높여준다. 제대로 먹는다는 것은 나 자신을 보살피는 행위이지 박탈감을 주는 것이 아니다.

건강에 좋지 않은 음식, 특히 과량의 설탕과 나트륨에 의한 금단현상이 때로 심각한 문제를 일으킬 수 있다는 사실을 인지하는 것이 중요하다. 피로, 두통, 가려움, 미열, 인후통, 가벼운 불안감 등이 올 수 있다. 이러한 육체적 고통 때문에 건강한 식단을 지레 포기하는 경우가 많지만, 앞서 언급했듯 이러한 증상들은 매우 흔하며 대부분 3일 이내에 사라진다.

패스트푸드에 의한 점진적인 중독은 음식 자체의 독성물질에 의해서만 발생하지 않는다. 영양가 없이 열량만 제공하는 엠티-칼로리[6] 음식의 섭취율이 높아지면 성장에 꼭 필요한 미량영양소의 필수 요구량을 충족시키기 어렵다. 게다가 그것을 소화하고 흡수하는 과정에서 이미 저장해놓은 미량영양소도 추출하여 사용한다. 미량영양소 결핍현상은 미국 내에서 아주 흔하게 나타나고 있으며, 면역체계의 장애와 만성질환의 주요 원인이 된다.

감미료와 죽음의 키스

패스트푸드 전문점은 모든 메뉴에 다량의 액상과당을 첨가한다. 밀크 셰이크와 달달한 디저트뿐 아니라 빵, 피자 크러스트, 토마토소스, 샐러드드레싱, 심지어 버거의 다진 고기에도 넣는다.

액상과당은 사탕수수로 만든 설탕보다 훨씬 달고 저렴하며 자체적인 방부제 효과 덕에 식품의 유통기한을 연장시킨다. 또 과당의 가용성은 음식이 딱딱하게 굳는 것을 막아 쿠키와 캔디 같은 상품을 말랑말랑한 상태로 유지해준다. 미국은 옥수수에 대한 정부보조금의 영향으로 액상과당이 설탕보다 훨씬 저렴해지면서 제조업자들의 제조원가가 경감되자 탄산음료의 평균부피가 약 240밀리리터에서 590밀리리터로 늘어났고 비만과 당뇨, 만성질

---

6 · empty-calories-영양가는 없고 열량만 높은 칼로리-주

환 등 인간이 지불해야하는 비용 또한 어마어마하게 늘어났다.

모든 종류의 당은 비만, 당뇨병, 심장질환을 유발하며 과다섭취 시 중대한 암의 발병을 촉진한다. 패스트푸드와 가공식품을 주기적으로 섭취하는 사람은 하루에 100티스푼 이상의 설탕에 노출된다. 라지 사이즈의 탄산음료나 밀크셰이크 한 잔에만 50티스푼의 설탕이 들어있는데, 이는 우리의 선조들이 한 달간 자연 상태의 과일에서 얻은 당분의 총량보다도 많다.

흥미롭게도 지난 50년간 탄산음료업계와 제당업계는 정부와 학계의 연구자들을 수백만 달러로 매수하여 당 섭취가 건강에 미치는 위험성을 은폐해왔다. 뉴욕타임스에 실린 미국의학협회 내과저널의 최근 연구에 따르면, 지난 50년간 발표된 수많은 식단에 대한 권고와 영양소의 역할 그리고 심장질환에 관한 연구가 제당업계의 경제력에 의해 좌지우지되어왔다. 현대 가공식품의 위험성에 대한 정보는 대중의 인식에 영향을 주고자하는 강력한 경제적 이해관계에 의해 효과적으로 은폐되어온 것이다.

액상과당과 사탕수수로 만든 설탕은 생화학적으로 아주 미세하게 다르지만 건강에는 똑같이 해롭다. 일반적인 설탕(수크로스)은 50퍼센트의 과당과 50퍼센트의 포도당으로 구성되어 있지만, 액상과당은 55퍼센트의 과당과 45퍼센트의 포도당으로 이루어져 있다. 유기농 자연식품에서는 대개 설탕처럼 과당과 포도당이 균형있게 결합된 형태로 존재하며, 미량영양소와 섬유소와의 적절한 비율을 유지하면서 설탕에 의한 혈당관리와 췌장에 의한 인슐린 반응을 낮춘다.

과당 자체는 인슐린 분비를 촉진하지 않는다. 그러나 탄산음료, 베이커리식품, 시리얼, 간식 등 액상과당이 첨가된 식품의 농축과당은 전신의 근육세포로 흡수되는 대신 간으로 곧장 이동하여 중성지방과 콜레스테롤 같은 지방의 생성을 촉진하기 때문에 위험할 수 있다. 이러한 지방산의 합성과정은 '리포제네시스(lipogenesis)'라고 불리며, 이로 인해 약 7천만 명의 미국인들이 '지방간'에 의한 간 손상으로 고통을 받는다. 간은 가공식품에 들어있는 많은 양의 과당을 제대로 대사 작용하지 못한다.

액상과당은 인슐린 저항력을 증가시키는 것으로 알려져 있다. 인슐린은 몸이 탄수화물에서 에너지를 얻기 위해 사용하는 호르몬이며 혈당조절기능을 한다. 그런데 액상과당이 혈중에 있는 다른 당들의 제거를 방해하여 췌장에서 더 많은 인슐린을 분비하게 한다. 지난 50년간 패스트푸드와 탄산음료에 들어있는 많은 양의 설탕과 액상과당이 비만과 '제2형 당뇨'의 폭발적인 증가에 일조했다. 또 과량의 액상과당, 특히 과당은 동맥의 혈관 벽에 콜레스테롤이 쌓이는 플라크(혈관에 기름이 쌓임) 생성과 동맥경화 원인이 되는 죽상 형성을 촉진하고, 혈관의 정상적인 탄성을 유지하는 데 중요한 혈류의 흐름을 방해하여 고혈압에도 영향을 준다.

액상과당에 과도하게 노출되면서 미국은 대사장애를 앓는 사람들의 나라가 되었다. 이 질환은 대사증후군이라 불리며 전례 없는 규모의 위기를 야기했다. 많은 사람들이 과체중, 당뇨 또는 당뇨 전 단계인 당뇨전증, 고콜레스테롤과 고중성지방으로 고통받고 있다. 또한 과당에 의한 인슐린 저항성은 당뇨병과 알츠하이머에도 영향을 미친다.

액상과당과 패스트푸드의 기타 성분들은 신체조직을 노화시키는 '최종당화산물(AGEs)'을 증가시켜 안구 내부를 파괴하고 신경과 신장에 손상을 입히며 당뇨 합병증을 일으킨다. 설상가상으로 액상과당은 대개 수은에 오염된 화학물질을 이용하여 제조하기 때문에 액상과당을 첨가한 식품에서 엄청난 양의 수은 잔여물이 발견된다. 특히 어린 아이들의 경우, 이러한 식품에 노출되면 장기적인 발달문제를 겪을 수 있다.

최종당화산물(AGEs)은 노화를 급속히 앞당긴다

당독소(glycotoxin)로도 알려져 있는 최종당화산물은 다양한 형태의 과산화 화합물로서 체내에 축적되어 독성을 야기하고 만성질환과 조로증, 그리고 사망의 주요 원인이 되기도 한다. 최종당화산물은 단 음식의 섭취로 인해 혈중 포도당 농도가 높아질 때 생성되는 대사성 독성물질이며, 건식으로 조리된 패스트푸드, 특히 상품화된 베이커리 식품으로도 섭취될 수 있다. 조리과정에서 발생하는 건조한 열기는 조리과정을 거치지 않는 식품들에 비해 10-100배 많은 최종당화산물을 생성한다. 동물성 식품은 최종당화산물을 가장 많이 포함하며 불에 직접 굽는 그릴링(grilling), 팬이나 석쇠에서 굽는 브로일링(broiling), 오븐에 굽는 로스팅(roasting) 등의 건식 조리과정을 통해 최종당화산물을 추가 생성한다. 이와 반대로 수분함량이 높은 과일과 채소, 그리고 습식으로 조리하는 찜요리, 수프, 스튜는 최종당화의 생성을 억제한다.

열에 의해 음식의 색이 변하는 과정에서 새로운 최종당화가 형성되는 것을 '메일야드 반응[7]' 또는 '갈색 착색' 반응이라고 한다. 최종당화산물은 산

---

7 Maillard-열을 가하거나, 저장 방법의 영향으로 물질의 색깔이 갈색으로 착색되는 현상-주

화와 염증을 촉진하여 질병을 야기하며, 세포 표면의 수용체와 결합하거나 신체의 단백질과 교차 결합하여 그들의 구조와 기능을 변환시킨다.

패스트푸드점에서 선호하는 식품의 유형과 조리법은 최종당화산물 생성을 촉진한다. 특히 그릴링, 브로일링, 로스팅 그리고 고온을 이용해 겉면을 빠르게 가열하는 시어링(searing)과 튀김은 새로운 최종당화의 생성을 전파하고 가속화한다. 이런 음식을 요리할 때 프레온 가스로 가열한 식재료에 액상과당이 스미면 질병을 일으키는 효과는 더욱 강력해진다.

- 액상과당에 의한 손상으로 유발되는 질환

비만
고혈압
당뇨
실명
간질환
신장질환
조로증
고중성지방
고콜레스테롤
심근경색
치매
뇌졸중
암

이러한 액상과당과 최종당화산물, 헤테로사이클릭아민(아래 표 참조)과 화학색소의 위험요인들, 그리고 패스트푸드에 의한 영양결핍은 독성물질을 축적하여 '안개 낀 뇌'로 알려진 '브레인 포그(brain fog)'를 야기한다. 이것은 집중력 장애, 작업능력 상실, 기억상실을 특징으로 하며 치매로 이어질 수도 있다. 시간이 갈수록 요양원으로 몰려드는 치매환자가 늘어나고 24시간 돌봄을 필요로 하는 사람도 많아진다.

가공식품은 뇌졸중의 발병에도 영향을 준다. 빠른 뇌졸중의 급속한 확산에 자극을 받은 요양시설 업계는 패스트푸드로 인해 뇌의 상당부분이 파괴되어 장애를 얻은 젊은 층을 수용하기 시작했다. 45세 이전의 뇌졸중 발병률은 흑인에게서 5배 높게 나타나는데, 그 이유 역시 패스트푸드 섭취의 증가 때문인 것으로 보인다.

패스트푸드 산업과 가공식품 산업의 연합은 비만과 당뇨의 폭발적인 확산을 가져왔고 그에 따라 신부전, 사지 절단, 심장질환도 크게 증가했다. 이 같은 비만 관련 질환을 치료하는 데만 연간 1,850억 달러 이상이 든다.

(*AGEs :최종당화산물)

AGEs가 가장 많이 생성되는 여섯 가지 음식	100그램 당 AGEs	1인분 당 AGEs (단위: KU)
1. 5분간 석쇠에 구운 프랑크푸르트 소시지	11,270	10,143
2. 팬에 얹어 올리브 오일로 튀긴 소고기 스테이크	10,058	9,053
3. 오븐과 그릴에 구운 닭의 등살 또는 허벅지살 (껍질 제거)	8,802	7,922
4. 빵가루를 묻혀 오븐에 튀긴 닭 가슴살	9,961	8,965
5. 오븐과 그릴에 구운 닭 등살 또는 허벅지살 (껍질 포함)	18,520	16,668
6. 5분간 튀긴 베이컨	91,577	11,905

불에 태워서 먹는 암

수많은 참가자를 대상으로 장기간 진행된 연구들에 따르면, 동물성 식품이 풍부한 식단은 심근경색과 암 발병률이 높다는 상관관계를 밝혀냈다. 동물성 식품에는 질병에 저항하고 뇌를 보호하는 항산화제와 파이토케미컬이 들어있지 않다.

하지만 동물성 식품과 관련하여 더 심각한 소식이 있다. 패스트푸드 전문점에서 조리하여 판매하는 가공육 또는 기타 육류는 가공해서 준비하는 방식과 거기에 첨가되는 화학물질과 조미료 때문에 다른 차원의 위험성을 지니고 있다. 이러한 가공육은 종종 발암물질로 알려진 아질산나트륨뿐만 아니라 대장암과 관련된 헤테로사이클릭아민(음식이 탈 때 나오는 성분)도 포함한다. 헤테로사이클릭아민, 지질과산화물은 소고기, 돼지고기, 생선, 가금류의 살코기를 튀기거나, 태우거나, 바비큐하는 등 고온으로 조리할 때 발생하는 화학물질이다. 이 화합물들은 돌연변이를 높이는 것으로 알려져 있다. 즉, 그들은 DNA 변이를 일으켜 암 발병률을 높인다.

조리된 붉은 고기와 함께 인체로 들어가는 물질에는 유전물질을 손상시키고 암을 발생시키는 것으로 알려져 있는 화합물이 있다. 가공육 섭취의 증가와 전형적인 패스트푸드 조리법에 따른 육류의 조리 과정은 유방암, 대장암, 췌장암, 전립선암의 발병위험성과 확실한 상관관계를 갖는다.

만약 여러분이 소량의 동물성 식품을 식단에 포함시키고 싶다면, 빵가루를 묻혀 볶거나 튀기는 행위(브레딩), 솥에 기름을 채워 튀기는 행위(딥 프라잉), 팬에 기름을 둘러 튀기는 행위(팬 프라잉), 바비큐하거나 태우는 행위는 반드시 피해야 한다, 이 조리법들은 패스트푸드 전문점과 노점상에서 동물성 식품을 조리할 때 준비하는 전통적 방식이며, 동물성 식품을 우리의 식단에 포함시키는 가장 위험한 방식이다. 또 패스트푸드 스타일의 동물성 식품에는 해산물과 작은 야생동물에서 발견되는 2개의 오메가-3 지방산인 EPA와 DHA[8]가 결핍되어 있다.

문제는 분명하다. 미국의 식품업계는 역사상 가장 위험하고 파괴적인 음식들로 미국인들—특히 건강한 음식을 구할 수 없는 도심지역 사람들—을 '현혹하는'데 성공했다. 그것은 질병을 유발하는 가장 위험한 식품을 제공하고 상황을 더 악화시키는 방법도 찾아낸 것이다.

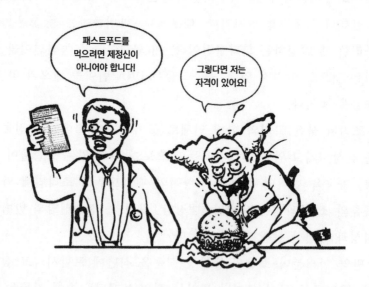

---

8 EPA-에이코사펜타엔산(Eicosapentaenoic acid)과 DHA-도코사헥사에노산(Docosahexaenoic acid)으로 뇌기능 향상과 중성지방 감소시킴. 연어, 참치, 고등어, 청어에 많이 들어있다.-주

패스트푸드에 들어있는 나트륨

가공식품 산업과 패스트푸드 산업은 또한 나트륨(소금) 섭취량을 증가시키는데 책임이 있다. 현대 식단의 과도한 나트륨 함량이 고혈압의 급속한 확산을 야기했다. 미국인의 고혈압 발병률은 90퍼센트 이상이며 심근경색, 심부전, 뇌졸중의 발병위험성도 높다. 높은 소금섭취량은 관상동맥의 섬유화라고 불리는 심장 손상을 일으키며, 심각한 부정맥 또는 불규칙한 심장박동의 위험성을 한층 더 높인다.

여기서 중요한 문제는 평생 동안 섭취하는 나트륨의 양이 노년의 심근경색이나 뇌졸중의 발병위험성과 깊은 연관성을 갖는다는 것이다. 아동, 청소년, 청년들의 혈압이 아직 멀쩡하더라도 그들에게 짠 음식을 먹이는 것은 위험하다는 의미다. 어린 나이에 섭취한 나트륨은 전부 축적되어 혈관계에 손상을 입힌다. 어릴 때 고염 패스트푸드를 먹은 사람들은 훗날에 수년간 고통과 만성질환에 시달리며 값비싼 대가를 치른다. 또 과도한 나트륨 섭취는 천식, 자가면역질환, 위암, 골다공증, 신부전의 발병률을 증가시킨다.

놀랍게도 나트륨은 거의 모든 패스트푸드에 들어있다. 탄산음료, 아이스크림, 밀크셰이크, 그 밖의 디저트에도 나트륨이 들어있다. 나트륨은 천연방부제이면서 갈증을 일으켜 패스트푸드 상인들의 주머니를 불려주는 주인공이기도 하다. 나트륨이 많이 숨겨져 있을수록 고객들은 더 많은 음료를 마실 수밖에 없다. 음료는 주로 물, 화학물질, 감미료로 만들어지지만 가격은 미국의 휘발유보다 다섯 배 더 높아 정크푸드 중에서 수익률이 가장 높은 메뉴다. 게다가 음료에도 나트륨이 들어간다.

나트륨 함량이 가장 높은 패스트푸드는 감자튀김이며, 감미료, 소포제, 방부제, 착색제를 비롯하여 무려 23가지 성분이 들어가기 때문에 감자라고 부르기가 민망할 정도다. 프렌치프라이는 감자에 액상과당과 나트륨을 넣은 튀김옷을 입히고 기름에 튀겨낸 후에 또 나트륨을 코팅하여 만드는 식품으로 감자와 화학물질의 덩어리, 그 이상이다.

버거는 단순한 고기가 아니라 액상과당과 소금을 넣어 튀기거나 굽는 음식이다. 패스트푸드는 한 끼만 먹어도 위험할 정도로 많은 소금을 섭취하게 만들기 때문에 물외에 아무것도 먹지 않아도 위험하다. 예를 들어, 맥도날드의 빅맥에 감자튀김과 탄산음료만 먹어도 950밀리그램의 나트륨을 섭취하게 된다. KFC의 대표 메뉴는 단 한 끼만 먹어도 3,000밀리그램 이상의 나트륨을 섭취하게 된다. 영화관이나 야구장에서 먹는 팝콘 한 상자에도 어마어마한 양의 소금이 들어있으며, 정신없이 먹다보면 극심한 갈증을 해소하려고 어느새 긴 줄에 서 있는 자신을 발견하게 될 것이다.

나트륨은 또 다른 '백색 물질'인 설탕과 비슷하다. 소금을 넣은 음식을 주기적으로 먹으면 짠맛에 둔감해져서 짠 음식을 더 좋아하게 되고 더 많은 소금을 갈망하게 된다. 어릴 때 자신도 모르게 소금이 다량으로 들어간 음식을 주기적으로 먹은 사람들은 자연스럽게 짠 음식을 선호하게 된다.

또한 제조업자들은 더 많은 음식을 먹게 하기 위해 제조식품에 나트륨을 첨가하여 과식을 유도한다. 연구에 따르면 짠 음식은 실제로 식욕과 열량 섭취를 촉진한다. 소금섭취가 배부름을 인지하고 음식섭취를 중단시키는 신호를 차단한다는 연구결과도 조심스럽게 제기되었다. 짠 음식은 포만감을 인지하지 못하게 하여 과식과 비만을 유도한다.

가공식품은 2-3세대 전인 1차 세계대전 직후에 시작되었다. 이에 따라 심근경색과 뇌졸중 발병률이 무섭게 치솟았다. 그러나 몇몇 지역은 여전히 자연식품을 더 선호하며 나트륨을 거의 섭취하지 않는다. 예를 들어 뉴기니, 아마존 분지, 말레이시아의 산악지대에 사는 사람들은 음식에 소금을 넣지 않는다. 이 지역 사람들이 고혈압에 걸렸다는 얘기도 들어본 적 없다.

미국국립보건원(NIH)에 따르면, 나트륨 섭취를 줄이는 것이 심혈관계 질환의 예방에 가장 중요하다.

나트륨의 하루 섭취량을 1,200밀리그램으로 줄이면 미국 내에서 연간 54,000-99,000건의 심근경색 사고를 예방할 수 있다고 한다.

많은 학교가 급식으로 패스트푸드를 제공한다

패스트푸드 중독은 대학 캠퍼스, 고등학교, 심지어 초등학교에까지 침투했다. 치킨 너겟, 피자, 햄버거(브로메이트 밀가루로 만든), 탄산음료, 프렌치프라이는 흔한 급식메뉴다. 캘리포니아 전역을 표본 조사한 결과, 71퍼센트의 학교에서 패스트푸드를 제공했고 그중 절반 이상은 타코 벨이나 도미노 피자와 같은 체인점의 상품을 내놓았다.

게다가 국립학교의 품질기준이 패스트푸드 전문점보다 더 낮은 경우도 종종 있다. 패스트푸드 전문점에서 부적합 판정을 받은 수백만 킬로그램의 육류가 학교 식당으로 들어가기 때문이다. USA 투데이의 보도에 따르면, 동물사료나 퇴비에 적합한 육류가 학교에서 제공된다. 심지어 급식용 육류의 구입을 담당하는 미국 농무부 마케팅청에서 대장균과 기타 박테리아 수준이 패스트푸드 전문점의 허용기준을 초과하는 육류를 사들이기도 했다.

미국 전역에 있는 학교의 평범한 급식 안에 위험이 도사리고 있는 것이다. 학교 급식으로 제공되는 핫도그의 성분을 그 예로 살펴보자.

성분: 농축 표백한 밀가루(밀, 니아신, 환원철, 티아민 모노나이트레이트, 리보플라빈, 엽산, 브롬산칼륨), 물, 설탕, 유청, 덱스트로스, 야채 쇼트닝(부분적으로 경화된 대두와 목화씨 기름), 대두분말, 소금, 모노 & 디글리세라이드, 달걀, 이스트, 대두유.

함유량이 2% 이하인 성분: 나트륨 스테아로일 락토라이테, 밀 글루텐, 녹말, 암모늄, 유화제, L-시스테인, 식초, 프로피온산칼슘, 제1인산칼슘, 황산칼슘 아스코르브산, 마조디카르본아미드, 효소. 밀 함유.

이러한 핫도그가 부분적으로 수소와 결합된 대두콩과 목화씨 기름을 포함한다는 사실에 주목하자. 많은 나라들이 심장질환의 발병 위험성을 크게 증가시키는 이 트랜스지방을 금지했다. 미국식품의약국(FDA)은 2015년에 부분적으로 수소가 첨가된 기름은 '일반적으로 안전하다고 인정되는' 물질이 아니므로 2018년까지 가공식품에서 퇴출시켜야 한다고 밝혔다. 그러나 아무도 지켜보지 않는 사이에 이 트랜스지방이 우리 아이들의 입으로 들어갔다. 심장질환과 공격성 증가는 모두 트랜스지방 섭취와 관련되어 있다.

핫도그는 앞서 살펴보았듯 발암물질이면서 요오드 대사를 손상시켜 요오드 결핍과 뇌 손상을 일으키는 브롬산칼륨도 들어있다. 세계보건기구(WHO)는 요오드 결핍이 전 세계의 평균 IQ를 8-10점정도 떨어뜨린다고 추산한다. 브롬산칼륨은 해외로 진출한 대부분의 패스트푸드 전문점들에서 금지되었지만, 미국에서만은 어린 아이들에게 급식으로 제공된다.

핫도그는 학교 급식에서 매우 인기 있는 메뉴다. 핫도그를 학교 급식에 공급하는 한 제조업체에 따르면, "막대에 소세지를 끼운 100% 통밀로 만든 치킨 핫도그"는 학교에서 요구하는 성분비율과 영양소 기준을 충족하여 "건강 간식으로 인정받았다"고 했다. 그러나 해당 기업의 웹사이트에 있는 영양 라벨과 성분표는 전혀 다른 이야기를 한다. 우수함과는 거리가 상당히 먼 수준이라고 할 수 있다.

치킨프랑크: 기계로 분리한 닭고기의 살코기, 물, 옥수수시럽 고형물, 양념을 2% 이하로 혼합한다. 소금, 젖산칼륨, 아세트산칼륨, 인산나트륨, 염화칼륨, 향미료, 이초산나트륨, 에리소르빈산나트륨, 아질산나트륨를 배합.

반죽: 물, 통밀가루, 통옥수수, 설탕, 발효물질(피로인산나트륨, 중탄산나트륨), 콩가루, 두유, 소금, 실리코알루민산나트륨을 넣은 달걀노른자, 아스코르브산, 달걀흰자, 건조 꿀, 인공향료. 식물성 기름에 튀겨진 밀, 대두, 달걀, 글루텐 함유.

여기에 엄청난 제조업자의 꼼수가 숨어있다. 아이들에게 옥수수 시럽과 발암물질이 들어있는 아질산나트륨으로 만든 치킨을 먹이고 나서 그것을 건강한 음식으로 믿게 만들자는 것이다. 이 것이야 말로 진짜 프랑켄푸드가 아니고 무엇이겠는가. 어쨌든 아질산나트륨 첨가제를 사용한 육류를 많이 먹을수록 심장질환과 당뇨의 위험성이 증가하고, 동물에게 먹이는 아질산나트륨과 엔트로소(N-nitroso) 화합물이 나쁜 콜레스테롤(LDL)과 인슐린을 분비하는 췌장의 베타세포를 증가시킨다는 사실은 아무도 모를 것이다. 또한 알루미늄 첨가물은 알츠하이머병의 발병과 관련이 있으며 이 화합물에 인공적인 맛을 가미하여 기름에 튀기면 암을 일으키는 촉진제가 된다. 학교의 설립 목적은 뇌를 발달시키는 것이지, 뇌를 파괴하는 것이 아니다.

WHO가 가공육을 1급 발암물질로 선언해 석면이나 흡연과 같은 범주에 놓이게 했음에도 불구하고, 초등학교에서 제공하는 주요 메뉴의 절반 가까이가 가공육(핫도그, 햄, 소시지, 런천 미트, 콘비프, 육류 통조림)이라니, 정말 어처구니가 없다.

음식 정보의 대변혁이 필요하다. 많은 사람들에게 음식과 영양소, 건강에 대해 교육해야 한다. 영양학과 식품과학의 발전을 이용하면 역사상 가장 건강한 인류를 만들 수 있다. 현대적 보건과 장수 분야의 과학적 발전이 정원과 농장에서 직접 재배한 다양한 색깔의 자연식품으로 대체되어 인간의 건강을 담보하는 복합적인 요소들을 함유하게 되었음을 알 수 있다. 과일, 채소, 콩, 견과류, 씨앗과 같은 '반 패스트푸드' 식품을 먹는 것이 우리의 건강을 향상시키는 비결이다.

그뿐만이 아니다. 가장 위험한 환경에 처한 경제적 취약계층에게 건강한 음식을 공급한다면, 지적·경제적 잠재력을 발휘할 기회를 더 많이 제공할 수 있을 것이다. 사실 패스트푸드와 탄산음료, 그리고 가공식품 업계는 현대의 식품과학기술을 이용하여 광범위한 중독을 일으킬 수 있는 가장 효과적인 장치를 고안함으로써 수많은 비극을 만들어 내고 확대해왔다. 이러한 산업들은 진짜 자연식품보다 자신들의 상품을 더 선호하고 갈망하고 섭취하도록 사람들을 길들여 왔다. 이러한 현상은 미국의 도시들을 집어삼키고 전 세계로 퍼져나가고 있다. 그것은 과체중, 온갖 질병, 정서적 손상을 야기하고 있고 점증하는 보건관리와 감당하기 힘든 의료비용이라는 소용돌이를 우리 사회에 떠넘기고 있다.

확실히 우리에게는 비극적인 고통과 불필요한 죽음을 종식시킬 능력과 기본적인 존엄성을 가지고 있다. 하지만 이것을 실현하려면 약물중독과 음식중독처럼 인간의 욕구를 강제하고 충동을 강요하는 자기 파괴적인 행동들을 멈출 수 있도록 서로 협력해야 한다.

오늘날, 패스트푸드와 영양에 대한 무지는 전 세계의 주요 사망요인이 되었다. 이 문제는 꾸준히 악화되고 있으며 우리를 정서적 불구로 만들고 경제 혼란을 야기한다. 다음 장의 "뇌와 패스트푸드"에서 이와 관련된 내용을 더 심도 있게 다룰 것이다.

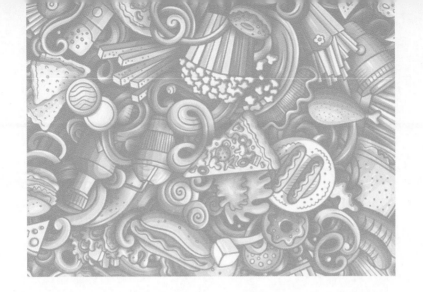

| 2장 |

뇌와 패스트푸드

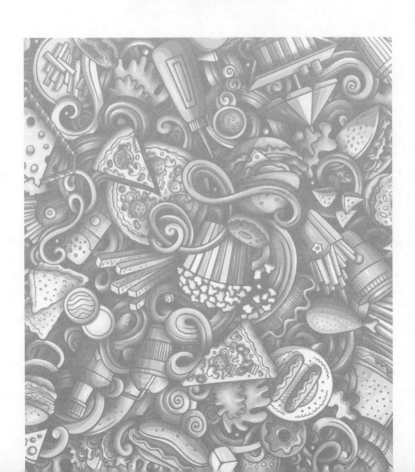

| 2장 |

뇌와 패스트푸드

인간이 존재하는 한 친절을 베풀 기회도 역시 존재한다.

-세네카

　우리는 음식과 두뇌 발달과 행동사이의 연관성을 찾지 못하고 있다. 범죄성향과 학습능력은 흔히 타고나는 것으로 여겨지지만 여러 증거에 의하면, 뇌 기능과 인간의 잠재력은 우리들의 밥상에 숨어있는 또 다른 요인들에 의해 저하되었음을 시사한다. 건강한 음식을 찾기 힘든 일부 지역의 사람들은 은밀히 번지고 있는 뇌 손상의 위험에 직면해 있다. 이것은 도심지역에만 국한된 문제가 아니다. 뇌 건강에 충격적인 영향을 미치는 건강문제는 가공식품과 패스트푸드 섭취율이 높은 곳이라면 어디서든 인종과 사회경제적 차이를 초월하여 나타난다.

　연구 자료에 따르면, 혈당조절능력의 저하는 공격성과 자제력 부족에 영향을 주며 특정지역의 범죄 발생률은 당뇨 발병률과 높은 상관관계를 보이고 있다. 이러한 상관관계는 소득수준을 제외하는 상황에서도 매우 높게 나타나므로, 범죄 발생률은 경제수준보다 질병과 더 밀접한 연관성을 가진다고 볼 수 있다. 이것만으로 인과관계를 단정할 수는 없지만, 피실험자들의 당뇨병 증세가 악화될수록 타인을 포용하는 능력이 줄어든다는 연구결과도 있다.

2014년 뉴저지의 당뇨발병률은 8.5퍼센트였고 아칸소 주의 우범지역인 캠던의 당뇨발병률은 그보다 두 배 가까이 높았다. 2012년 캠던의 살인발생률은 10만 명당 60.6명꼴로, 전국 평균의 20배에 달했다. 캠던 역사상 최악의 기록이었다. 그해 범죄발생률도 당연히 미국 내 최고 수준이었다. 낮은 교육 수준도 끊임없이 문제를 일으키는 골칫거리 중 하나였다. 미국의 최신 통계에 따르면, 25세 이상의 인구 중에 4년제 대학의 학사 이상 인구는 8퍼센트뿐이다. 그에 비해 인근에 있는 체리 힐의 학사 이상인 인구는 49퍼센트에 달한다. 열악한 교육환경은 빈곤의 굴레에서 벗어나는 것을 어렵게 만든다. 체리 힐의 빈곤선 이하 인구는 6퍼센트에 불과하지만, 캠던은 자그마치 39퍼센트다. 복잡한 변수와 사회적 요인이 여전히 존재하지만 건강에 좋지 않은 음식이 질병과 낮은 성취도, 심지어 범죄의 감춰진 주범으로 추정해볼 여지가 있지 않을까?

가장 복잡한 구조물로 알려진 인간의 뇌가 공격받고 있다. 이 경이로운 뇌의 생물학적 설계를 완전히 이해하려면 한참 멀었지만, 그럼에도 불구하고 과학의 발전이 우리에게 불가피한 진실을 보여주고 있다. 뇌는 영양소에 의존하는 매우 정교한 생체기관이므로 어린 시절 가공식품을 소량만 섭취해도 막대한 뇌 손상을 입을 수 있다. 가공식품 섭취량이 늘어날수록 뇌 손상도 심해진다.

이 증거는 평생 동안 섭취하는 충분한 영양소와 건강한 음식이 우리의 정신건강, 의지력, 결단력, 근면함, 인내, 집중력, 창의력, 기억력, 지적능력을 좌지우지한다는 점을 시사한다. 패스트푸드에서 대부분의 칼로리를 얻는다면 정상적인 뇌 기능과 건강한 정서를 가질 수 없다. 가공식품 섭취는 조기 발병과 사망으로 이어질 뿐 아니라 일상적인 기능에도 부정적인 영향을 미친다. 자연식품이나 최소한의 공정만을 거친 식물성 식품에 들어있는 다양한 영양소(뇌와 신체에 필수적인 영양소)가 패스트푸드와 가공식품에는 없다. 불행하게도 대부분의 현대인들은 총 섭취열량의 절반 이상을 패스트푸드와 가공식품에서 얻는다.

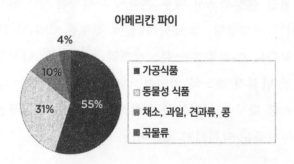

아메리칸 파이

4%
10%
31%
55%

■ 가공식품
▨ 동물성 식품
■ 채소, 과일, 견과류, 콩
■ 곡물류

이 파이 그래프는 미국 전역의 식품소비 비율을 보여준다. 그렇지 않은 지역도 있겠지만, 수많은 지역에서 이보다도 더 나쁜 음식을 섭취하고 있다. '채소, 과일, 견과류, 콩' 부분이 차지하는 10% 라는 수치도 그대로 믿으면 안될 것이, 그 속에 백감자로 만든 프렌치프라이와 케첩이 포함되어있다는 것을 명심하라. 미국인들이 다양한 종류의 식품에서 얻는 열량은 대체로 5퍼센트 이하다. 미량영양소와 파이토케미컬의 결핍은 지방산의 불균형을 초래하며, 패스트푸드로부터 파생된 독성물질은 우리 몸과 영양소에 의존하는 예민한 뇌를 손상시킨다.

부실한 식단은 대개 심각한 신체적 증상을 유발하기 때문에 쉽고 빠르게 감지된다. 그러나 현대의 패스트푸드는 이러한 외부증상을 제한함으로써 인체의 물질대사를 속일 수 있도록 특별히 고안된 것이다. 상업용 식품은 어떤 증상이 나타나거나 사망하지 않을 만큼 최소한의 비타민으로 농축되어있지만, 정상적인 뇌 발달과 기능에 필요한 수많은 영양소와 파이토케이컬을 함유하지는 않는다.

만성적인 분노와 가벼운 우울증, 정신적인 경직성은 잠재적인 영양소 결핍 현상으로서 매우 흔하게 나타나는 증상이기 때문에 진단하기가 까다롭다. 2015년 12월에 진행된 CNN의 한 여론조사는 미국인의 69퍼센트가 분노상태라고 밝혔다. 이처럼 광범위하게 퍼진 만성적 분노와 비이성적 사고, 지능 감퇴는 부실한 영양의 급속한 확산을 알리는 위험신호다. 식단이 부실해질수록 이 미묘한 증상들도 악화되기 때문이다.

뇌는 수백 가지의 미량영양소와 파이토케미컬을 활용한다

녹색채소, 씨앗, 딸기, 버섯과 같은 자연식품에는 인간의 건강과 정상적인 기능의 연료로 사용되는 수천 가지 영양소가 들어있다. 우리에게는 비타민과 미네랄 외에도 필요한 것이 많고, 세포의 정상적인 기능을 위해서는 다양한 항산화제와 파이토케미컬이 필요하다.

뇌는 매우 놀라운 회복력을 가지고 있어 트라우마적 뇌 손상이나 미량영양소의 결핍상태로부터 회복되기도 한다. 그러나 생명 유지에 필수적인 식물성 성분이 부족한 식품을 지속적으로 섭취하면 이러한 회복과정도 소용없다. 우리의 뇌는 유해산소와 기타 대사성 노폐물 그리고 가공식품의 섭취에 의한 독성물질이 지속적으로 축적되면 정상적으로 기능할 수 없다. 대사성 노폐물은 인체에서 생성되는 독성물질이지만, 파이토케미컬을 충분히 섭취하면 대부분 저절로 제거된다. 더불어서 가공식품에 들어있는 해로운 독성물질과 첨가물들도 잊어서는 안 된다.

파이토케미컬은 무엇인가?

파이토케미컬(phytochemical 또는 파이토뉴트리언트phytonutrients)은 열량이 없는 식물성 화학물질로서, 건강을 증진시키고 질병을 예방하는 성질을 가지고 있다. 파이토케미컬은 비타민이나 미네랄은 아니지만 인간의 세포기능을 증대시키고 유지하며 면역체계를 지원한다. 또 인간 DNA에서 세포 재생 과정의 연료로 사용되어 강력한 항암효과를 발휘한다. 파이토케미컬로 알려진 물질은 천 가지 이상이다. 잘 알려진 파이토케미컬로는 토마토의 라이코펜, 콩의 이소플라본, 과일의 플라보노이드가 있다.

파이토케미컬은 항암과 장수뿐 아니라 뇌에도 영향을 미친다. 중추신경계는 뇌와 척수로 이루어져 있고 뇌에는 뉴런이라는 1천억 개 이상의 신경세포가 들어있다. 파이토케미컬은 정신질환으로부터 신경을 보호한다. 또 식생활의 자연스러운 일부로서 뇌세포 간 신호전달에 중요한 역할을 한다. 즉, 파이토케미컬의 유무는 뇌 발달과 뇌 기능, 뇌 질환에 영향을 미친다.

평균적으로 미국인은 과도한 고열량·저영양 식단으로 뇌의 정화작용과 뇌 손상 회복에 필요한 미량영양소를 얻지 못하며 축적된 대사성 노폐물로 뇌를 괴롭힌다. 뇌가 건강하고 행복하려면 현대의 상업용 식품에서 빠져있는 비타민, 미네랄, 파이토케미컬 등의 식물성 화합물이 필요하다.

많은 미국인들이 불충분한 식단을 선택적으로 섭취하면서도, 프랑켄푸드의 중독성으로 그것이 자신의 '선택'에 어떠한 영향을 미치는지에 대해서는 좀처럼 고려하지 않는다. 캠던이나 뉴저지처럼 건강한 음식을 구하기 어려운 지역의 주민들은 음식 선택의 폭이 매우 제한적이다. 그들은 자연식품을 구할 수 없는 지역 사회에 살고 있기 때문에 뇌 기능을 최적화할 음식을 일상적으로 박탈당하며 살아간다. 빈민지역 사람들은 아주 어릴 때부터 상업용 식품에 길들여져 있어 과일과 채소를 멀리하게 된다. 이 중독 패턴이 고착되면, 망상에 가까운 자기합리화의 파괴적 행위를 독창적인 방식으로 정당화한다. 그러한 사고패턴과 그에 따른 결과는 약물중독과 매우 흡사하다.

건강하지 않은 식단은 우리를 안팎으로 파괴한다. 당뇨, 심장질환, 암과 같은 질환은 눈에 보이지 않게 은밀히 악화되다가 어느 순간 불쑥 모습을 드러낸다. 하지만 본격적인 증상이 나타나기 훨씬 전부터 뇌에 미세한 기능장애가 나타나기 시작한다. 통계자료에 따르면, 학습장애와 우울증은 상당히 젊은 나이에 나타나기도 한다. 청소년은 8명 중 1명꼴로 우울증 진단을 받으며 그보다 많은 수가 가벼운 정서장애와 학습장애 진단을 받는다. 임상적 우울증은 5세 이상의 아이들에게 나타나는 정신장애의 주요한 원인이다.

패스트푸드와 우울증

우울증의 원인은 다양하지만 건강하지 않은 식단도 주요 원인 중 하나다. 이와 관련된 연구들이 수년간 패스트푸드를 우울증의 주요 원인으로 지목해 왔으나, 영양의 문제가 정신장애의 원인이 된다거나 치료의 일환으로 언급하는 경우는 거의 없었다. 튀김, 달달한 디저트, 가공육, 정제된 곡물을 포함한 식단은 우울증에 부정적인 영향을 미쳤고, 온전한 상태의 자연식품을 포함한 식단은 강력한 예방효과를 보였다.

우울증과 오메가-3 지방산, 비타민B 같은 일부 영양소의 상관관계는 지속적으로 연구하고 있지만, 패스트푸드와 흰 밀가루 빵의 부정적인 영향은 최근까지도 주목받지 못했다. 이에 관해 밝혀진 증거들은 너무도 압도적이다. 2011년 패스트푸드(햄버거, 소시지 및 피자)와 상업용 베이커리식품(머핀, 도넛, 크루아상)의 섭취를 6.2년 동안 추적하여 과학적으로 분석한 연구결과가 발표되었다. 연구자들은 패스트푸드와 상업용 베이커리식품의 섭취량과 우울증 발병률이 비례한다는 사실을 확인했다. 패스트푸드를 먹는 사람들의 우울증 발병률은 패스트푸드를 적게 먹거나 아예 먹지 않는 사람들에 비해 51퍼센트 더 높았다. 섭취량이 많을수록 발병위험성도 높아졌다.

우울증을 유발하는 식사패턴이 설탕과 흰 밀가루 때문만은 아니지만, 이러한 고혈당 탄수화물이 뇌에 위험한 영향을 미친다는 것은 분명한 사실이다. 2015년 한 연구는 당부하지수가 높은 식품(흰 밀가루와 감미료)의 섭취량과 우울증의 상관관계를 입증했다. 많은 사람들이 단 음식 섭취와 이튿날 '우울함'같은 연관성에 주목해왔고, 이제 우리는 그러한 증상이 오랫동안 지속적으로 축적되면 심각해질 수 있다는 것을 알고 있다.

여성건강을 연구를 하는 한 연구소는 우울증을 앓고 있지 않는 7만여 명의 여성들에 대한 자료를 수집했다. 1994년과 1998년에 기준치를 측정하고 3년간의 후속연구를 시행했다. 연구결과에 따르면, 정제된 곡물이 풍부하고 설탕이 첨가된 전형적인 고혈당 식단은 우울증 발병률을 높이는 반면, 통곡물이나 온전한 상태의 과일과 채소 등의 고섬유질 식품은 우울증 발병률을 낮췄다.

패스트푸드를 섭취하는 사람들은 비만과 당뇨에 취약하고 우울감과 임상적 우울, 집중력장애와 학습장애로 고통 받는다. 과도한 당은 신체 곳곳에 해로운 영향을 미친다. 혈당이 한 번만 증가해도 뇌 손상이 발생하여 인지기능과 기억력, 주의력을 저하시킬 수 있다. 한 연구는 뇌 영상 분석을 통해 건강한 젊은이들의 감정처리 능력이 혈당증가에 의해 저하된다는 것을 증명했다. 고열량 가공식품의 뇌 자극이 증가하면 슬픔과 불안을 야기할 수 있으며, 이것은 당뇨 환자들에게만 국한된 문제가 아니다.

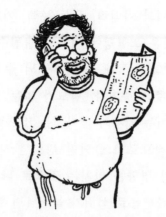

"안녕하세요, 프로작[9] 토핑을 올린 페페로니 도넛피자로 주문할게요."

패스트푸드는 뇌를 파괴한다

과도한 당 섭취는 인지기능과 자제력(더 먹고 싶은 욕구)을 손상시킨다. 설탕, 소금, 기름의 혼합체는 열량을 조절하는 신체 능력을 저하시키고, 정상적인 음식의 양에 만족할 수 없도록 기능한다. 패스트푸드는 열량섭취를 중단시키는 스위치를 망가뜨려 우리를 먹는 기계로 만든다. 음식에 대한 자제력을 상실하면 당뇨병이나 또 다른 질병으로 비만 유도 스위치를 켜는 것과 같다. 또한 상업용 베이커리식품과 패스트푸드 섭취로 인해 나타나는 건강상의 문제는 정서적인 문제로 확대된다. 그렇다면 이제 이러한 과정의 작동방식에 대해 살펴보자.

고혈당은 혈관을 손상시키는 당뇨 혈관합병증의 주요 원인이다. 이것은 뇌와 안구의 혈관까지 망가뜨려 실명도 할 수 있는 망막염을 유발한다. 당뇨에 관한 장기연구에 따르면, 점진적인

---

9 · 프로작Prozac−대표적인 우울증 치료제−주

뇌 손상은 학습능력과 기억력, 운동 능력, 기타 인지기능의 결함을 일으킨다. 이것은 고혈당에 자주 노출될수록 뇌 기능이 저하되고 당화혈색소[10]의 수치가 높을수록 뇌 수축의 위험성이 증가한다는 것을 보여주는 증거다. 당뇨가 없는 사람도 당을 다량으로 섭취하면 인지기능 지수가 낮아지는 것으로 조사됐다.

단 음식에 지속적으로 노출되면 명료한 사고능력이 손상되고 행동에도 부정적인 영향을 미치는 것으로 나타났다. 한 연구 발표는 5세 아동의 탄산음료 섭취가 늘어나면 행동 및 주의력 결핍 문제도 증가한다는 것이다. 연구진은 스트레스를 주는 가정환경 등 아동의 행동에 영향을 미칠 수 있는 잠재적 교란요인을 제거했음에도 탄산음료 섭취와 공격성, 위축된 행동, 주의력 결핍 사이의 연관성은 여전히 강력하게 나타났다. 그리고 문제는 탄산음료만이 아니었다. 아동발달에 중요한 취학 전 시기에 섭취한 정크푸드도 과잉행동과 주의력 결핍에 유의미한 영향을 주었다.

당화혈색소(HbA1c)는 몇 달간 기록한 혈당의 평균값이다. 당뇨병 환자들의 경우, HbA1c 수치가 높을수록 심각한 당뇨합병증의 위험이 높다는 것을 의미한다.

음식에 들어간 당은 모두 위험하다. 정제된 설탕 대신 신선한 과일의 단 맛에 만족하면 이러한 위험을 피할 수 있다. 아가베, 꿀, 메이플시럽 등 농축된 감미료도 우리 몸에 동일한 당화 스트레스를 주기 때문에 위험하기는 마찬가지다. 이 감미료들은 공통

---

10 혈당이 높으면 당화혈색소 수치가 증가 함-주

적으로 과당, 포도당, 그리고 과당과 포도당을 결합한 '설탕'을 과
도하게 함유한다. 신선한 과일을 먹으면 만족스러운 단 맛과 섬
유질, 항산화제, 그리고 혈당의 급증을 완화하여 부정적인 영향
을 막아주는 파이토케미컬도 보너스로 얻을 수 있다. 이것은 혈
류 내의 당 급증을 줄이고 그에 따른 부정적인 효과를 차단한다.

두려워하지 말자! 우리도 맛있는 디저트를 만들 수 있다. 심지
어 과일, 견과류, 말린 과일 등으로 맛있는 디저트와 아이스크림
같은 간식을 대접할 수도 있다.

감미료의 구성 비율(단위: %)

	과당 (Fructose)	포도당 (Glucose)	수크로스 (Sucrose)	기타 (Others)
백설탕	–	–	100	–
메이플시럽	1	3	96	–
꿀	50	45	1	4
당밀	24	22	54	–
아가베[11] 넥타르	82	18	–	–
옅은 옥수수시럽	7	93	–	–
액상과당	42	53	–	5
조청	–	100	–	–

뇌에 기름칠하기

패스트푸드와 베이커리식품이 정서장애와 우울증에 영향을 준
다고 해서 그 외의 영양소가 부족한 다른 식품들도 똑같이 동일

---

11 아가베 : 중남미 지역에서 자라는 친환경 당화식물-주

한 영향을 준다는 뜻은 아니다. EPA와 DHA 지방산의 부족은 영양학적인 측면에서 우울증의 또 다른 강력한 촉매제다. 긴 사슬 체인의 오메가-3 지방산은 보통 물고기에서 짜낸 기름(어유)에서 얻지만, 식물성 EPA와 DHA는 조류에서도 얻을 수 있다.

이 두 가지 지방산의 결핍도 문제지만 불균형도 심각한 문제다. 상업용 육류, 유제품, 기름 위주의 미국표준식단은 오메가-3 지방산보다 오메가-6 지방산의 비율이 높아 뇌의 건강과 기능에 부정적인 영향을 미친다. 가열된 식물성 기름의 대부분은 일명 '배드 캅(bad cop)'이라고 불리는 오메가-6 지방산이다. 반면 녹색채소, 호두, 아마씨, 치아씨와 해산물 등에는 '굿 캅(good cop)'이라고 불리는 오메가-3 지방산이 들어있다. 튀기거나 기름으로 조리한 음식을 많이 먹을수록 체내의 오메가-6 지방산 농도가 증가한다. 이것은 비만을 야기하는 것뿐만 아니라 오메가-3 지방산과의 균형을 위해 오메가-3 지방산 섭취 필요성을 증가시킨다. 왜냐하면 오메가-6 지방산의 비율이 너무 높으면 신체의 다양한 염증에 관여하여 질병을 일으킬 위험이 발생할 수 있기 때문이다.

패스트푸드는 과도한 양의 오메가-6 지방산을 제공하며, 그중 대부분은 과열되어 산화(Oxidation)된다. 산화는 기름이 열에 의해 분해되고 불쾌한 냄새를 풍기게 되는데 불안정한 독성화합물을 다량으로 생성했음을 의미한다. 산화는 단일반응이 아닌 복잡한 일련의 반응이다. 산화된 기름은 뇌 세포를 손상시키며 항산화작용이 제한적인 뇌에는 더욱 위험하다. 기름에 의해 생성된 화합물은 매우 위험하므로 튀김 기기 옆에 서서 증기만 흡입해도 굉장히 해롭다. 이렇게 생성된 독성화합물은 선천적 장애, 자가면역질환, 암에 영향을 준다.

　게다가 패스트푸드에는 오메가-3 지방산, 즉 알파-리놀렌산과 EPA, DHA가 부족하다. 이는 뇌 질환의 도화선을 당기는 패스트푸드 식단의 또 다른 위험요인이다. 오메가-6 지방산의 과잉과 오메가-3 지방산의 결핍은 뇌의 구조와 기능을 변화시키며, 세로토닌을 신경세포 사이로 통과하지 못하도록 차단함으로써 폭력성을 강화한다.

지방산에 관한 팩트

　오메가-6 지방산과 오메가-3 지방산은 고도 불포화지방산으로서 모든 인체조직이 정상적으로 기능하는 데에 필수적이다. 지방산의 부족은 피부건조증, 우울증, 노화에 따른 치매 등의 중증질환을 야기할 수 있다.

　불행이도 **오메가-3 지방산**은 미국표준식단에 포함되는 경우가 드물다. 오메가-3 지방산은 녹색 잎채소, 아마씨, 치아씨, 호두 그리고 해산물에서 발견된다. 짧은 사슬로 된 **알파-리놀렌산(ALA)**은 **EPA와 DHA**를 만드는 인체의 주춧돌과 같으며 해산물에서 흔히 발견된다. EPA와 DHA는 긴 사슬로 된 오메가-3 지방산으로, 항염증 효과를 가지며 뇌 세포의 성장과 재생에 필수적이다. 최상의 뇌 기능을 유지하려면 전체 뇌 부피의 8퍼센트에 해당하는 DHA가 필요하다.

　오메가-6 지방산도 고도 불포화지방산에 속하며 인체에 필수적인 것으로 여겨지지만, 이것 역시 과하면 해롭다. 오메가-6 지방산 중에 가장 짧은 사슬은 리놀레산(LA)이다. 오메가-6 지방산을 함유하는 기름은 옥수수유, 콩기름, 카놀라유이다. 많은 양의 오메가-6 지방산은(오메가-3 지방산에 비해) 염증을 악화시키고 심장질환이나 암과 같은 질환의 발병을 증가시킨다.

일반적인 식단에는 오메가-6 지방산은 너무 많고 오메가-3 지방산은 너무 적다, 주로 조리용 기름 때문이다. 미국인은 오메가-6 지방산이 풍부한 기름을 통해 하루에 400칼로리 이상을 섭취한다. 현대인의 식단에서 오메가-6 지방산과 오메가-3 지방산의 비율은 대략 15 대 1로 추산되며, 패스트푸드를 주기적으로 먹는 경우에는 25 대 1로 매우 위험한 수준이다. 인체의 세포, 특히 뇌 세포가 정상적으로 기능하려면 오메가-3 지방산이 세포막을 가득 채워야 한다. 오메가-6 지방산을 많이 섭취할수록 체중이 늘어나며, 건강한 세포막과 적절한 세포조직 레벨을 유지하려면 오메가-3 지방산을 더욱 더 많이 섭취해야 한다.

동물성 식품의 포화지방은 위험하다

최근 한 연구는 매우 강력한 증거를 통해 육류와 치즈에서 발견되는 포화지방이 가장 위험한 형태의 지방일 수 있다는 것을 발표했다(물론 2018년에 금지된 트랜스지방은 제외한다). 연구자들은 남여 125,000명의 건강 전문가를 30년 이상추적하며 이 기간 동안 33,000명의 사망자들에 대한 것을 기록했다. 포화지방으로부터 얻는 열량의 5퍼센트를 고도 불포화지방으로 대체하자 사망률이 27퍼센트 감소하였는데, 이 결과를 통해 포화지방 섭취가 식물성 기름이나 씨앗의 기름을 섭취하는 것보다 더 해롭다는 것을 분명히 보여준다.

최근 몇 년 동안 포화지방의 다량 섭취가 심장질환의 발병위험성과 관련이 없다는 결론을 내린 어떤 연구들이 발표되었다. 그러나 이러한 연구들은 포화지방이 풍부한 음식 대신에 많은 사람들이 먹고 있는 것 즉, 제련된 공정을 거친 정제된 고혈당 탄수화물의 위험성에 대해서는 고려하지 않은 것이다. 이러한 최근 연구들이 완전히 잘못 해석되면서, 식생활이 건강과 장수에 미치는 영향을 부정하려는 압력까지 나타났다. 잘못된 정보가 널리 퍼지면 매우 위험하다. 수많은 의사, 프로그램, 웹사이트 등에서 얻어지는 정보가 이러한 위험한 고지방 식단의 무해성을 강조하고 있다. 심지어 호평을 받은 요리책의 저자이자 뉴욕타임스의 칼럼니스트였던 마크 비트먼은 "버터가 돌아온다"고 공표했고, 2014년 6월 23일자 타임지는 표지에 "버터를 먹자"라는 제목을 달았다. 형편없는 연구와 무책임한 대중매체가 이 위험한 신화를 지속적으로 전파하며 수많은 이들의 헛된 죽음에 기여하고 있다.

최근 연구들은 육류와 치즈의 포화지방뿐 아니라 기름에 있는 과도한 오메가-6 지방산도 심장질환을 촉진한다고 밝혀 혼란을 가중시키고 있다. 연구자들은 포화지방(버터, 라드, 크림 등)을 식물성 기름으로 대체하는 수많은 무작위 대조실험을 진행했을 때, 사망연령에 거의 차이가 없음을 발견했다. 방대한 양의 초기 데이터를 면밀히 분석한 결과, 옥수수유, 홍화유, 대두유, 카놀라유, 해바라기유, 올리브유 등의 식물성 기름도 과다 섭취 시 동맥을 손상시키고 심장병에 의한 사망률과 조기사망률을 높인다는 것을 보여주었다. 이 데이터를 두고 어떤 사람들은 (식물성 기름과 비슷한)버터 등의 포화지방도 식물성 기름과 비교했을 때 우리가 생각하는 것만큼 그렇게 나쁘지 않다고 해석을 하였지만, 과학의 해석은 완전히 다르다. 포화지방과 오메가-6 지방산의 함량이 높은 기름을 과도하게 섭취하면 모두 해롭다는 것이다. 그리고 이러한 지방이나 기름이 당(또는 고혈당 탄수화물)과 함께 흡수되면 그 위험성은 극적으로 증가한다.

중요한 것은 포화지방도, 식물성 기름도 안전검사를 통과하지 못했다는 사실이다. 건강한 지중해식 식단의 핵심으로 여겨지는 올리브유도 일정 부분에서는 마찬가지다. **예를 들어, 올리브유가 잔뜩 들어간 식단을 먹은 후에 혈관 내벽을 살펴보니 혈류가 감소하고 염증이 증가했다는 놀라운 연구결과도 있었다.** 수석연구원이자 메릴랜드대학병원의 심장전문의인 로버트 보겔 박사는 관련 데이터를 분석하고 다음과 같은 결론을 내렸다. "지중해식 식단의 혈관 보호자(혈관 건강을 유지하는 데 도움을 주는)는 올리브유가 아니라 자연 항산화제(과일과 채소에 든)와 오메가-3 지방산이다."

이와 대조적으로, 견과류와 씨앗의 지방을 섭취하면 심장을 보호할 수 있다. 그런 식품에서 추출한 기름 대신 통곡물과 견과류, 씨앗과 같은 홀푸드(whole food 유기농법으로 재배된 무첨가 식품)의 지방을 섭취하면, 지방에 결합된 섬유질이 지방의 흡수속도를 늦추고 남은 열량을 지방으로 저장하기보다 에너지로 태우도록 유도한다. 게다가 견과류와 씨앗의 섬유질과 지방이 서로를 끌어당기는 효과로 인해 상당한 양의 열량이 섬유질과 함께 체내에서 **빠져나간다.**

기름과 죽음

견과류와 씨앗을 열에 가공하여 기름으로 전환되면 건강의 이점은 사라질 뿐만 아니라 체중관리에 유리한 음식(견과류와 씨앗)에서 비만을 촉진하는 음식(기름)으로 바뀐다. 기름은 자연식품이 아니라 고도로 가공된 식품이다. 무첨가 유기농 식품을 가공하여 얻은 기름은 인간의 행동에 부정적인 영향을 미친다. 지난 세기에 나타난 오메가-6 지방산 섭취량의 전 세계적인 증가는 통제되지 않은 대규모 실험으로 인해 공격성, 우울증, 심혈관계 질환에 의한 사망이라는 사회적 부담을 증가시켰음을 보여주었다.

기름의 위험성은 기름과 튀김 섭취가 최악인 미국 남부에서 가장 여실히 드러난다. 남부 사람들은 튀김(프라이드치킨), 가공육(베이컨과 햄), 단 음료, 비스킷, 그레이비(고기 소스)로 잘 알려진 남부의 전통식단을 주기적으로 먹는다. 이로 인해 남부 사람들의 뇌졸중과 심장질환의 발병률도 세계 최고수준이다.

'뇌졸중에 지리적, 인종적 차이가 나타나는 이유'라는 대규모 연구에서 이 문제를 다루기 위해 2만 명의 참가자를 추적했다. 앨라배마, 아칸소, 조지아, 인디애나, 캔터기, 루이지애나, 미시시피, 노스캐롤라이나, 사우스캐롤라이나, 테네시, 버지니아를 아우르는 남부지역의 뇌졸중 발병률은 미국의 다른 지역보다 41퍼센트, 심근경색 발병률은 56퍼센트 높았고, 튀김과의 연관성이 매우 높게 나타났다. 특히 흑인들의 뇌졸중 발병률이 가장 높았으며, 급성 심혈관계 질환의 발병률도 튀김 섭취를 자제하는 사람들보다 63퍼센트나 높았다.

일반적인 조리용 기름에는 오메가-6 지방산이 매우 높고 오메가-3 지방산은 매우 낮다. 인체는 호두, 아마씨, 치아씨와 같은 씨앗에 들어있는 짧은 사슬 오메가-3 지방산을 이용하여 유익한 EPA와 DHA(뇌 세포막에 필요한 긴 사슬 오메가-3)를 몇 가지 만들 수 있다.

그러나 오메가-6 지방산은 동일한 물질의 변환효소를 두고 경쟁하기 때문에, 오메가-6 지방산을 많이 섭취할수록 DHA의 생성량은 감소하고 세포막의 오메가-6 지방산과 오메가-3 지방산의 비율은 악화된다.

오메가-6 지방산의 섭취량 증가 → 염증 증가
오메가-6 지방산의 섭취량 감소 → 염증 감소

또 낮은 DHA 농도는 세로토닌의 합성을 방해하여 노년의 인지기능 감퇴와 우울의 위험성을 높인다. '프레이밍햄 심장연구'에서 혈중 DHA 농도가 상위 25퍼센트인 그룹의 치매 위험성은 47퍼센트 낮았다. 생선을 주기적으로 섭취하지 않는 사람들은 보충제를 통해 충분한 양의 DHA를 섭취해야 한다.

핵심은 기름에 튀긴 채소는 더 이상 채소가 아니라 정크푸드라는 것이다. 오메가-6 지방산이 고농도로 함유된 건강하지 않은 기름을 섭취하면 염증, 비만, 심장질환 등이 나타날 수 있지만, 미국인들은 섬유질이 없는 기름으로 하루 평균 400칼로리 이상의 섬유질이 없는 기름을 섭취한다. 이는 1950년대 이후 67퍼센트 증가한 수치다. 패스트푸드를 먹는 사람들도 상당히 많은 양의 기름을 섭취한다. 또 임상실험과 동물연구에 따르면, 오메가-6 지방산의 섭취를 줄이고 오메가-3 지방산의 섭취를 증가시키면 공격성과 폭력적인 행동이 줄어든다. 자살을 시도한 현역 군인 800명을 대상으로 한 대규모 연구는 DHA 농도가 낮은 사람들의 자살 가능성이 62퍼센트 높다고 밝혔다.

1909년 이후, 대두유(콩기름 일종)의 1인 소비량이 1,000배 증가했다. 1961년부터 2000년까지 미국과 영국의 살인발생률이 세 배 증가하는 동안, 오메가-6 지방산의 섭취량도 비슷한 비율로 증가했다. 미국국립보건원(NIH)는 1961년부터 2000년까지 아르헨티나, 오스트레일리아, 캐나다, 영국, 미국의 살인발생률과 기름 섭취량을 비교했다. 그리고 가장 대중적인 대두유(콩기름), 옥수수유, 카놀라유를 포함한 12가지 유형의 기름에 대한 자료를 수집하여 각 나라의 기름 섭취량과 살인 발생률의 직접적인 상관관계를 밝혔다.

연관성이 곧 인과관계를 의미하지는 않지만, 오메가-6 지방산의 높은 섭취량과 폭력, 자살, 살인의 연관성을 쉽게 간과해서도 안 된다. 나쁜 음식에 만성적으로 노출되는 것이 나쁜 행동에 영향을 준다는 증거가 계속 나오고 있다. 음식은 사고와 행동방식에 중대한 역할을 하며 브레인 포그(brain fog), 우울증, 감정기복, 불안, 공격성, 심지어 폭력성향에도 영향을 끼친다. 오메가-6 지방산(그리고 감미료)의 과도한 섭취가 시너지 효과를 일으켜 몸과 뇌를 손상시킨다는 증거도 많다. 기름에 튀긴 고혈당 탄수화물인 프랑스식 감자튀김이나 도넛이 바로 그 예다. 이런 음식을 먹으면 힘들이지 않고 자살에 이를 수 있다. 이러한 음식은 염증을 일으키고 노화를 촉진하며 크론병(만성염증 질환)이나 궤양성 대장염 같은 심각한 자가면역질환을 일으킬 뿐만 아니라 뇌 기능에도 심한 손상을 입힌다.

EPA와 DHA의 결핍은 다음과 관련이 있다

낮은 지능
낮은 학업성취도
공격성과 적대감
우울증과 자살
기억력과 인지기능의 저하
뇌 수축과 치매

수많은 미국인들이 어린 시절에 섭취한 프랑켄푸드로 인해 뇌
손상을 입고 만성질환과 조기 노화로 고통 받다가 치매로 인해
정신을 완전히 잃어버리기도 한다. 오메가-3 지방산을 비롯하여
현대인의 패스트푸드 식단에 과잉되거나 결여된 물질들 모두가
뇌 기능의 퇴화를 가속화한다.

건강하지 않은 식단과 직접적으로 연관된 알츠하이머는 2010
년에서 2050년까지 세 배 더 증가할 것으로 예상된다. 전 세계의
치매환자 수는 현재 4,750만 명으로 추산되며 2030년까지 7,560
만 명으로 늘어날 것이다. 미국의 아프리카계 흑인들이 알츠하이
머병과 치매에 걸릴 확률은 백인보다 약 2배 더 높고, 히스패닉
계 미국인들은 1.5배 더 높다. 미국 흑인들과 히스패닉계에서 알
츠하이머병과 치매가 급속히 퍼지는 현상을 설명해줄 유전적 요
인은 없다. 유일한 차이점은 식단뿐이다. 알츠하이머병은 일반적
으로 노년에 진단받는 질환이지만, 진단받기 수십 년 전부터 가
벼운 인지장애나 정서문제로 나타나는 진행성 질환이기도 하다.

오메가-3와 오메가-6는 둘 다 지방산이다. 그것들은 매우 유사하지만, 뇌에 미치는 영향은 전혀 다르다. 뇌 세포막은 DHA로 이루어져 있다. DHA가 충분하지 않으면, 우리 몸은 DHA과 비슷한 도코사펜다엔산(DPA)이라는 오메가-6 분자를 대체물로 이용한다. DHA와 DPA는 호환 가능하지만 완전히 동일한 물질은 아니다. DHA는 DPA보다 더 유연하다. 이러한 특성을 인체 조직 막 유동성이라고 부르며 정상적인 세포기능에 필수적이다. 뇌 세포막은 뉴런을 감싸고 수많은 신경 화학적 신호가 앞뒤로 전달될 수 있게 한다. DHA가 함유된 세포막은 세포에 더 많은 영양소를 공급하고 더 많은 독소를 배출한다. 뇌의 고농도 n-6 DPA는 인지기능 저하와 관련이 있다.

인간의 적응력은 매우 뛰어나다. 식사나 보충제를 통해 EPA뿐 아니라 오메가-3와 DHA를 충분히 섭취하는 것이 이상적이다. 이것이 불가능하면, 인간 유전자는 영리하게도 오메가-6 지방산을 이용한다. 물론 여기에는 대가가 따른다. 오메가-6 지방산이 염증을 일으키고 뇌 구조를 부적절한 방식으로 변경시키기 때문이다.

당신이 먹는 것은 당신의 성격에 영향을 주고
당신의 성격은 당신이 먹는 것에 영향을 준다

연구에 따르면, 우수한 식단을 섭취하는 아이들은 영양 결핍에 걸린 아이들에 비해 학업 성취도가 높게 나타난다고 한다. 충분한 영양소를 섭취한 아이들은 과잉행동과 기분변화가 적고 예의바르다. 게다가 최근에는 채소와 과일의 섭취량 증가가 심리적 웰빙과 '행복수준'을 매우 높은 수준으로 끌어올린다는 연구결과도 발표되었다. 이는 과일과 채소를 많이 섭취하면 암과 심근경색의 위험을 줄일 수 있다는 기존의 연구결과를 뛰어넘어 심리적 웰빙을 탐구하려는 중대한 과학적 시도 중의 하나다. 연구자들은 무작위로 선정한 1만2천 명을 2년 넘게 추적 연구했다. 하루 최대 여덟 번까지 과일과 채소를 섭취할 때마다 행복의 징후가 감지되었다. 그들은 과일과 채소를 거의 먹지 않다가 하루에 여덟 번씩 먹기 시작하자 사람들이 실업과 빈곤에서 취업과 경제적 안정으로 바뀌는 수준으로 삶의 만족도가 증가했다는 것을 발견했다. 삶의 질이라는 측면의 개선은 24개월 내에 나타났다.

이 연구는 하루에 과일은 두 번, 채소는 다섯 번 섭취하기를 권장하는 오스트레일리아의 "고 포 2 & 5(Go for 2 & 5)" 캠페인과 함께 진행되었다. 퀸즐랜드대학교 소속인 레드조 뮤치크 박사는 이 연구에 대해 다음과 같이 말했다. "우리의 연구결과는 건강한 음식을 먹으라는 기존의 메시지보다 더 효과적으로 사람들을 설득할 수 있을 것이다. 과일과 채소의 섭취는 수십 년 후에 나타날 건강상의 위험을 낮출 뿐 아니라 정신건강에도 유익하다."

우리는 쥐가 아니지만 쥐처럼 행동한다

플로리다에 있는 스크립스 연구소의 과학자들은 정크푸드를 먹인 쥐의 뇌 회로와 구조가 점진적으로 퇴화한다는 사실을 밝혀냈다. 그들은 쥐들을 두 그룹으로 나누고, 한 그룹에는 고지방·고열량 식단을 제공하고 다른 그룹에는 정상적인 식단을 제공했다. 건강하지 않은 식단을 섭취한 그룹의 경우, 금세 살이 찌고 활동량이 줄었으며 건강하지 않은 음식에 대한 선호도가 증가했다. 그러나 더 중요한 것은 그들의 뇌 구조가 바뀌었다는 사실이다. 정크푸드를 섭취한 쥐들의 뇌에 있는 도파민 수용체가 급격히 감소했으며, 뇌 영역의 일부가 수축하고 학습능력이 저하되었다. 식사시

간마다 모든 쥐들에게 가벼운 전기충격을 가했다. 정상적인 식단을 섭취한 쥐들은 즉각 식사를 멈추었지만, 정크푸드를 섭취한 쥐들은 전기충격을 받으면서도 식사를 계속했다. 그들은 둔감하고 강박적으로 변했다. 이것은 패스트푸드가 어떻게 충동적인 식사를 야기하며, 또 저하된 뇌 기능으로 부실한 음식을 먹는 사람들이 어떻게 사회적인 행동에 영향을 미치는지를 잘 보여준다.

패스트푸드를 먹인 쥐처럼 정크푸드를 과잉 섭취한 수많은 미국인들에게도 도파민 기능의 저하가 나타난다. 화학적 감각에 대한 지각능력도 떨어져서 냄새와 맛을 덜 느끼게 된다. 이러한 현상은 특히 노년층에서 두드러지게 나타나는데, 진짜 음식의 미묘한 맛을 즐길 수 있는 능력이 쇠퇴하다보니, 더 많은 소금과 설탕에 의지할 수밖에 없다. 알츠하이머병 환자들은 치매의 진행 정도에 따라 일반적인 노년층보다 더 심각한 후각 장애를 보이기도 한다. 건강한 음식을 즐길 수 없는 상태는 치매의 진행과정에서 발생하는 뇌의 영구적인 변화와 관련이 있다. 이것은 건강하지 않은 식단에 의해 신진대사가 손상되면서 나타나는 직접적인 결과다. 건강하지 않은 음식이 건강한 식단을 외면하게 함으로써 우리에게 손상을 입힌다는 사실이 역설적이다. 좋은 소식은 우리가 회복할 수 있다는 것이다. 그러나 건강하지 않은 식습관이 개인의 성향과 맛에 대한 선호도를 바꾸기 때문에 회복에도 의식적인 노력이 필요하다.

빠르게 흡수되는 고열량 식품의 과도한 자극에 만성적으로 노출되면, 그에 대한 갈망도 더욱 심해진다. 패스트푸드를 습관적으로 섭취하다보면, 먹는 즐거움이 점차 희미해지면서 충족시키기 힘든 강렬한 갈망을 경험하게 된다. 여기서 흥미로운 점은 자제력을 상실하여 먹기를 멈추지 못하는 행동과 충동적이고 폭력적인 행동의 원인이 비슷하다는 사실이다. 여러 동물연구와 인간 연구에 따르면, 건강하지 않은 식단은 도파민, 세로토닌, 기타 신경전달물질들의 기능을 저해하며 분노 및 폭력성에도 영향을 미친다. 건강하지 않은 패스트푸드 식단을 섭취하는 경우, 자제력이 약하고 음식섭취에 대한 조절능력이 떨어질 뿐 아니라 더 적대적이고 쉽게 화를 낸다. 비정상적인 프랑켄푸드는 우리를 안팎으로 파괴하며 서로를 대하는 방식에 영향을 준다. 반대로 파이토케미컬를 비롯한 다양한 영양소와 오메가-3 지방산을 충분히 함유한 건강한 식단은 우리의 기분을 좋게 하고 세로토닌 농도를 증가시켜 감정적인 음식섭취를 억제하며 세로토닌 수용체의 민감도를 정상화시킨다.

지능과 충분한 영양의 연관성

인간의 지능은 다른 종들에 비해 대체로 더 높다. 과학자들은 113개국의 IQ 점수를 분석하는 과정에서 기생충과 감염성 질환에 상대적으로 더 많이 노출되는 나라들의 IQ 점수가 더 낮다는 사실을 발견했다. 특히 뇌가 성장하고 발달하는 민감한 시기에 이러한 질병이 영양 상태에 영향을 주면 IQ 점수가 더 낮게 나타났다. 기생충은 종종 숙주의 미량영양소를 부족하게 만든다. 한 지역의 건강과 영양 상태는 그 인구의 지능을 결정하는 매우 중요한 요인이다. 그리고 광범위한 감염성 질환과 기생충을 제외하면 지역 건강에서 가장 중요한 요소는 식단이다. 우리가 관심만 기울인다면 열악한 식단문제는 해결 가능하다. 기생충과 감염성 질환을 줄이고 위생관리와 영양 상태를 개선한 지역의 다음 세대들은 더 높은 IQ 점수를 얻었다.

브리스톨 대학에서 주도한 '부모와 자녀에 관한 연구'는 한 끼식사에 포함된 미량영양소가 유년기 지능발달에 필수적인 역할을 한다는 것을 증명했다. 1990년대 초반에 시작된 이 연구는 임산부 14,000명과 그들의 자녀들을 장기간 추적 연구했다. 연구자들은 웩슬러 지능검사의 IQ 테스트로 측정된 지능이 식단의 질에 엄청난 영향을 받는다는 사실을 밝혀냈다. 건강한 음식을 섭취해온 8.5세 아이들의 IQ가 그렇지 않은 아이들보다 더 높았다. 또 신선한 과일과 채소 대신 정크푸드를 많이 먹은 7세 아이들은 더 많은 문제행동을 보였다. 유아기의 영양 상태가 개인의 일생에 중대한 영향을 미칠 수 있다는 사실은 영양이 뇌 발달을 좌우하는 유전자의 발현에 영향을 줄 수 있음을 암시한다.

다른 연구결과들도 이러한 결과를 뒷받침했다. 2015년의 한 연구는 청소년기의 식단을 개선하고 신체활동을 늘리면 성인 초기의 언어지능을 더 높일 것이라는 가설을 증명하여 괄목할 만한 성과를 거두었다. 이것은 영양(과 운동)이 노년의 신체 건강과 뇌 건강, 지능에 긍정적인 영향을 주며, 출생 후 5년간 섭취한 음식만으로 지능이 결정되는 것은 아님을 의미한다.

집에서 싸오는 점심 도시락의 90퍼센트가 디저트, 감자칩, 유가당 음료이며 이런 음식들은 새로운 영양 지침의 검열을 통과하지 못할 것이다. 기업들은 아이들에게 패스트푸드를 홍보하는 비용으로 연간 7억 달러를 지출한 덕분으로, 미국의 2-14세 어린이들 중 1/3 가까이가 매일 패스트푸드를 먹는다. 최근 한 연구에서 5-8학년 12,000명을 조사한 결과, 가공식품과 패스트푸드를 먹는 학생들은 수학, 읽기, 과학에서 최저 수준의 학업성취도를 보였다. 연구자들은 "과도한 패스트푸드 섭취가 학업성취도를 낮춘다"고 결론 내렸다.

여기서 잠시 멈추고 이 데이터에 대해 곰곰이 생각해보자. 아이들이 먹는 정크푸드 식단은 학업성취도에 직접적인 영향을 미친다. 그럼에도 불구하고 패스트푸드가 전 세계 아이들에게 아침, 점심, 저녁으로 제공되고 있다. 지금 당장 이 정보를 대중에게 널리 알려 '정상'적인 식습관으로 되돌려야 한다.

다양한 과일과 채소를 먹지 않는 아이들은 적절한 보호능력을 갖추지 못해 더 많은 중증질환에 빠져든다. **녹색 잎채소와 과일이 풍부한 식단에 들어있는 다양한 항산화제와 파이토케미컬은 염증반응을 억제하고 자가면역질환을 예방하는 동시에, 뇌의 유해산소를 억제하여 뇌 기능 유지에도 도움을 준다.** 과일과 채소, 집에서 요리하는 음식을 섭취하는 유아는 4세까지 더 우수한 언어지능과 기억력을 보였다.

다시 한번 강조하지만 우수한 영양섭취는 지능에 긍정적인 영향을 미치고, 패스트푸드와 정크푸드는 지능에 부정적인 영향을 매우 강력하게 미친다. 2012년의 한 연구에 따르면, 햄버거, 튀긴 양파 링, 기름진 피자 등 주기적으로 섭취하는 패스트푸드와 고지방 식품은 인간의 뇌에 손상을 주고 시상하부[12]를 망가뜨린다. 패스트푸드와 튀김을 포함한 저영양 식단은 취학 연령 아이

---

12 두뇌에서 자율신경계의 중추 역할을 담당-주

들의 저조한 학업성취도를 야기한다. 안타깝게도 패스트푸드에 의해 손상된 뇌는 성인기까지 지속적인 악영향을 미친다.

이러한 유형의 식단들이 비만, 당뇨, 심장질환의 원인이라는 사실은 많이 알려져 있지만, 패스트푸드에 둘러싸인 환경이 뇌 손상에 의한 계속적인 파괴의 순환으로 이어진다는 것은 잘 알려져 있지 않다. 유년기에 미세한 뇌 손상이 주기적으로 발생하면 그 이후의 삶의 질도 낮아진다. 그렇게 나이가 들다보면 노화로 인해 치매를 앓게 된다. 이런 식으로 기회와 행복이 삶의 모든 영역에서 파괴되는 것이다.

부모가 자녀의 지적 잠재력을 떨어뜨리는 주체다

정크푸드, 캔디, 탄산음료, 패스트푸드, 상업용 베이커리식품이 뇌를 손상시킨다는 명백한 과학적 증거가 많다. 그러나 아이들의 건강과 잠재적 지능을 망가뜨리는 주범은 불행히도 선의의 부모와 조부모들이다. 아이들은 식료품을 직접 쇼핑하거나 구입하지 않는다. 공부를 잘했다고 도넛과 감자칩을 주고, 할로윈 데이에 캔디를 받으러 다니는 것을 도와주며, 명절용 쿠키와 케이크를 만들어주는 게 바로 어른들이다. 어른들은 전통적인 관행과 사회규범이라는 명목 하에 소중한 아이들을 탈선행위에 동참시켜서 아이들의 뇌를 망가뜨리고 있다. 이제는 바뀌어야 한다. 올바른 음식선택이 높은 지능, 정서적 안정, 행복으로 이어지기 때문이다.

지능과 정신건강에 영향을 주는 것은 어린 시절에 접하는 음식만이 아니다. 임산부가 출산 전에 섭취하는 패스트푸드도 자녀의 정신건강에 영향을 준다. 품행장애와 ADHD는 종종 함께 나타나는데, 둘 다 태아시기와 어린 시절에 섭취한 패스트푸드와 관련이 있다. 여기에는 반사회적 행동, 규칙에 적응하지 못하는 것, 괴롭힘, 싸움, 타인이나 동물에게 보이는 잔인함, 절도, 낮은 학업성취도 등의 문제들이 포함된다. 이 문제들은 임신기간에 섭취한 달고 기름진 음식의 영향을 받는다. 패스트푸드로 인한 뇌의 비정상적인 DNA 메틸화(유전자 발현에 영향을 주는 것)는 임신기간 동안이나 어린 시절 뇌에 축적되어 저조한 학습능력과 반사회적 행동을 야기할 수 있기 때문이다.

자폐증 스펙트럼장애(ASD)는 지적능력, 사회성, 언어 및 비언어적 소통 그리고 행동에서 나타나는 심각한 결함으로 특징되는 신경발달성 질환이다. 1960년대 이후로 ASD 환자가 급격히 증가했고, 미국 질병통제예방센터(CDC)에 따르면 현재 미국 어린이 68명 중 한 명꼴로 자폐증 스펙트럼장애가 나타나고 있는 것으로 조사됐다. 이러한 것은 단지 진단 방법이 바뀌었다는 이유만으로는 완전히 설명할 수 없는 현상들이다.

메틸화는 우리 DNA의 특정 위치에 붙어있는 탄소 기반의 분자를 말하며, DNA의 기능을 변화시킨다. 이러한 결함이 축적되면 세포가 정상적인 기능을 하지 못하고 암이 유발되기도 한다. 어린 아이들에게 발병하는 백혈병과 뇌종양은 임신기간뿐 아니라 임신 전에 섭취한 건강하지 않은 식단과도 연관성을 갖는다. 머지않아 산부인과 전문의들은 약물, 담배, 알코올뿐 아니라 패스트푸드도 멀리하라고 권고할 것이다.

또 패스트푸드 섭취, 비만, 당뇨병은 같은 기간 동안 가임기 여성들에게 유행병 수준으로 증가한다. 패스트푸드와 비만, 당뇨병의 관련성은 잘 알려져 있지만, 패스트푸드에 노출됨으로써 자폐증에 영향을 준다는 사실은 널리 알려지지 않았다. 패스트푸드, 모성 비만, 임신 전 당뇨병은 모두 독립적인 위험인자로서 자폐증에 영향을 주며, 중복되면 그 위험성은 4배 이상으로 눈에 띄게 증가한다. 우리의 식습관은 다음 세대의 아이들이 첫 번째 패스트푸드를 베어 물기도 전에 그들의 뇌를 손상시키고 말 것이다.

패스트푸드는 불법 약물의 사용과 범죄를 조장한다

영국의 한 교도소에서 반사회적 행동과 영양상태의 상관관계를 확인하는 무작위 위약대조실험(대상자가 약의 효능을 알지 못하게 함)을 진행했다. 비타민, 미네랄, 필수지방산이 추가된 식단을 제공받은 실험군 죄수들은 반사회적 행동에 의한 사건 보고가 일반 죄수군보다 26퍼센트 적게 나타났다. 네덜란드의 한 연구팀도 동일한 연구를 진행하여 비슷한 결과를 도출했다. 문제행동을 보이던 고등학생들에게도 비슷한 결과가 나타났다. 캔디와 탄산음료를 없애고 더 나은 식단을 제공하자 공공기물파손, 약물 및 무기와 관련된 불법행위, 중퇴와 퇴학, 자살시도 등의 부정적인 행동이 사라지다시피 했다. 수십 년간의 연구를 통해 영양과 폭력성의 연관성이 지지를 얻고 있다. 2009년, 식단과 폭력성에 관한 사이언스지의 기사는 행동심리학자 이베어 미스테루의 말을 인용했다. "영양과 폭력성의 영향은 분명히 존재하며 30년간의 연구들이 제시하는 정책적 함의는 명확하다. 설탕과 고도로 가공된 식품을 제거하고 식단을 개선하라는 것이다." 이 견해는 다른 연구들과 마찬가지로 영양이 불균형하거나 부족한 수감자들에게 미네랄, 비타민, 지방산을 보충해줄 것을 권고한다.

유년기에 단 음식과 패스트푸드를 섭취하는 것과 성인기의 폭력성 및 범죄의 상관관계는 갈수록 명확해지고 있다. 2009년, 영국의 한 연구는 유년기의 캔디 섭취와 성인기의 폭력성 사이의 강력한 상관관계를 증명했다. 연구자들은 10세에 캔디를 많이 섭취한 사람은 34세에 더 많은 폭력범죄를 저지른다는 것을 확인했고, 이러한 상관관계는 환경요인을 비롯한 개별요인들을 통제했을 때에도 명확히 드러났다. 생애 초기의 경제적 어려움이나 부모의 양육태도, 교육수준, 성격상의 특성조차도 캔디만큼 강력한 영향력을 미치지 못했다. 이제 부모들은 정크푸드와 캔디를 보상으로 제공하는 습관을 재고해야 한다. 그리고 궁극적 정크푸드의 광란 잔치라고 할 수 있는 할로윈을 잊어서는 안 된다. 이것은 어린 아이들에게 즐거움을 위한 쾌락적 약물사용을 허용하는 것과 마찬가지다.

일부 도시의 심각한 골칫거리인 불법 약물사용은 뇌 영양소와 관련된 기능 장애와 직접적인 연관성을 갖는다. 연구에 따르면, 대다수의 불법약물 중독자들은 영양실조에 걸린 것으로 나타났다. 약물상담과 영양교육을 병행한 중독자들은 약물상담만 받은 중독자들보다 훨씬 더 좋은 경과를 보였다. 약물중독자들이 영양실조라고 해서 영양실조가 곧 약물사용으로 이어진다는 의미는 아니다. 그러나 좋은 영양 상태가 중독 치료에 도움을 준다는 사실은 역으로 영양 결핍이 약물중독에 기여함을 시사하며, 그에 관한 증거가 매일 쌓여가고 있다. 점점 더 많은 과학자들이 패스트푸드 섭취에 의한 뇌의 화학적 변화가 중독과 약물을 찾는 행위를 증가시킬 수 있다는 결론을 내리고 있다. 여기서 문제는 높은 당 소비와 패스트푸드 섭취가 뇌를 변화시켜 더 독하고 강력한 화학물질로 사람들을 유도하는 '초기 약물중독의 관문' 기능을 한다는 점이다. 연방교도소의 수감자 중 절반이 폭력과 무관한 약물 관련 범죄로 감금되었다는 점을 고려하면 특히 더 중요하다.

유명 뮤지션 에릭 크랩튼은 그의 약물중독이 설탕에서부터 시작되었다고 말했다. "나는 대여섯 살쯤 설탕을 엄청난 속도로 목구멍에 쏟아 부었다. 알다시피, 빵과 버터의 단 맛은 내 감각을 바꿔놓으면서 설탕에 중독 시킨 것이다."

영양부족의 스트레스를 받는 뇌는 지속적으로 자극을 추구하며 설탕, 알코올, 약물에 더 많이 의존한다. 뇌 건강이 나빠질수록 삶의 어려움에 대처하기 위한 수단으로서 정크푸드, 알코올, 합법 및 불법 약물이 제공하는 화학적 자극의 유혹에 더욱 민감해진다. 패스트푸드는 우리를 병들게 하고 가난한 사람들을 궁핍에서 빠져나오지 못하게 한다. 그러면 빈곤의 악순환을 벗어나는 것이 불가능해지고, 삶의 성취는 초라한 결과와 마주할 수밖에 없다. 질병과 범죄, 그리고 일부 국민의 권리박탈 문제를 해결하려면 모두가 이 문제를 인지하고 건강한 식단의 중요성을 이해해야하며 건강한 음식에 접근할 수 있어야 한다. 동등한 기회는 오직 건강한 뇌라는 선물에서부터 시작될 수 있다.

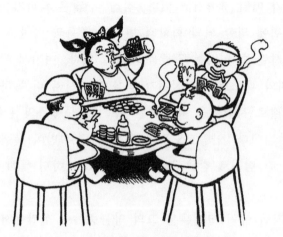
"헤로인이 제 초기 약물이었어요!"

당뇨병, 심장질환 그리고 암은 식이요법과 관계된 질병으로 알려져 있다. 이와 정반대로 높은 공격적 성향, 학습능력 저하, 우울증은 흔히 식이요법과 무관한 문제로 인식된다. 왜냐하면 그 효과를 잘 모르기 때문이다. 결국, 건강하지 않은 식단의 위험성을 제대로 이해하려면 그것이 많은 사람들의 행동에 얼마나 극적인 영향을 미치는지를 실험해야 한다. 건강하지 않은 음식을 먹는다고 무조건 암에 걸리지 않는 것처럼, 마찬가지로 파괴적이고 덜 수용적이고 집중력이 떨어지는 사람들이라고 모두 폭력범죄자가 되는 것은 아니다. 살인을 저지르는 사람은 매년 10만 명 중에 5명 이하에 불과하다. 나쁜 식생활이 범죄행위에 미치는 영향을 이해하기 위해서는 전체 인구를 아우르는 대규모 실험을 살펴봐야 한다.

물론 음식이 폭력성과 약물사용에 영향을 주는 유일한 요소는 아니지만, 그것이 가장 간과되는 요소인 것은 사실이다. 어쩌면 지금 상황에서 가장 중요한 요소일 수도 있다. 폭력범죄의 빈번한 발생은 도심만의 문제가 아니다. 미국 남부에서는 일반인들에게 잘 알려지지 않은 범죄문제가 여전히 만연하고 있다. FBI의 범죄통계에 따르면 남부지역 사람들은 캠던, 뉴저지, 필라델피아, 워싱턴 D.C.나 뉴욕시티 등의 우범도시가 포함된 북동부지역보다 두 배 가까이 높은 비율로 폭력을 경험한다. 1993년의 범죄 데이터에 따르면, 남부 농촌지역에 사는 백인남성이 살인을 저지르는 비율은 동부 연안보다 4배가량 높았다. 이러한 외곽지역은 지속적으로 증가하는 폭력 범죄로 몸살을 앓을 뿐 아니라 식생활이 워낙 열악하기 때문에 식량사막지대로 불린다. 남동부 부근에 있는 15개 주의 644개 지역은 당뇨발병률이 높아 '당뇨벨트'라고 불리며, 폭력범죄 발생률도 높다. 수치가 그 이야기를 대변해 주고 있다. 식습관이 더 나쁘고 당뇨 발병률이 더 높은 지역에서는 강력범죄 발생률도 더 높게 나타난다.

질병통제예방센터(CDC)가 2015년에 진행한 연구에 따르면, 남동부의 채소와 과일 섭취율은 나머지 지역보다 항상 낮았다. 전반적으로, 미국인들의 13.1%가 권장되는 양의 과일을 먹었다; 테네시 주가 7.5%로 가장 낮았고, 캘리포니아는 18%로 가장 높았다. 또한 채소 섭취 권장량을 충족한 미국인은 9% 미만이었다. 미시시피는 5.5%로 가장 낮았고, 캘리포니아는 13%로 가장 높았다. 이러한 통계는 정부의 과일과 채소 섭취 권고량이 너무 낮아서 우수한 건강을 보장할 수 없고 따라서 최적의 뇌 기능을 보장할 수 없다는 사실을 고려하면 더욱 충격적인 수치다.

미국의 빈곤층은 패스트푸드를 먹고 산다

미국, 영국, 캐나다, 오스트레일리아 사람들의 건강상태를 비교하는 국제연구들에 따르면, 출생 시 체중의 차이가 고소득 그룹과 저소득 그룹의 사이에서 존재한다는 것이 발견됐다. 그리고 그 차이는 미국에서 가장 확연히 드러나며, 출생 시 저체중은 일관되게 저소득 계층과 관련이 있는 것으로 나타났다. 빈곤층의 부실한 식단은 미국에서 더 두드러지게 나타나며, 이러한 현상은 도심뿐 아니라 외곽에서도 확인된다.

앞에서 논의한 기름진 음식의 과다섭취와 설탕이 범죄와의 명확한 상관관계가 있어 보인다고해서 그 자료가 곧 인과관계를 의미하지는 않는다. 만성질환이나 뇌 질환의 진행과 성향에 기여하는 또 다른 요소들이 분명히 존재하기 때문이다. 적절한 방식으로 더 포괄적인 연구를 진행한다면 매우 유용하게 쓰일 것이다. 그러나 결정적인 증거가 부족하다고 해서 무작정 영양학적 측면을 무시하고 지역사회를 고통과 건강하지 않은 삶 속에 계속 가둬두어서는 안 된다. 행동, 정신건강, 지적 잠재력, 공격성이 신체 건강에 영향을 주는 요소들과 별개라는 견해는 비논리적이다 못해 말이 안 된다고 생각한다.

우리가 직면하고 있는 문제들 중 가장 다루기 힘든 것들은, 대부분 눈에 띄지 않는 미세한 뇌 손상에 관한 결과들이다. 이러한 뇌에 관한 문제를 건강하지 않은 식단과 결부 짓지 않는 것이 문제다. 사실 이 증상들은 치매의 초기 증상이며, 식단으로 인해 한 사회가 근본적인 변화를 겪고 있다는 징후이기도 하다. 이 분야에서 더 많은 연구를 진행할 수 있도록 많은 자금을 지원해야 마땅하지만, 그에 못지않게 지금 사용 가능한 정보를 최대한 활용하는 것도 중요한 문제 중 하나다. 부실한 영양으로 인한 위기가 인간에게 거대한 고통의 흔적을 남기지 않도록 응급조치를 해야 한다.

　식단을 바꾸는 것만으로 지능이 대폭 향상되고 빈곤과 범죄가 엄청나게 줄어든다고 생각해보라. 이것은 터무니없는 꿈이 아니다. 영양결핍은 전과자, 약물중독자, 문제 학생들의 새 출발을 방해한다. 어쩌면 처음부터 그들을 잘못된 길로 인도했던 것도 영양결핍일 수 있다. 증거를 보고도 패스트푸드 대학살에 맞서지 못하는 우리는 절벽을 향해 돌진하는 레밍(나그네 쥐)들과 다를 바가 없다.

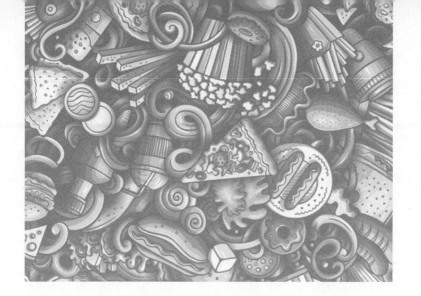

| 3장 |

약이 되는 음식

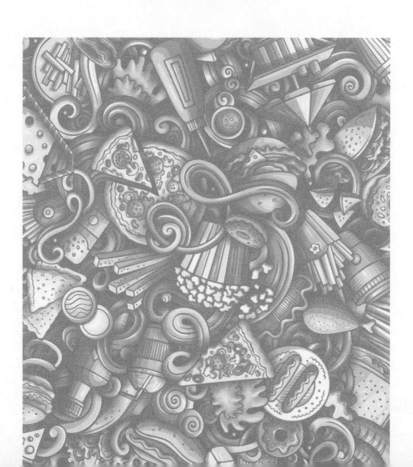

| 3장 |

약이 되는 음식

팩트가 바뀌면 저는 제 생각을 바꿉니다. 여러분은 어떻습니까?

−존 메이너드 케인즈

무엇을 먹느냐는 매우 중요한 문제다. 나는 패스트푸드가 온 나라를 병들게 만들고 약물 의존성을 지속시키는 과정이 아주 명확하게 잘 전달되었기를 바란다. 나는 고지방 가공식품이 위험할 정도로 중독성이 강하고 그것이 가난한 지역사회에 근본적으로 부정적인 영향을 미치는 과정을 밑바닥부터 검토했다. 또 영양가 없는 음식이 뇌에 어떤 영향을 미치며 삶의 변화에 어떤 행동변화를 야기하는지 그 과정을 심도 있게 탐구했다.

하지만 반가운 소식은 우리가 패스트푸드 대학살을 끝낼 수 있다는 것이다. 우리는 전 세계에 스며들고 있는 패스트푸드의 폭압으로부터 삶을 되찾을 수 있다. 하지만 그러기에 앞서 영양소가 풍부한 음식이 어떻게 생명을 구하는지부터 살펴보자.

최근 몇 년 동안 영양과 관련된 사실들이 많이 뒤바뀌었다. 다행이도 우리는 영양학적 우수함이 질병예방과 수명연장에 효과적이라는 주장을 뒷받침할 수많은 증거들을 갖게 되었다. 그러나 불행하게도 이 생명을 살리는 연구결과로부터 혜택을 얻는 사람들은 극소수에 불과하다.

최근 영양학의 발견을 통해 노화와 조기사망을 가속화하는 것이 많은 양의 설탕, 흰 밀가루, 기름뿐만이 아니라는 사실을 밝혀냈다. 많은 동물성 식품들도 해로운 영향을 줄 수 있다. 동물성 단백질을 총 열량의 10퍼센트 이상 다량으로 섭취하면 '인슐린유사성장인자(IGF-1)' 분비량이 증가한다. 성장촉진 호르몬인 이 '인슐린유사성장인자'가 과하게 분비되면 노화와 세포복제, 암과 암의 전이가 촉진될 수 있다. 동물성 식품 섭취율이 총 열량의 30퍼센트에 도달하면 인슐린유사성장인자 분비량이 위험 수준으로 높아져 암과 심장병의 진행 속도를 빠르게 할 수 있다.

많은 책이나 영양 전문가들은 동물성 식품이 풍부한 고단백질 식단을 추천한다. 그러나 점점 더 많은 과학적 연구들에 의해 이러한 견해의 어리석음과 잘못된 조언에 의해 발생하는 위험한 결과들이 꾸준히 축적되고 있다. 동물성 식품의 다량 섭취가 12가지 암에 영향을 준다는 사실이 국제암연구소의 데이터를 통해 밝혀졌다. 연구자들은 이용 가능한 고품질 데이터를 보유한 87개 자치주를 조사하였는데, 목초지나 자연환경에서 사육한 동물성 식품과 암의 상관관계를 입증했다. 가축장에서 기른 상업용 육류는 그보다 더 해로울 수 있다.

동물성 식품에서 얻는 다량의 단백질은 암의 성장과 전이를 촉진한다. 그러나 동물성 단백질을 줄이고 콩, 녹색채소, 씨앗, 견과류의 식물성 단백질을 늘리면 건강과 수명에 매우 이로운 효과가 나타난다. 특히 심장질환으로 인한 사망률이 크게 줄어든다.

영양학 분야에 종사하는 사람들은 온갖 주장을 펼치며 자신의 견해를 뒷받침할 연구들을 제시한다. 달걀이 좋다고 했다가 나쁘다고 했다가, 언제는 지방이 몸에 좋다고 했다가 다시 나쁘다고 하면서 매번 다른 연구를 찾아서 인용하며 미리 결정된 주장을 입증하려고 한다. 일단 어떤 주장이든 꺼내놓고 어딘가에서 자신의 견해를 뒷받침할만한 연구를 찾아오는 것이다. 대중은 각자 믿고 싶은 것만 믿고, 먹고 싶은 식단만 먹을 수밖에 없다.

그렇다면 동물성 식품들이 그렇게 위험하지 않을 뿐더러 심지어 어떤 사람들에게는 유익할 수도 있다는 것을 보여주는 연구들은 왜 받아들이지 않는가? 그 이유는 참가자도 굉장히 많고 추적 기간도 엄청나게 긴 다음의 세 가지 연구를 관찰하면서 내린 결론 때문이다. 단기간에 걸친 연구들의 식단은 장기적으로 볼 때 암 예방이나 장수에 이상적이지 않더라도 체중을 줄이면 도움이 될 수 있다는 것을 보여주기 위해 조작될 수 있다.

첫 번째 연구

과학자들이 암, 당뇨병, 심장질환이 없는 여성 85,000명과 남성 44,000명을 20여 년(여성은 26년, 남성은 20년) 동안 추적했다. 그 동안 12,500명 이상이 사망했다. 연구결과, 동물성 식품의 섭취 비율이 높은 '고단백 저탄수화물 식단'을 섭취한 참가자들의 사망률이 채식 위주의 식단을 섭취한 사람들보다 43퍼센트 높게 나타났다.

이 신빙성 높은 대규모 연구는 25년 이상 여성들을 추적한 결과 고단백질 식단이 미국표준식단보다 훨씬 더 위험하다는 사실을 증명했다. 이와 반대로 식물성 식품 위주의 식단은 수명을 크게 연장시켰다. 이 연구는 고단백질 식단에 대한 모든 논쟁을 사실상 종식시켰다. 사람을 죽이는 식단을 권하는 것은 매우 무책임한 행동이다.

이 연구가 2010년에 발표되면서 그 당시 대중들에게 크게 유행하던 고단백질 식단이 오히려 치명적일 수 있다는 사실이 대중들에게 알려졌다. 이러한 연구결과를 누구든 확인할 수 있는 상황에서 어떻게 고단백질과 육류의 유익함을 미화하는 책을 쓸 수 있는지 궁금할 것이다. 이와 같은 위험성에도 불구하고 고기를 먹으려는 대중의 욕망에 영합하려는 저자들이 존재한다.

두 번째 연구

2012년, 한 연구는 스웨덴 여성들을 대상으로 고단백·저탄수화물 식단과 심혈관 질환의 상관관계를 살펴보았다. 그들은 43,000명 이상의 30-49세 여성들을 15년간 추적 연구했다. 참가자 수가 엄청났을 뿐 아니라 고단백·저탄수화물의 식단 규정을 철저히 지키기 위해 세심한 주의를 기울였다는 점에서 주목할 만했다. 동물성 단백질을 가장 많이 섭취하는 참가자들은 그렇지 않은 참가자들에 비해 동물성 지방도 더 많이 소비하는 것으로 나타났다.

연구자들은 저탄수화물과 높은 동물성단백질 식단을 얼마나 충실히 지키는가를 기준으로 1-20점까지 참가자들의 점수를 매겼다. 동물성 식품을 많이 섭취하면서 탄수화물은 엄격히 제한하는 앳킨스Atkins 식단(일명 황제 다이어트)이나 뒤캉Dukan 식단 (단백질 위주 식사법) 또는 팔레오Paleo 식단(원시시대 식사법)을 따르는 참가자들에게는 20점이 주어졌다. 그리고 동물성 식품은 철저히 제한하면서 탄수화물 함량이 높은 식물성 식품을 자유롭게 섭취하는 사람들은 1점을 받았다. 연구자들은 모든 참가자들의 식사패턴을 분석하여 식물성 식품이나 동물성 식품에 대한 선호도를 점수화했다.

연구자들은 심혈관질환과 관련된 사고를 추적하여 특정 식품의 섭취량과 발병위험성의 연관성을 확인했다. 고단백·저탄수화물 점수가 2점씩 올라갈 때마다 심혈관질환과 관련된 사고(심근경색이나 심혈관 질환에 의한 사망)의 발생률이 5퍼센트 증가했다. 전체적으로 보면 16점 이상의 고단백질·저탄수화물 식단을 고수하는 여성들이 심혈관질환과 관련된 사고를 당하거나 사망할 위험성이 60퍼센트 증가했다.

이것은 동물성 식품의 섭취가 증가하고 식물성 식품의 탄수화물 섭취는 감소할 때, 그로 인한 위험성이 점진적이고 일관되게 증가하며 심혈관 질환을 진행시키고 심혈관 질환으로 사망 할확률이 높다는 것을 보여주고 있다.

그래서 이 연구의 결론은?

고단백질·저탄수화물 식단은 심혈관 질환과 그와 관련된 사망률 증가에 영향을 준다. 연구자들은 이 결과를 동일한 주제의 연구들과 비교했다. 이전의 소규모로 진행되었던 장기연구들도 식물성 식품에는 심장병 관련 질환이 적고, 동물성 식품이 많은 식단은 대단히 위험하다는 결론을 내렸던 바가 있다.

세 번째 연구

세 번째 연구는 50-65세의 참가자 6,000명을 18년간 추적 연구했고, 당분이 낮은 고단백 동물성 식단을 섭취하는 사람들과 소량의 동물성 식품과 다량의 탄수화물을 섭취하는 사람들을 비교했다. 그 기간의 사망 사례를 분석한 결과, 다량의 동물성 식품을 섭취한 그룹에서 암에 의한 사망률은 4배 더 높았고 전체 사망률은 75퍼센트 더 높았다.

여기서 고단백질 그룹이 미국인의 평균 섭취열량의 18퍼센트, 지방까지 더해 27퍼센트에 해당하는 동물성 단백질을 섭취했다는 점이 무척 흥미롭다. 이 연구에서 확인한 충격적인 사망률을 고려할 때, 이보다 훨씬 더 많은 동물성 단백질을 섭취하라고 말하는 전문가들은 암을 유발할 수 있는 굉장히 위험한 조언을 건네고 있는 건지도 모른다. 최저 단백질 그룹은 총 섭취열량의 5-8퍼센트에 해당하는 동물성 단백질을 섭취하는데, 이는 현재 미국인들의 동물성 단백질 평균섭취량에 비해 상당히 적은 양이다.

고단백질 그룹의 당뇨 발병 위험성이 저단백질 그룹보다 73배, 중간단백질 그룹은 23배 증가했다는 점도 주목할 만하다. 고단백질 섭취로 인한 당뇨 발병 위험성은 전 연령에서 일괄적으로 증가했다.

이 연구에서는 특이하게 동물성 단백질이 노년층에도 유익하다는 것을 보여주는 데이터가 눈에 띈다. 노화에 따라 소화능력이 저하되고 쇠약해짐이 증가했기 때문일 것이다. 그러나 이러한 연구에서는 참가자가 고단백 씨앗, 견과류, 콩, 그리고 채소를 먹는 것에 대해서는 조사하지 않았다. 노년의 이상적인 식단에 대한 논쟁과 상관없이, 우리는 노화의 과정에서 면역기능을 유지하려면 영양가 높은 식물성 자연식품을 주로 섭취해야 한다는 것을 알고 있다. 동물성 식품이 필요하다면 신중히 섭취해야 한다.

우리 모두가 동의할 것은 동의해야 한다

지난 10년 동안, 우리는 미국표준식단이 제시하는 식단의 위험성과 더 많은 식물성 자연식품을 먹었을 때 효과에 대한 방대한 양의 증거를 얻었다. 사실 전 세계의 영양학자들은 대부분 건강한 식사를 위한 다음의 세 가지 기본원칙에 동의한다.

1. 고도로 정제 및 가공된 식품은 본래의 천연 섬유질, 그리고 미량영양소를 상실한다. 또한 이 식품들은 대개 혈당을 빠르게 높이고 그 결과 인슐린 생산을 증가시키며 질병과 조기사망을 촉진한다.
2. 다양한 색의 과일, 채소, 콩, 견과류, 씨앗은 질병을 예방하고 전체 사망률을 낮추며 수명을 연장한다.
3. 과량의 동물성 식품은 수명을 단축시키고 만성질환과 조기사망을 촉진할 수 있다. 어떤 동물성 식품은 다른 동물성 식품에 비해 안전하지만, 이런 동물성 식품들도 제한적으로 섭취해야 한다.

많은 연구를 통해 식물성 홀푸드 섭취와 심장질환, 당뇨병, 암과 같은 만성질환과의 상관관계를 관찰해 보았다. 채소, 과일, 콩, 견과류, 씨앗, 통곡물을 주로 먹는 사람들은 거의 모든 질병에서 발병 위험성이 가장 낮게 나타난다.

이러한 효과들이 대규모 연구들을 통해 입증되고 있다. 채소를 많이 먹으면 건강이 좋아진다. 예를 들어, 다수의 연구자들이 미국, 유럽, 아시아에서 수행된 16곳의 유망한 연구를 분석하여 심혈관 질환, 암 등에 의한 전체 사망률과 과일과 채소의 섭취효과를 확인했다. 실험 참가자는 총 833,234명이었고 추적기간은 최소 4.6년에서 최대26년이었다. 이 대규모 연구는 매일 농산물을 섭취하면 원인과 무관하게 전체 사망률이 감소한다는 사실을 밝혔다. 저자는 다음과 같은 결론을 내렸다. "연구결과는 건강과 수명을 증진시키기 위해 식물성 자연식품의 섭취량을 늘리라는 현재의 권고들을 뒷받침하고 있다. 제대로 된 식사의 유익함은 시중에 나와 있는 어떤 약과도 비교할 수 없다." 미국심장학회 회장이었던 킴 윌리엄스 박사는 심장질환을 "99퍼센트 음식에 의한 병"이라고 불렀다.

지금껏 축적된 유효한 증거들을 볼 때, 미국인의 주요 사망 원인인 심장질환이 영양부족의 결과인 것은 확실하다. 이 사실은 거의 모든 심장질환과 관련된 입원과 죽음, 뇌졸중 환자들이 입는 손상을 더 비극적으로 만든다. 먹는 법만 제대로 배웠어도 피할 수 있었을 불필요한 고통이고 불필요한 죽음이다. 잘 먹고 영양학계의 안내를 제대로 따르기만 한다면, 우리는 보건체계를 혁신하고 수명을 수십 년 이상 연장할 수 있으며 의료문제와 현대사회의 경제적 어려움까지도 상당부분 해결할 수 있다.

미국: 자유의 땅, 그리고 비만의 고향

영양학이 발전하면서 우리는 수백만 명의 생명을 구할 수 있는 방법을 알게 되었다. 그러나 사람들은 최적의 건강상태를 유지하기 위해 자연식품 위주의 식단을 먹어야 한다는 영양학의 입증사실을 무시하고 비난하며 심지어 왜곡한다. 대부분의 사람들은 자신의 행동을 바꾸지 않았고 위험한 식음행위를 보편화시켰다. 사람들은 자기가 추구하는 다양한 식이요법 방식을 고수하고 있으며 스스로 선택한 음식 선호의 자유를 방해받고 싶어 하지 않는다.

우리는 심각한 보건위기에 놓여있으며 상황은 갈수록 악화되고 있다. 미국 전역에 걸쳐 비만과 당뇨, 식습관에 의한 중증질환으로 고통 받는 인구가 증가하고 있다. 건강상태가 거주지역과 식단에 따라 크게 달라짐에도 불구하고 대부분의 미국인들은 중년의 나이에 접어들면 과체중과 잔병치레에 시달린다. 예를 들어, 미국의 평균 성인여성은 162.5센티미터에 75.3킬로그램이다. 이것은 위험하고 불길한 수치다. 절반 이상의 체중은 그보다 더 무겁다는 것을 의미하기 때문이다. 이 흔해 빠진 건강문제는 도시의 열악한 생활조건뿐 아니라 노동생산성과 경제건전성에도 심각한 악영향을 미친다. 정신건강과 신체건강의 악화, 당뇨 환자수의 폭발적인 증가는 사람들을 실의에 빠뜨린다.

현재 40-59세 미국인들의 40퍼센트 이상이 비만이다. 과체중이나 비만이 이토록 많았던 적은 인류 역사상 처음인 데다 허리둘레의 폭발적인 증가도 비교적 최근에 일어났기 때문에 본격적인 피해는 이제 막 시작이다. 현재 미국의 비만인구가 노년기에

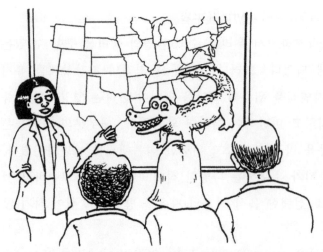

"지리적 상관관계를 분석한 끝에 비만의 원인이 악어라는 결론을 내렸습니다."

접어들면서 알츠하이머병이 폭발적으로 증가할 것을 생각하면 미래가 암울하다. 게다가 알츠하이머병의 발병 시기도 갈수록 낮아져 비교적 젊은 나이에서도 발생하고 있다.

한 연구에 따르면, 비만인 40대 남녀가 알츠하이머나 치매에 걸릴 확률은 정상체중인 남녀보다 74퍼센트 더 높으며, 비만인 30대 남녀의 발병률은 훨씬 더 높다. 미국인들은 식습관을 통해 뇌 위축증과 치매를 자초하여 그들을 돌봐야 하는 젊은 세대들에게 점점 더 많은 스트레스를 안겨주고 있다.

미국뿐 아니라 전 세계적으로, 식습관에 의한 만성질환인 당뇨, 비만, 심장질환, 뇌졸중, 치매 등은 우수한 영양섭취를 통해 거의 완벽하게 예방할 수 있다는 사실을 받아들이지 않는 것은 매우 심각한 문제다. 미국 경제는 비싸고 비효율적인 의료시스템 즉, 고액의 검사비와 치료비 그리고 질병을 유발하는 식습관에

짓눌려있다.

　심장질환은 남녀 사망의 주요 원인이지만 거의 완벽하게 예방할 수 있다. 간혹 건강상태가 너무 심각하게 악화되어 건강한 식단만으로 심장질환에 의한 사망을 막을 수 없는 경우도 있기 때문에 '거의'라고 말하는 것이다. 더러는 감염 또는 영양과 상관없는 기타 요인들에 의해 선천성 심장판막질환을 앓는 경우도 있다.

　세계보건기구(WHO)에 따르면, 현대 국가들 중에 "미국의 평균수명 점수는 가장 짧은 편에 속한다." 그러나 이보다 더 심각한 문제는 너무 저조한 "건강한 기대수명 점수"다. 오래 살더라도 신체 및 정신 건강의 악화로 병든 채 살아가야 한다면 삶의 질은 낮을 수밖에 없다. 여러분도 미국인들처럼 먹고 충분히 오래 산다면, 결국 치매나 뇌졸중으로 심각한 손상을 입고 삶의 질이 제한적인 장기요양시설로 가야만 할 것이다.

당신의 건강은 당신의 손에 달려있다

　뉴트리테리언 식단(Nutritarian diet)은 양질의 영양소를 먹으면서 건강과 수명을 최적의 상태로 만드는 식습관의 '최적 기준'을 말한다. 이 식단은 신선한 과일, 채소, 콩, 버섯, 양파, 발아곡물, 견과류, 씨앗 등 식물성 자연식품을 90퍼센트 이상 포함한다. 이 식단을 다수의 사람들에게 먹인다면 경제에 활력을 불어넣고, 정서적 지능을 향상시키며, 생산성을 증대시킬 수 있을 것이다. 심장병과 같은 만성질환은 찾기 어려워질 것이며, 수십 년 후에는 암의 폭발적인 증가가 중단되고 암 진단율도 가파르게 줄어들 것이다. 결국 이 질환들은 인류 역사의 초창기처럼 보기 드물어질 것이다.

뉴트리테리언 식단은 대부분의 열량을 다양한 색의 영양가 높은 식물성 자연식품에서 얻는다. 정제된 가공식품은 배제하거나 줄이고 동물성 식품의 섭취는 총 열량의 10퍼센트 이하로 제한한다. 뉴트리테리언 식단의 목적은 뚜렷하다. 수명을 최대로 늘리고 심장질환, 뇌졸중, 치매, 암에 의한 고통을 최소화하는 것이다. 이것은 고정되어 있거나 융통성이 없는 기준 강령이 아니라, 질병으로부터 인간의 생명을 보호하고 건강을 최적화하기 위해 확실한 증거에 따라 행해지는 권고사항들의 핵심이다.

뉴트리테리언 식단은 당뇨, 자가면역질환, 과민성대장증후군, 통풍, 신장결석, 편두통 치료에 효과적이어서 적절히 변형하여 사용하기도 한다. 또 대부분의 만성질환으로부터 회복될 수 있도록 치료제로도 사용될 수 있다.

인체는 제대로 먹이면 기적적인 치유능력을 발휘한다. 우수한 음식을 섭취하면 고혈압, 고콜레스테롤, 당뇨가 점차 사라지고 심각한 죽상경화증(관상동맥질환)도 해결되며 효과 없이 비싸기만 한 외과적 의료행위도 불필요해진다. **현대인을 괴롭히는 대부분의 질환들은 영양학적 무지의 산물이며, 최고의 해결책은 약이 아닌 우수한 영양으로 잘 치료하는 것이다.**

나는 2015년에 체중과 콜레스테롤, 혈압을 감소시키는 뉴트리테리언 식단의 효과를 입증하는 연구에 책임연구원으로 참여했다. 443명을 대상으로 실험한 결과, 최대혈압의 평균 감소량이 26mmHg로, 어떤 약물이나 식단보다 효과적이었다. 심장질환이 제법 진행된 환자들도 대부분 호전되어 관상동맥 우회수술과 혈관성형술이 불필요해졌다.

미국인들의 허리둘레가 늘어나면서 제2형 당뇨병도 폭발적으로 늘어나고 있다. 한때는 비교적 드문 질환이었으나 지금은 전체 인구의 10퍼센트에 가까운 미국인들이 당뇨병을 앓고 있으며 그 수가 계속 증가하는 추세다. 그러나 뉴트리테리언 식단을 철저히 지키는 환자의 약 90퍼센트는 제2형 당뇨에서 벗어날 수 있다.

과일, 채소, 콩, 견과류, 씨앗을 먹으면서 과체중이 되기는 무척 어렵다. 과체중은 질병을 유발하는 가공식품, 특히 밀가루, 기름, 치즈, 감미료를 섭취하여 발생한다. 식물성 자연식품을 먹는 사람들에게는 심장질환과 당뇨병이 나타나지 않는다. 사람들이 비교적 건강하고 장수하는 삶을 즐기는 전 세계의 '블루 존[13]'이 바로 그 증거다.

예를 들어, 약 2,500명이 거주하는 파푸아 뉴기니 섬의 키타바 족에는 심장질환이 없다. 먹을거리가 풍부하여 주민들의 영양상태가 좋으면서도, 몸매가 호리호리하고 혈압이 낮으며 심혈관질환도 없다. 많은 흡연자들이 심장질환을 앓지 않는다는 점도 대단히 흥미로웠다. 그들은 패스트푸드, 가공식품, 감미료, 유제품, 기름, 설탕, 시리얼, 알코올을 전혀 섭취하지 않으며 소금 섭취량도 매우 낮다. 그래서인지 뇌졸중과 심장질환이 전혀 나타나지 않는다. 우리는 식단에서 정크푸드를 추방해버리지 않을 이유가 없다. 그 유익함은 말 그대로 생명을 살린다.

---

13 Blue Zones *평균수명 이상 장수하는 사람들이 사는 지역-주

치유 및 보호 식품 : 지-폭탄(G-BOMBS)

우리 인간이 필요로 하는 모든 영양소뿐만 아니라, 충분한 양의 파이토케미컬과 항산화물질을 함유한 음식을 먹을 때, 우리 세포의 자가 치료 메커니즘은 질병 예방을 위해 정상적으로 기능하게 되며, 우리의 면역 체계는 위험한 감염질환과 면역기능장애로부터 우리를 더 효과적으로 보호할 수 있다.

어떤 자연식품에는 질병을 예방하는 영양소가 다른 식품보다 더 많이 들어있다. 모든 과일과 채소, 콩, 견과류, 씨앗, 통곡물이 '사람에게 좋다'고 말할 수는 있어도, 모든 사람에게 '동일한 수준으로 좋다'고 단언할 수는 없다. 여러 스포츠 선수들 가운데서도 특별한 '슈퍼스타'가 있듯이, 우리도 우리 스스로의 운명에 더 강력한 영향력을 미칠 수 있는 건강보호식품을 찾아야 한다. 암과의 전쟁에서 승리하려면, 항암효과가 가장 강력한 식품들로 항암식단을 구성하여 그 안의 보호물질이 우리의 몸에 흘러넘치도록 해야 한다.

머리글자인 지-폭탄(G-BOMBS)은 녹색채소(Greens), 콩(Beans), 양파(Onions), 버섯(Mushrooms), 베리(Berries), 씨앗(Seeds)의 약자로 사람들이 이러한 식품들을 쉽게 기억하고, 가능하면 매일 먹도록 도와주는 효과적인 도구다. **저마다 뛰어난 암 예방효과를 가지고 있지만, 모두 자주 먹는 식단에 포함되어야 가장 강력한 예방효과는 얻을 수 있다는 것이 이미 과학적으로 증명되었다.**

G = 녹색채소

녹색채소는 다른 어떤 음식보다 칼로리 당 미량영양소를 더 많이 함유하고 있으며 칼로리 당 식물성 단백질도 가장 많이 함유하고 있다. 잎채소를 비롯한 녹색채소에 들어있는 칼로리의 절반 정도가 단백질로부터 오고, 이 식물성 단백질은 엽산, 칼슘, 소량의 오메가-3 지방산과 더불어 수천가지 유익한 파이토케미컬로 가득 차 있다. 녹색채소 섭취는 암과 심장질환의 예방, 수명 연장에 도움을 준다. 또 브로콜리, 케일, 양배추와 같은 십자화과에 속하는 녹색채소는 강력한 암 예방효과를 가지고 있는 이소티오시아네이트류(isothiocyanates, ITCs)로 유명하다. 십자화과에는 콜라드 그린과 청경채 같은 녹색채소와 콜리플라워와 같은 비 녹색채소가 포함된다.

건강을 위해 십자화과 채소를 먹어라.

• 루꼴라	• 꽃양배추	• 무
• 청경채	• 콜라드	• 적채
• 브로콜리	• 겨자무	• 루타바가
• 브로콜리 라브	• 케일	• 순무
• 브로콜리니	• 콜라비	• 순무 어린 잎
• 방울양배추	• 갓	• 물냉이
• 양배추		

십자화과 채소에는 글루코시놀레이트(glucosinolates, GSLs)와 미로시나아제(myrosinase)라는 효소가 들어있다. 십자화과 채소를 섞고 자르고 씹는 과정에서 식물 세포가 부서지며 각자 다른

구역에 있던 미로시나아제 효소와 글루코시놀레이트가 접촉하여 유익한 이소티오시아네이트류를 생성하는 화학반응을 개시한다. 이렇게 생성된 화합물들은 발암물질을 해독 및 제거하고 암세포를 죽이며 종양의 성장을 억제하는 것으로 밝혀졌다.

글루코시놀레이트(GSLs) + 미로시나아제(MSN) → 이소티오시아네이트류 (ITCs)

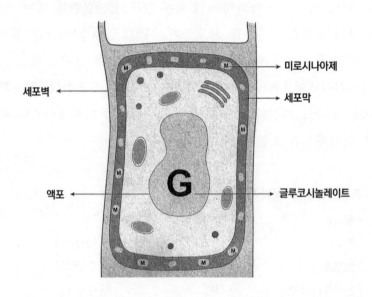

십자화과 채소는 유방암과 같은 호르몬에 의한 암을 예방하는 데 특히 도움이 된다. '인돌-3-카비놀'(브로콜리, 방울양배추, 양배추에 풍부함) 등의 일부 ITCs가 에스트로겐을 비롯한 기타 호르몬의 분비를 돕기 때문이다. 실제로, 연구는 이러한 녹색채소에 들어있는 화합물이 추가적인 항산화 효과를 보여주었다. 이 화합물들은 유방암과 자궁경부암 세포에 대한 에스트로겐의 성장을 둔화시킨다.

2009년의 한 연구는 십자화과 채소를 자주 먹는 중국 여성들의 유방암 발병률이 50퍼센트 감소했다고 밝혔다. 유럽의 한 연구는 십자화과 채소를 매주 1회 분량 이상을 섭취하는 참가자들의 유방암 발병률이 17퍼센트 감소한다는 것을 확인했다. 또한 십자화과 채소를 규칙적으로 섭취하면 유방암의 재발 위험성도 낮게 나타났으며, 십자화과 채소를 많이 먹을수록 발병률이 떨어졌다. 남성들의 경우, 매주 28회 분량의 일반채소를 섭취하면 전립선암 발병률이 35퍼센트까지 감소했지만 십자화과 채소는 매주 3회 분량만 섭취해도 전립선암 발병률이 46퍼센트까지 감소했다. 양배추를 매주 1회 분량 이상 섭취하면 췌장암 발병률이 38퍼센트까지 줄었다.

브로콜리의 유효성분은 브로콜리 그 자체다.

-데이비드 카츠, 의학박사이자 미국생활습관의학회 회장

십자화과 채소는 현존하는 항암식품들 중 가장 강력한 효과를 발휘할 뿐 아니라 미량영양소의 함유율도 가장 높다. 국립암연구소는 암 예방을 위해 매일 5-9회 분량의 과일과 채소를 섭취하라고 권장하지만, 십자화과 채소 섭취에 대한 구체적인 권고사항은 정하지 않았다. 나는 매일 3-6회 분량의 신선한 과일과 2회 분량의 십자화과 채소(날것과 조리한 것 1개씩)를 포함한 총 8회 분량의 채소를 섭취할 것을 권장한다. 영양가 높은 식단을 통해 다양한 채소를 섭취하면 상당한 암 예방효과를 볼 수 있다. 그리고 일부는 꼭 날것으로 잘 씹어 먹어야 한다는 것을 잊어서는 안된다. 십자화과 채소를 잘 씹고 잘 섞고 즙을 내는 것은 가장 강력한 항암 이소티오시아네이트류(ITCs)를 생성하는 데 반드시 필요한 과정이다.

B = 콩

콩을 비롯한 콩과 식물은 영양이 가장 풍부한 탄수화물 공급원이다. 콩은 녹색채소처럼 고단백질 식품이면서도 동물성 단백질처럼 암을 유발하는 호르몬의 분비를 촉진하지는 않는다. 사실 콩은 파이토케미컬이 높은 저혈당 식품으로 매우 강력한 항암식품에 해당한다. 콩의 전분은 주로 천천히 소화되는 전분과 저항성 전분이 혼합된 것으로 몇 시간 동안 혈류에 서서히 유입되어 인슐린 급증을 억제한다. 그리하여 혈당을 안정시키고 포만감을 촉진하여 음식에 대한 갈망을 느끼지 않도록 돕는다. 고농도의 (소화효소에 의해 분해되지 않는)저항성 전분은 콩에서 흡수되는 총 칼로리를 줄이고 장내세균에 의해 대장암 예방을 돕는 지방산으로 발효된다. 또한 콩은 다량의 가용성 식이섬유와 결합하여 콜레스테롤 수치를 낮춘다.

O = 양파

양파는 부추, 마늘, 쪽파, 샬롯과 함께 암 퇴치에 강력한 힘을 발휘하는 파속식물과 채소에 속하며 항 당뇨 작용을 하고 심혈관계와 면역체계에 유익한 영향을 미친다. 파속 채소는 양파를 다지거나 으깨거나 씹을 때 방출되는 특유의 유기황화합물(황을 함유한 유기물질)로 잘 알려져 있다. 여러 연구들은 파속 채소의 화합물이 발암물질을 해독하고 암세포의 성장을 막고, 혈관신생(혈관 분포가 왕성하게 많아 져 종양의 증식, 폐고혈압, 당뇨성 망막질환, 노인성 황반변성과 같은 다양한 질환의 진행에 관여)을 억제하여 위암과 전립선암의 발병 위험성을 낮춘다는 사실을 밝혔다.

M = 버섯

버섯은 비타민과 미네랄을 가장 많이 함유하지는 않지만, 인간의 건강과 면역기능에 영향을 주는 독특한 화합물들을 가지고 있다. 버섯에는 혈관신생 억제제가 풍부하다. 암세포는 혈관신생 촉진제를 분비하여 그 성장과 전이를 빠르게 하기 위한 혈액을 활발히 공급한다. 이런 과정은 암세포의 성장을 저해하고 암세포의 죽음을 촉진하는 버섯의 혈관신생 억제제에 의해 차단된다. 또 혈관신생 촉진제는 지방세포에 의해 분비되어 체내의 지방세포 성장을 가능하게 하지만 버섯은 이와 동일한 메커니즘을 통해 지방세포의 성장을 억제한다.

양송이버섯, 크레미니 버섯, 포토벨로 버섯, 느타리버섯, 표고 버섯, 잎새버섯, 영지버섯은 모두 항암효과를 가지고 있다. 일부는 항염증(소염) 작용을 하고, 나머지는 면역체계를 자극해서 DNA 손상을 예방하며, 암세포의 성장을 늦추고 계획된 암세포의 파괴를 유도한다.

또 버섯에 들어있는 아로마타제 억제제는 에스트로겐 생성을 제한하고 과도한 에스트로겐 자극으로부터 유방조직을 보호한다. 버섯의 기타 항암물질들은 집단적으로 유방암에 강력한 영향을 미친다. 한 연구는 버섯 10그램을 매일 섭취하는 중국 여성들의 유방암 발병위험성이 64퍼센트 낮다고 밝혔다.

버섯은 항상 조리하여 먹어야 한다는 것을 명심하라. 조리과정을 통해 버섯에 소량 들어있는 아가리틴이라는 약한 독성물질을 대부분 제거할 수 있다.

B = 베리류

블루베리, 딸기, 산딸기, 블랙베리는 진정한 슈퍼 푸드다. 당도가 낮고 영양이 풍부한 베리류의 생명감있는 색깔은 플라보노이드를 비롯한 파이토케미컬과 항산화제가 가득 들어있음을 의미한다. 토마토 등에 들어있는 플라보노이드는 유전자 발현과 해독작용에 영향을 미치고 암세포의 성장 및 증식을 억제하며 염증을 막아주고 암과 심장질환에 관련된 다른 감염 경로를 방해한다. 특히 베리류는 칼로리 당 영양소가 가장 많은 과일이다.

항산화제는 심장보호 및 항암효과를 제공하고 인체 내의 항산화효소를 자극한다. 베리는 당뇨와 암 발병위험성과 인지기능이 감소되는 것을 줄이고 운동조절능력과 기억력을 향상시키는 것으로 나타났다.

몇몇 연구들은 다량의 플라보노이드 섭취가 심장질환의 발병위험성을 최대 45퍼센트까지 낮춘다는 것을 보여주었다. 베리, 체리, 석류의 플라보노이드와 폴리페놀은 염증을 줄이거나 혈중지질 농도와 혈압 그리고 혈당 수치를 개선시키며 혈관에 쌓이는 플라크 형성을 억제하는 등의 여러 가지 방법을 통해 심장 건강을 유지한다.

또 베리, 체리, 석류의 항산화제는 암 예방을 돕는다. 1980년대에 베리류에 풍부하게 들어있는 항산화제인 엘라그산(ellagic acid)이 종양형성을 차단한다는 사실이 밝혀졌고, 강력한 항산화 작용의 증거도 최초로 발견했다. 플라보노이드의 항암효과에는 염증 감소, 유전물질 손상의 억제, 암세포 복제의 억제, 암세포 성장 억제, 종양으로의 혈액공급 차단, 인체의 항산화 효소 자극 등이 있다.

베리류는 뇌에도 매우 좋은 식품이다. 블루베리에 들어있는 물질들은 산화 스트레스를 줄이는 동시에 뇌 세포 끼리의 신호전달을 원활하게 할 수 있다. 몇몇 동물실험에서 블루베리, 딸기, 산딸기, 블랙베리는 노화와 관련된 인지기능 저하를 늦추거나 반전시킬 수 있다는 사실을 밝혀냈고, 현재는 블루베리가 인간의 기억력에 미치는 영향을 연구하고 있다. 기억력에 가벼운 손상을 입은 노인들에게 12주 동안 야생 블루베리 주스를 보충제로 제공하자 학습능력과 기억력이 향상되었다.

요컨대 베리, 체리, 석류는 고영양 자연식단의 중요한 요소다. 이 과일들을 매일 섭취하여 프리라디칼(활성산소), 염증, 심장질환, 암으로부터 자신을 보호해야 한다. 갖가지 채소, 콩, 견과류, 씨앗, 과일로 구성된 식단에 이 과일들을 더하면 다양하고 풍부한 항산화제를 제공받을 있고, 더 나아가 우리의 건강을 지킬 수 있다.

S = 씨앗과 견과류

씨앗과 견과류에는 파이토스테롤(phytosterol 콜레스테롤 개선), 미네랄, 항산화제를 비롯한 미량영양소가 풍부하다. 또 씨앗과 견과류에 들어있는 건강한 지방은 채소와 함께 섭취하면 미량영양소의 흡수를 돕는다. 견과류가 심혈관계에 주는 유익함을 증명한 실험들을 셀 수 없이 많으며, 견과류는 체중유지와 당뇨 예방에도 도움을 준다. 씨앗에는 견과류와 마찬가지로 건강한 지방, 미네랄, 항산화제가 들어있을 뿐 아니라 미량미네랄이 풍부하고 견과류보다 더 많은 단백질을 함유한다. 해바라기씨는 전체 구성물질의 20퍼센트가 단백질이다. 아마씨, 치아씨, 대마씨는 오메가-3 지방산의 훌륭한 공급원이며 아마씨, 치아씨, 참깨에는 강력한 항암효과를 가진 리그난(lignans)이 풍부하다.

식물성 리그난의 최대 공급원인 아마씨는 치아씨보다 세 배, 참깨보다 여덟 배 많은 리그난을 함유한다(리그난은 아마씨의 섬유질과 결합되어있어 아마씨 기름에는 들어있지 않다는 점에 유의하라). 케일과 브로콜리에도 리그난이 들어있지만 참깨의 1회 섭취량의 1/10에 불과하다. 식물성 리그난은 식물성 에스트로겐으로 분류된다. 리그난이 풍부한 식품은 호르몬과 관련된 암, 특히 유방암과 전립선암의 발병위험성을 감소시키는 데 기여할 것으로 보여 그 가능성에 대해 많은 사람들이 주목해왔다.

리그난은 아로마타제(다른 호르몬을 에스트로겐으로 전환시키는 효소)와 에스트라디올(난소호르몬 일종)의 생성을 억제하고 혈청의 에스트로겐 농도를 낮춘다. 또 식물성 리그난은 에스트로겐의 과잉 생성을 무디게 한다. 이러한 유익함은 실험을 통해 이미 입증되었다. 폐경기 여성 48명이 6주간 매일 아마씨 7.5그램을 섭취한 후에 다시 6주간 15그램의 아마씨를 섭취하자 에스트라디올, 에스트론, 테스토스테론이 두드러지게 감소했다. 과체중인 사람의 지방세포는 에스트로겐을 더 많이 생성하여 유방암 발병위험성을 높인다. 그래서 과체중인 여성이 아마씨를 섭취하면 에스트로겐이 큰 폭으로 감소한다는 이 실험결과는 이러한 씨앗들이 유방암 억제에 얼마나 중요한 역할을 하는지를 보여준다.

아마씨의 유방암 예방효과는 무작위 대조실험을 통해 입증되었다. 실험에 참가한 여성들은 두 그룹으로 나뉘었고, 유방암 진단부터 수술 전까지 32-39일간 아마씨가 들어있지 않은 머핀과 아마씨가 25그램 들어있는 머핀을 먹었다. 진단과 수술에서 종양조직을 분석해보니 짧은 기간에도 불구하고 놀라운 효능이 나타났다. 한 달간 아마씨 그룹의 종양세포 사멸(세포자연사)은 크게 증가했고 세포증식은 감소했다. 장기실험들에서도 아마씨의 유익함이 확인되었다. 유방암 환자들이 더 많은 양의 리그난을 섭취하자, 폐경기 유방암으로 사망할 위험성이 42퍼센트 감소했고 전체 사망률도 극적으로(40퍼센트) 줄어들었다.

한 실험은 유방암 환자들을 10년간 추적하여 리그난을 가장 많이 섭취한 그룹의 유방암 관련 사망률이 71퍼센트 감소한다는 것을 발견했다. 평범한 식단을 섭취했음에도 불구하고 강력한 보호효과가 나타난 것으로 보아 아마씨는 슈퍼푸드임에 틀림없다.

결론: 씨앗은 반드시 먹어라. 특히 갈아 놓은 분말 아마씨(또는 치아씨)는 매일 먹어야 한다. 나도 가끔 잊어버리지만, 그와 관련된 연구결과를 검토하다보면 의지가 되살아난다. 씨앗과 견과류를 채소, 콩, 양파, 버섯 그리고 베리류와 함께 섭취하면 유방암과 전립선암의 발병위험성을 획기적으로 감소시킬 수 있다.

지중해식 식단에서는 토마토소스가 진정한 파수꾼이다

'지중해식 식단'에는 일반적으로 토마토와 토마토소스를 포함하는데 미국표준식단(SAD)에 비해 과일과 채소의 비율이 높다. 그러나 그것을 최적의 식단으로 여겨서는 안 된다. 가장 강력한 항암식품들을 종합적으로 포함해서 세심하게 고안하지 않았기 때문이다. 또 지중해식 식단에는 종종 흰 밀가루, 기름 그리고 너무 많은 동물성 식품을 포함하고 있다. 미국표준식단과 비교했을 때 방향성은 훌륭하지만, 부정적인 특성—특히 흰 밀가루 식품들—에 대한 완벽한 이해 없이 장점만 부각되는 경우가 많아 위험하다. 그러나 토마토와 토마토소스가 강력한 장점이라는 것은 부인할 수 없는 사실이다.

토마토는 600여 가지의 카로티노이드(carotenoid) 중 하나인 라이코펜(lycopene)으로 가득 차 있다. 색소의 일종인 카로티노이드 농도는 전반적인 건강상태를 알려주는 중요한 지표이며, 인체를 순환하는 또 다른 식물 성분인 파이토케미컬의 농도와 대체로 비례하여 움직인다. 13,000명의 미국 성인들을 대상으로 한 연구에서 카로티노이드와 라이코펜의 낮은 농도는 전체 사망률 증가의 원인과 관련이 있는 것으로 나타났다. 그리고 모든 카로티노이드 중에서도 라이코펜의 혈중수치가 낮은 것은 조기사망의 강력한 예측 변수였다.

전반적으로 카로티노이드 수치가 아주 낮은 사람들은 자가면역질환, 두통, 피로, 암에 취약하다. 토마토 특유의 카로티노이드인 라이코펜은 전립선암, 피부암(라이코펜은 자외선에 의한 피부 손상을 방지하도록 돕는다), 심장질환의 예방에 도움을 준다.

많은 연구를 통해 고농도의 혈중 라이코펜과 심장질환의 발병위험성 감소 사이에 연관성이 있는 것을 알아냈다. 한 연구에 따르면, 라이코펜의 혈청농도가 낮으면 경동맥의 플라크가 증가하고 심장 질환의 발병위험성이 세 배 높아졌다.

또 다른 연구는 참가 여성들을 혈중 라이코펜 농도에 따라 네 그룹으로 나누어 실험을 진행했다. 그 결과, 상위 1-3사분위수 (0-75퍼센트에 해당) 여성들의 심장 질환 발병률은 나머지 4사분위수 여성들보다 50퍼센트 낮게 나타났다. 2004년에 의사들의 건강연구자료를 분석한 결과, 혈중 라이코펜 농도가 가장 높은 남성들에게서 뇌졸중 위험이 39퍼센트 감소하는 것으로 나타났다.

라이코펜은 조리한 토마토에서 더 많이 흡수되는데 토마토소스 한 컵에는 다진 생 토마토 한 컵보다 10배 많은 라이코펜이 들어 있다. 그러므로 생 토마토든 조리된 토마토든 매일 다양하게 즐길 것을 권유한다. 물론 토마토에는 라이코펜 외에도 비타민C, 비타민E, 베타카로틴, 플라보놀 항산화제 등 중요한 영양소들이 아주 많이 들어있다. 항산화제들이 상호협력을 통해 시너지를 내면 더 강력한 보호효과를 발휘할 수 있다.

어릴 때부터 잘 먹을수록 더 좋다

암 발병률이 낮았던 국가들도 패스트푸드와 미국식 식습관을 빠르게 받아들이면서, 2030년이면 암으로 인한 부담이 전 세계적으로 두 배 가까이 늘어날 것으로 예상된다.

수년간 수백 개의 연구를 통해 미국표준식단이 암을 촉진할 수 있음을 증명했다. 암 발병률이 고도로 정제된 식품과 동물성 식품을 섭취하는 사람들에게는 높게 나타나고, 다양한 색깔의 식품을 섭취하는 사람들에게는 낮게 나타났다. 연이은 연구들도 과일과 채소를 많이 먹으면 암을 예방할 수 있음을 보여주고 있다. 암을 피하려면 식단을 바꿔야 한다는 사실을 모두에게 명확히 알려야 한다.

하지만 미국 성인여성들의 식습관 패턴에 대한 최근 연구들을 잠시 들여다보면, 그 효과가 그렇게 분명하지 않음을 알 수 있다. 실험에 참가한 여성들이 지방섭취를 중단하고 농산물 섭취를 늘림으로써 식단을 크게 개선했는데도 암 발병률은 아주 적은 폭으로 감소했다. 대체 왜 그런 걸까?

건강한 식물성 식품을 섭취함으로써 암 발병률을 급격히 낮추는 효과를 보여주는 데 실패한 이유는 식단 개선을 너무 늦게 시작하여 일부 예방효과가 무뎌졌기 때문이다. 세포는 젊을 때 충격을 받으면 극도로 민감하게 반응한다. 따라서 가장 강력한 항암효과를 얻거나 농산물을 많이 먹는 지역의 아주 낮은 암 발병률을 따라가려면 이른 나이 때부터 식단을 바꿔야 한다.

오늘날의 과학은 매우 흥미롭다. 식단은 생각보다 훨씬 이른 시기부터 암 촉진자로서의 역할에 중요한 영향을 미친다. 출생 후 7년이 암 발생과 예방에 가장 중요한데, 여기서 암은 50-60세 이후에 발병하는 가장 일반적인 암을 말한다.

몇 가지 암, 특히 대장암은 비만과 관련이 있으며 과체중이 된 연령을 살펴보면 그 연관성은 더욱 강해진다. 유아기의 과체중이 가장 위험하다.

최근 연구에서 대부분의 성인 암은 유아기의 과식, 특히 영양가 없는 고열량 섭취와 강력한 상관관계를 갖는다는 가설을 확인했다. 유아기의 빠른 성장과 성숙이 20세기의 성공사례로 묘사되기도 했지만, 과학적인 데이터는 이 흔한 목표에 의문을 제기한다. 빵, 기름, 감미료에 더해 우유, 치즈, 고기까지 다량으로 들어있는 유아기 식단은 몸집이 큰 성인을 만드는 데 도움을 주지만, 암에 걸리기 쉬운 병든 성인들을 만드는 데도 매우 효과적이기도 하다.

조숙증과 유방암

실험에 따르면, 암 촉진자에 대한 유방 속 유방조직의 민감도는 십대 초반과 성인 초기에 가장 크다. 유방이 성장하고 발달하는 시기는 젊은 여성의 삶에서 특히 민감하며, 성인기 후반의 유방암 발병에 영향을 미친다.

그중에서도 가장 관심을 끄는 것은, 요 근래 이른 사춘기에 유방암과 관련된 패턴이 목격되고 있다는 것이다. 생리와 함께 시작되는 사춘기의 평균연령은 19세기에는 17세였지만, 미국처럼 산업화된 서구 국가에서는 지난 50년간 12세로 나타났다. 빠른 사춘기는 유방암 발병의 위험요인으로 여겨진다.

내분비학자들에 따르면, 사춘기 평균연령은 점차 더 낮아지고 성조숙증은 더 늘어날 것이다. 심지어 오늘날의 평균 나이 12세 이전에도, 의학 연구는 그러한 경향이 실제로 점점 더 나빠지고 있다는 것을 확인시켜준다. 에스트로겐이 유방암 세포의 발달과 성장을 자극한다는 것은 분명한 사실이지만, 가장 중요하고 매우 복잡한 것은 이 노출의 타이밍이다. 다만 확실한 것은 이른 사춘기를 경험하는 소녀들의 에스트로겐 수치가 평균보다 훨씬 더 높게 나타나며 그 수치를 수년간 유지한다는 점이다.

유년기의 부실한 식단은 에스트로겐과 인슐린 유사성장인자 (IGF-1) 수치를 높이고, 이렇게 높아진 수치가 유방조직이 발달하고 손상되기 쉬운 매우 민감한 시기에 계속 유지된다. 가장 위험한 식이패턴은 감미료와 육류를 함께 섭취하는 것이다. 인슐린, 인슐린 유사성장인자, 에스트로겐이 고농도로 분비되기 때문이다. 식단과 체지방의 영향을 받는 이 세 가지 호르몬은 유방암의 지리적 분포와도 밀접한 연관성을 갖는다.

특히 사춘기에 가장 중대한 영향을 미치는 식단을 섭취하는 연령에 주목하는 것이 중요하다. 2000년에 발표된 한 연구는 어린아이들을 출생 때부터 추적 조사했다. 그 결과, 동물성 식품을 많이 섭취하고 채소를 적게 섭취한 1-8세 여자아이들은 성숙 시기와 사춘기가 빨랐는데, 가장 큰 예측변수는 5세 이전에 섭취한 동물성 단백질이 풍부한 식단이었다.

지방세포가 에스트로겐을 생성하기 때문에 유년기에 체지방이 과도하면 더 많은 에스트로겐에 노출된다. 열량, 우유, 동물성 단백질의 과다섭취는 이른 사춘기에 영향을 준다. 이와 대조적으로 섬유질이 풍부한 과일, 콩, 채소를 많이 섭취하면 에스트로겐 수치를 낮춘다. 식단은 유년기의 에스트로겐 수치를 강력하게 조절할 수 있다. 2003년에 발표된 한 연구는 7년간 8-10세 여자아이들의 식단에 개입했다. 섬유질을 섭취하도록 한 실험군의 에스트로겐 수치가 섬유조절을 하지 않은 비실험군에 비해 현저히 낮은 것을 확인했다. 우리가 나이가 들수록, 이 위험을 낮출 기회도 점차 줄어든다.

오늘날 아이들의 병적인 조숙증은 매우 위협적이다. 보통 암이 발병하기 수년 전부터 암 전단계인 병변들이 유방에 나타나는데, 불길하게도 이러한 변화들이 18세 생일도 맞지 않은 십대들에게 점점 더 많이 나타나고 있다. 유방암은 분명히 유년기와 청소년기의 불균형한 식습관에 의해 발생하는 질환이라는 것이 명백하다.

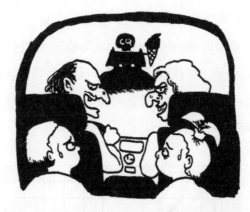

"'암의 여왕'에 들러서 아이들한테 초콜릿아이스크림을 하나씩 사주도록 하지."

2013년의 한 연구는 10만 명에 가까운 26-46세 여성들을 추적했는데, 나이가 어릴수록 유방암 발병률에 더 많은 영향을 미치는 식단을 차린다는 것을 확인했다. 연구자들은 유제품과 육류의 섭취가 유방암 발병과 가장 큰 연관성을 보인다는 사실에 주목했다. 전립선암도 어릴 때의 유제품과 육류 섭취에 의해 동일한 영향을 받는다.

30세가 넘으면 늦었다는 의미가 아니다. 하지만 늦은 나이에 식습관을 적당히 개선하는 것만으로 암 발병률을 급격히 낮추기는 사실상 어렵다. 유년기부터 패스트푸드와 육류의 섭취로 인해 평생 축적된 DNA 손상으로 높아진 암 발병률을 낮추려면 그야말로 탁월한 영양섭취가 필요하다.

식생활 탁월함의 표본인 뉴트리테리언(Nutritarian)식단은 유년기에 아주 건강한 음식을 먹지 못한 사람들도 암의 발병위험성을 낮추고 수명을 연장할 수 있도록 특별히 고안된 식단이다. 이 식단을 수년간 지속적으로 충분히 섭취하면 많은 식물성 화학물질들이 상호 협력하여 발암물질을 해독하고 활성산소를 비활성화하며 DNA 복구 메커니즘을 원활하게 만든다. 그렇더라도 완벽한 암 예방과 수명연장은 평생 동안 건강한 식이를 유지해야만 실현될 수 있다.

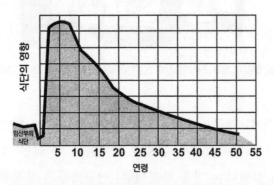

식단이 연령에 따라 유방암과 전립선암의 발병위험성에 미치는 영향

오늘날에는 유방조영상(유방 X선 검사)보다 10년 이상 앞서서 유방암을 조기 진단할 수 있는 혈액검사를 비롯하여 새로운 암 진단기법들이 출현하고 있다. 유방세포는 유방 X선 검사를 통

해 암세포 집단을 육안으로 확인할 때까지 이미 수년 전 -심지어 수십 년- 전부터 이미 비정상적으로 자라난다. 이제 초기 단계에 나타나는 극소량의 비정상세포를 감지할 수 있는 단백질 표지(protein marker)가 개발되었다. 새로운 검사를 통해 40세 이상의 미국 성인들 중 40퍼센트 가량이 이미 암세포를 가지고 있다는 것이 확인되었다.

이런 피해를 치유하고 암을 예방하려는 미국인들 사이에서 뉴트리테리언 식단이 널리 알려지게 되었다. 암 진단을 받은 후가 아니라 지금부터 건강하게 먹어야 한다. 건강한 식이요법을 일찍 시작할수록 영양학적 절차에 의한 항암효과가 빨리 나타나고, 질병의 진행이나 암을 반전시킬 수 있는 가능성도 더 커진다.

건강과 건강관리에 관한 내 철학은 대부분의 만성질환에서 유전보다 환경과 영양의 역할이 더 많은 역할을 수행한다는 개념을 기본으로 한다. 적절한 영양 상태를 유지하면 감염과 암에 대한 저항력이 높아지고 군살 없는 근육질 몸매를 가질 수 있다. 심장질환, 뇌졸중, 비만, 가장 흔한 암들도 예방할 수 있다. 그러나 암 발병률을 극도로 낮추려면 50세 이후가 아니라 평생 건강한 식단을 유지해야 한다.

-우수한 영양은 다음과 같은 일을 가능하게 한다.

• 고혈압을 예방할 뿐 아니라 대부분의 고혈압을 반전시킬 수 있다.
• 제2형 당뇨를 예방할 뿐 아니라 대부분의 제2형 당뇨를 반전시킬 수 있다.
• 심장질환을 예방하고 중증 심장질환도 대부분 반전시킬 수 있다.
• 유방암, 전립선암, 대장암을 예방하고, 유아기부터 영향학적으로 우수한 식단을 섭취하면 유방암, 전립선암, 대장암 초기는 대부분 반전시킬 수 있다.

- 여성이 임신 전부터 영향학적으로 우수한 식단을 섭취하면 자녀의 소아암과 자폐증을 예방할 수 있다.
- 건강, 지능, 정서적 안정, 행복의 수준을 전반적으로 향상시킨다.

이 주장들이 너무 급진적이라는 시각은 오히려 사람들이 얼마나 무지하고 쉽게 현혹되는지를 보여주는 증거다. 이 주장들은 결코 급진적이거나 터무니없지 않다. 미국표준식단이 얼마나 해로운지도 모른 채, 그리고 적절한 영양섭취의 중요성에 대해 잘 모르기 때문에 무지함을 드러내는 것이다. 30대에 뇌종양 또는 다발성경화증을 앓거나 40대에 심장마비로 배우자와 자녀, 혹은 자녀만 남겨두고 사망하는 사례들을 앞에 두고 이러한 비극을 막아줄 건강한 식단이 지나치다고 말해서는 안 된다. 약에 의존하는 문화로 번창하는 의학계가 약이 건강을 보장해줄 것처럼 말하고, 미국표준식단은 질병의 원인이 될 수 없다고 가르치기 때문에 지나쳐 보일 뿐이다.

비만과 당뇨의 발병률은 여전히 증가하는 추세이며, 경제와 교육 수준이 낮은 계층에서 유독 심각하게 나타난다. 자폐증 진단을 받는 아이들이 폭발적으로 늘고 있고, 젊은 층의 당뇨, 심장질환, 뇌졸중 발병률도 증가하고 있다. 이것은 암과 치매의 발병률을 더 높일 뿐만 아니라 용납해서는 안 될 인간의 비극이다. 그렇게 되면 포화상태인 요양시설과 병원을 포함한 우리의 비용은 증가하고, 비효율적이고 효과도 없는 의료시스템에 엄청난 경제적 부담이 가해질 것이다. 이것이 바로 내가 말하고자 하는 대학살이다.

무엇을 기다리는가? 상황이 더 심각해지기를 바라는가?

미국 소아비만

1980년대 이후의 시기별 동향

연도	유병율(%)	연도	유병율(%)
1976–1980	5.7	2005–2006	15.4
1988–1994	10	2007–2008	16.8
1999–2000	13.9	2009–2010	16.9
2001–2002	15.4	2011–2012	16.9
2003–2004	17.1	2013–2014	17.2

(출처: Ogden CL, Carroll MD, Lawman HG , et al. *MD: 미국 보건복지부, 2010.)

진정한 건강관리는 자신을 돌보는 것이다

사회 규범, 경제적 유인, 그리고 만성질환에 대한 약물 중심적 접근방식의 확산은 개인의 건강에 대한 책임을 의사에게 전가하고 건강관리를 의료와 동일시하는 분위기를 조장했다. 우리가 자신의 건강에 대한 책임을 회피하고 식단이 아닌 유전자가 미래의 건강을 결정한다는 신화를 받아들인다면 건강상의 비극을 초래하는 토대를 마련하는 것과 마찬가지다.

생활습관이 아닌 약물을 근간으로 하는 의료체계의 역사적인 대두는 정치인이나 정부의 행정적 규제만으로는 개선할 수 없는 근본적인 결함을 드러내게 되었다. 현재의 약물중심 의료체계는 수많은 미국인들이 패스트푸드를 통해 서서히 자멸해가는 상황을 방치하게 했다.

만약 병원이 흡연처럼 정크푸드, 흰 밀가루, 소금, 기름을 포함한 모든 식품을 금지한다면 상황은 달라질 수도 있다. 병원이 구내에서 패스트푸드 전문점을 운영하고 로비 매점에서 패스트푸드를 판매하며 시럽을 얹은 팬케이크와 흰 빵을 환자들에게 제공하고 있는 상황에서 이러한 금지 움직임이 일어난다면 거대한 변화가 될 것이다. 의사, 건강관리직 종사자, 보건당국 모두가 건강한 몸과 식단을 유지하면서 건강한 삶과 식습관을 장려한다면, 그에 따른 낙수효과로 상업용 베이커리식품, 패스트푸드, 튀김, 가공육, 상업용 동물성 식품의 위험성에 대한 경고의 메시지도 한층 강화될 것이다.

실제로 이러한 움직임이 나타나고 있다. 미국 생활습관의학회는 의사들로 구성된 전문기관으로 빠르게 성장 중이며, 생활습관과 영양의학을 우선적으로 다룬다. 학회 회원들은 자신이 한 말을 행동으로 실천한다. 그들의 정의에 따르면, "생활습관의학은 생활습관과 관련된 아주 흔한 만성질환을 예방 및 치료하고 더 나아가 반전.회복시키기 위해 자연식품 위주의 식물성 식단, 운동, 스트레스 관리, 금연과 금주, 기타 비약물적 요법 등의 생활습관을 치료에 접목하고 있다"고 말한다.

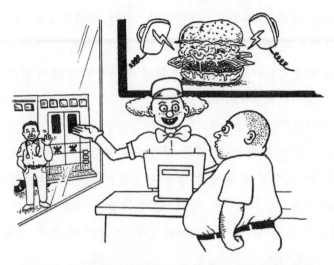

"오늘은 특별히 베이컨 마카로니와 치즈를 넣은 특대 버거를 준비했습니다.
버거를 드시면 병원까지 무료로 태워드려요."

의사가 단순히 약을 처방하고 의료절차를 이행하는 사람이 아
니라 더 건강한 습관으로 이끌어줄 스승이자 동기부여자로 동행
하는 이 합리적인 접근방식은 '대체의학'이나 '전인적 의학'이라
기보다 진보적인 의학이라고 할 수 있다. 제약 산업의 재정적 인
센티브와 정치경제적 권력이 그토록 거대하고 강력한 영향력을
미치지 않았더라면 이것은 의학계가 마땅히 추구했어야만 하는
방향이다. 모든 의사들이 생활습관의학과 영양학 분야에서 폭넓
은 수련을 받아야하고, 의대와 레지던트 과정에서도 영양학적 치
료를 진지하게 받아들여야 한다. 이것은 의료 전문가들의 수련과
정에 없는 매우 중요한 기술이다. 의학계는 수년 전에 생활습관
의학과 영양학을 받아들였어야 했고, 늦었지만 지금이라도 수용
해야 한다.

의사는 담배를 피워서는 안 된다. 술과 탄산음료를 마시거나 패스트푸드와 정크푸드를 먹어도 안 된다. 그들은 우리 사회의 건강을 떠받치는 기둥이 되어야 하며 지역사회 안에서 환자들 건강한 생활습관을 위해 싸워야 한다.

내 영약학적 조언을 따르든 따르지 않든 선택은 개인의 자유다. 나는 누가 무슨 일을 하든 상관하지 않는다. 다만 아플 필요가 없다는 사실을 모두에게 확실히 알리는 일에 전념할 뿐이다. 우리는 심장질환, 뇌졸중, 치매, 암에 대한 두려움 없이 더 나은, 더 행복한 삶을 살 수 있다. 나는 그러한 삶이 당신의 미래가 되기를 희망한다.

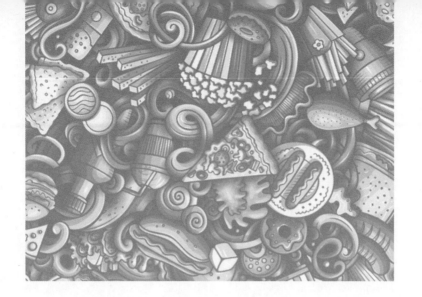

| 4장 |

역사의 교훈

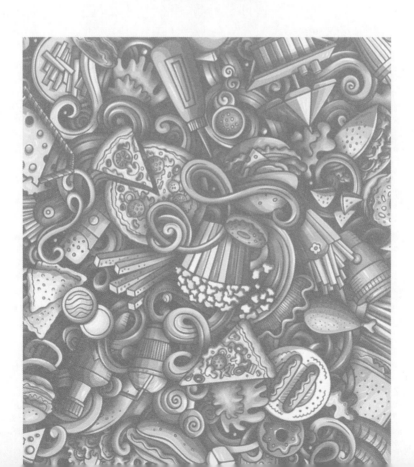

| 4장 |

역사의 교훈

무지가 아니라, 무식에 대한 무지가 지식을 죽인다.

-알프레드 화이트헤드

사회는 우리가 먹는 음식을 반영한다. 이것은 새로운 개념이 아니다. 사실 역사는 이에 관한 진실을 무서우리만큼 정확히 보여주었다. 따라서 앞으로 이어질 내용은 영양과 건강에 대한 논의만큼이나 역사적 교훈이 되는 것이다. 이 장에서는 미국사회가 과거에 영양결핍으로 인해 어떤 고통을 겪었는지, 미래를 위한 변화가 왜 그렇게 중요한지를 알려주는 사례들을 소개할 것이다. 이 장의 정보가 열악한 영양 상태의 영향을 가장 많이 받는 사람들을 더 깊이 이해하고 연민의 정을 더 크게 이끌어줄 수 있도록 도와주기를, 그리고 긍정적인 변화를 위한 응원의 구호가 되기를 바란다. 영양학적 발견과 죽음과 질병의 원인에 대한 논의를 다음 기회로 미룰 수는 없다. 지금의 현실을 만든 역사의 실수를 되짚어볼 기회는 바로 지금이다.

펠라그라의 비극

150여 년 전, 남북전쟁이 끝날 무렵부터 극단적인 폭력이 고통으로 몰아넣었는데, 남부, 특히 노예들에 대한 폭력이 더욱 그러했다. 노예 해방국(Freedmen's Bureau)에는 1865-1866년 텍사스에서 발생한 1,000건 이상의 살인사건이 기록되어있으며, 피해자 대부분이 노예 출신이었다. 그리고 전쟁 이후, KKK단, 화이트 리그, 화이트 카멜리아기사단과 같은 정치테러 단체이자 인종 차별주의자 집단이 모습을 드러냈다. 그들은 노예제로부터 해방된 미국 흑인과 그들을 미국 사회에 동화시키고자했던 백인 관료들을 암살하거나 위협하는 것을 목표로 삼았다. 또 흑인들의 투표를 저지하기 위해 폭력을 사용했다. 폭력은 노예제 폐지로 인해 붕괴된 백인 우월주의 체제를 되찾기 위한 수단이었다.

폭력의 증가와 함께 펠라그라(pellagra)라고 부르는 영양결핍 질환이 늘어났다. 이 맥락에서 펠라그라를 언급하는 것이 이상해보일 수도 있지만, 이 희귀한 질환은 노예제 폐지 이후에 매우 중요한 역할을 했다. 나이아신[14]결핍에 의해 발생하는 펠라그라는 결핵, 알코올 중독 등을 일으키는 병으로 미국 남부에서 크게 유행했다. 그것은 만성적인 우울과 분노, 충동적인 폭력성을 야기하는 특정 유형의 치매를 유발하기도 했다.

과학자들은 당시 남부 사람들의 식단을 펠라그라의 원인으로 지목하고 추적했다. 하지만 순전히 무관심과 무지로 인해 지역 의사들은 부실한 식단과 펠라그라, 뇌 손상, 폭력적인 행동사이의 명백한 연관성을 간과하고 외면했다. 물론 영양결핍이 폭력과

---

14 niacin : 니코틴산 또는 비타민B3라고도 불리는 우리 몸의 필수 영양분 중 하나-주

혐오범죄의 유일한 원인은 아니었지만, 음식과 행동 사이에 연관성이 있다는 것은 의심할 여지가 없었다. 그 후로 수십 년간 영양 결핍으로 악화된 심각하고 위험한 문제들이 불필요하게 계속되었고, 사람들의 목숨이 걸린 영양의 중요한 교훈은 무시되었다.

대부분의 미국인들이 한 번도 들어본 적 없는 질병임에도 불구하고, 펠라그라는 미국인들의 정형화된 이미지를 만들었다. 그중에는 4Ds로 알려진 네 가지 증상, 즉 피부염(dermatitis), 설사(diarrhea), 치매(dementia), 사망(death)이 그것이다. 피부염은 햇볕에 노출된 부위를 선홍색으로 바꾸었다. '레드 넥'의 어원 중 하나가 이 증상을 가진 가난한 남부의 백인 노동자들을 지칭한 것이다. 유럽인들은 1762년에 펠라그라를 최초로 진단한 가스파르 카잘의 이름을 따서 이 증상을 '카잘의 목걸이'라고 불렀다. 펠라그라는 상한 피부라는 뜻의 이탈리아어 펠레 아그라(pelle agra)에서 유래했다.

옥수수, 밀가루, 감미료가 풍부한 남부식 식단의 기원은 노예제에서 찾을 수 있다. 이 주제를 다룬 책은 많았지만, 고칼로리·저영양 식품이 미국의 역사와 미국인의 사고방식에 기여한 흥미로운 영향력을 인정한 책은 단 한 권도 없다. 신선한 농산물, 특히 비타민과 영양소가 풍부한 짙은 잎사귀 채소가 결여된 식단은 인간의 행동양식을 바꾸고 우리의 몸과 정신을 변화시키는 힘을 가졌다. 영양결핍은 폭력을 야기하고 인종 차별주의와 편견을 확대하며 국가 간의 긴장감을 고조시킨다. 과거에도 그랬고 지금도 여전히 그렇다.

영양의 차이

19세기에 아프리카계 미국 흑인들은 대체로 가난한 백인들보다 더 일찍 사망했다. 그러나 모두가 그랬던 것은 아니다. 높은 유아사망률에도 불구하고 상당수의 흑인들은 가난한 백인들보다 더 오래 살았다. 일부는 우수한 신체건강과 최적의 뇌 기능이라는 이점을 누리기도 했다.

의학 역사가인 토드 새빗은 버지니아에 있는 카운티 네 곳의 사망률을 조사했는데, 1853-1860년에 흑인이 백인보다 더 오래 살았다는 사실을 찾아냈다. 1850년 인구조사에 따르면, 100세 이상의 인구도 흑인이 더 많았다. 새빗에 따르면, 그와 같은 경향성이 남부 전역에 나타났다.

많은 역사가들은 '수익성 투자 상품'으로 여겼던 노예들이 더 우수한 의료적 보호를 누렸기 때문이라고 주장했다. 그러나 이것은 19세기 의사들의 의술 능력을 뛰어넘는 것이었다. 걸음마 수준이었던 당시의 의료수준으로는 사망률 기록에서 나타나는 차이를 설명할 수 없다. 현대의 의사들이라 해도 의료 수단을 통해 그러한 결과를 만들어내는 것은 불가능하다. 노예들이 더 건강하고 더 오래 살았던 것은 노예 소유주나 남부 의사들의 의도적인 노력 때문이었다기보다 그들이 먹었던 식단의 영양학적 이점 때문이라고 설명하는 것이 더 적합하다.

남부의 농업은 목화와 담배 생산에 집중하느라 사람들을 먹이는 일에 뒷전이었다. 남부 사람들은 저렴하고 재배하기 쉬운 옥수수를 많이 먹었다. 현대 과학이 옥수수의 나이아신 부족을 발견하기 전까지 수백 년간 수많은 사람들이 이로 인해 고통 받았다. 가난한 남부 백인들은 옥수수, 옥수수 빵, 돼지 옆구리 비곗살(베이컨과 비슷한), 당밀 맛 간식을 주로 먹었다. 패스트푸드처럼 이 식단에도 비타민과 미네랄이 부족했다. 그러나 지금은 나이아신이 풍부한 정크푸드를 먹기 때문에 펠라그라가 발생하지 않는다.

대조적으로 농장 노예들은 많은 경우, 그들 자신의 식량을 재배하는 것이 허용되었기 때문에 가난한 백인들과 다른 음식을 먹었다. 예를 들어 17세기 중반에 버지니아의 노예들은 케일, 양배추, 갓, 동부콩, 박, 오크라, 시금치, 애호박, 둥근 호박, 물냉이, 수박, 참마, 옥수수, 땅콩을 길렀다. 이렇게 재배한 채소는 노예들과 농장 가족들만 먹었다. 노예들은 더 건강한 식단을 통해 건강과 수명연장이라는 결과를 얻었다. 관심 있는 과학자들은 수십 년 전부터 알고 있었던 사실이다. 건강과 수명은 다양한 미량영양소를 많이 섭취함으로써 개선될 수 있다. 19세기 말과 20세기 초에는 과식과 비만을 야기하는 정제된 고열량 패스트푸드가 없었다. 그래서 건강한 채소와 콩의 가치가 남부 전역에서 제대로 인정받지 못했다.

1930년대 대공황 시기에 '공공사업진흥원'에서는 더 늦기 전에 노예들의 삶을 기록하고자 연방 작가들을 고용했다. 작가들은 남부에 집중된 17개 주로 흩어져 2,200명의 노예 출신들을 인터뷰했고, 노예 식단이 농장마다 다양했다는 증언도 수집했다. 사우스캐롤라이나에서 노예생활을 했던 어떤 사람은 노예들이 감자, 쌀, 옥수수 빵, 옥수수 죽, 당밀, 순무, 콜라드, 깍지강낭콩을 먹었다고 증언했다. 백인 농장주는 흰 밀가루를 먹고, 겨, 통밀은 노예들을 위해 남겨두었다. 미시시피에서 노예생활을 했던 또 다른 사람은 이렇게 덧붙였다. "고기, 옥수수 빵, 우유, 채소 등 온갖 음식들이 늘 넉넉하게 있었어요. 백인과 유색인종이 텃밭을 함께 사용했기 때문에 개인 텃밭을 따로 만들 필요가 없었죠."

남북전쟁 이후의 재건기간 동안, 연방정부는 난민과 해방노예들을 위한 유휴지 관리청을 설립하여 해방노예들의 자유로운 삶을 지원했다. 1865년부터 1870년까지 유휴지 관리청에서는 흑인들을 위해 4,000개 이상의 학교를 설립하고 9,000명의 교사를 고용하였으며 전 연령대의 학생 25만 명에게 교육과정을 제공했다. 갓 해방된 공동체와 그들의 자녀들은 지식에 대해 극심한 갈증을 느꼈다. 아프리카계 미국 흑인들은 급여의 일부를 기부하여 500개 학교를 지어 교사에게 급여를 주고 더 나아가 자녀들에게 배움의 동기를 부여하며 1,300개 이상의 학교를 유지했다. 교육도 받지 못한 채 무력한 소작인으로 살았던 노예들은 해방된 후에도 수십 년간 제대로 된 비전을 찾지 못했다. 그러나 영양상의 혜택을 누려온 많은 해방노예들과 그들의 자손들은 교육의 기회를 받아들이고 적극적으로 아메리칸 드림을 좇았다.

남부 전역에 학교가 급속히 늘어나면서 아프리카계 흑인들 중 글자를 아는 사람들의 비율(식자율)도 무섭게 치솟기 시작했고, 노예제 아래에서는 5-10퍼센트에 불과했던 식자율이 1910년에는 70퍼센트까지 급증했다. 1860년 이후에 태어난 흑인들의 식자율은 상당히 높았다. 수많은 해방노예들이 대학에서 학사 학위를 취득함으로써 흑인 중산층이 출현했다.

노예제가 폐지되고 흑인 중산층이 부상하자 많은 백인들이 위협을 느끼고 깊은 근심에 잠겼다. 1870년생인 미국의 저널리스트이자 역사가인 레이 스태너드 베이커는 부패정치를 세상에 알리면서 추문 폭로자로 유명세를 얻은 사람이었다. 그는 아프리카계 흑인들의 놀라운 상승세를 직접 목격하면서 다음과 같이 말했다.

"유색인종의 자녀 교육에 대한 열망은 참으로 놀랍고도 애처로웠다. 자녀가 교육을 받을 수만 있다면 어떤 불편도 감수할 태세였다. 어느 날 나는 가난한 백인들의 삶을 직접 살펴보기 위해 애틀랜타 인근의 제분소를 방문했다. 나는 제분소 직원이 가족과 함께 살고 있는 아늑한 집을 찾아갔다. 집주인은 흑인여성을 요리사로 부리면서도 자녀들을 제분소로 출근시켰는데, 정작 흑인 요리사는 자신의 자녀들을 학교에 보냈다."

또한 베이커는 앨라배마 주 의회의 토마스 상원의원이 흑인들의 자녀교육 의무화 법안에 무조건 반대하겠다고 선언한 사실을 밝히며, 그 이유로 흑인들은 어떤 대가를 치러서라도 자녀를 학교에 보내는 반면, 사회적 우위를 차지하고 있는 백인 남성들은 자신의 의무에 대해 너무나 무관심하다는 것을 잘 알고 있었기 때문이라고 설명했다.

아프리카계 흑인들은 교육과 자본주의를 받아들였고, 노예의 신분으로 배웠던 기술을 활용하여 수익도 얻을 수 있었다. 노예 출신으로 흑인 교육자였던 부커 T. 워싱턴은 이렇게 설명했다. "남부의 백인 남성은 집을 짓고 싶을 때, 흑인 기술자를 찾아가 건축계획과 실제 건물구조에 대해 상담했다. 옷을 지어입고 싶을 때는 흑인 재단사를 찾아갔고, 신발을 맞추고 싶을 때는 흑인 제화공을 찾아갔다." 농장에서 젊은 흑인 남녀들은 이미 농부로서

뿐만 아니라, 목수, 대장장이, 수레바퀴 제작자, 벽돌공, 기술자, 요리사, 세탁부, 재봉사, 가사도우미로서 끊임없는 훈련을 받고 있었던 것이다.

격렬한 반발

교육을 받으려는 아프리카계 흑인들의 자발적 노력은 백인 우월주의에 직접적인 위협이 되었다. 역사가 레온 리트웍에 따르면, 흑인들의 야망에 대한 백인들의 반응은 매우 즉각적이었다. 인종적인 우월함에 젖어있던 일부 백인들은 흑인들의 성공에 대한 반응으로 테러, 협박, 폭력을 이용해 공격했다. 사회학자인 윌리엄 에드워드 뒤 보이스는 이렇게 말했다. "남부 백인들이 흑인들의 부정직함, 무식함, 무능함보다 더 두려워했던 한 가지가 있었는데, 그것은 흑인들의 정직함, 유식함 그리고 유능함이었다."

남부의 가난한 백인들은 흑인 중산층의 증가를 견디기 힘들어했다. 미시시피 주지사이자 미 의회의 상원의원인 제임스 킴블 바더먼은 다음과 같은 유명한 말을 남겼다. "필요에 따라 미시시피 내의 모든 흑인들이 린치를 당할 것이다. 그것은 백인 우월주의를 유지하기 위한 일일 것이다." 그는 그것을 범죄 행위로 취급하지도 않았다.

인종차별과 편견이 극심한 사회의 중심에 등장한 흑인 중산층은 문화를 바꾸는 심오한 방식을 통해 새로운 자유를 수용했던 영리하고 근면하고 용감한 사람들이었다. 그리고 이 엄청난 진전에서 거의 논의되지 않은 한 가지가 바로 아프리카계 흑인들이 누렸던 영양상의 이점이었다. 앞에서 언급했듯이 다양한 식물성 식단을 섭취했던 아프리카계 미국 흑인들은 펠라그라 감염에서 비교적 자유로웠을 뿐 아니라 영양소를 충분히 공급받아 필연적이고 위대한 진전을 이룰 수 있었다.

그리고 예상대로 한 치의 오차도 없이 이 급작스러운 진전은 영양결핍으로 고통 받았던 수많은 백인들의 사회적 지위를 위협했다. 남부 당국자들은 모두의 지위를 끌어올리려고 시도하는 대신 짐 크로우 법(Jim Crow laws)을 제정하여 아프리카계 미국 흑인의 출세를 방해하고 주거와 교육, 공공장소에 대한 접근을 제한했다. 그들은 이로써 백인 우월주의 원칙을 제도화했다. 짐 크로우 법은 흑인을 백인으로부터 분리시키고 그들에게 특정 행동양식을 강제한 미국판 아파르트헤이트(남아공의 극단적 인종차별정책)였다.

백인 우월주의와 짐 크로우 법은 폭력에 의존하고 교육의 기회를 억압하는 제도임에도 불구하고 아프리카계 미국 흑인들의 지위를 약화시키려는 목적으로 정착되었다. 1896년, 플레시 대 퍼거슨(Plessy vs Ferguson) 사건에 대한 미연방대법원의 판결은 "분리하되 평등하다(흑인과 백인을 분리는 하지만 교육·교통수단·직업 등에서는 차별하지 않는다)"는 원칙을 소개하며 관행처럼 적용되던 짐 크로우 법을 국법으로 공식화했다. 판결의 효과는 즉각적이었다. 흑인과 백인이 분리된 학교는 지원금에서부터 엄청난 차이가 나타났고, 그것은 20세기까지 계속되었다. 많은 주가 흑인 학교에 충분한 자금을 지원하지 않았을 뿐더러 그나마 제공되던 건물, 교과서, 보급품도 너무 열악했다. 성공적으로 사회 통합을 이루었던 주들도 돌연 억압적인 법률을 채택하여 개혁을 위한 노력을 지워버렸다. 짐 크로우 법의 실행이 장려됨에 따라 1941년 무렵에는 남부의 아프리카계 흑인들이 북부와 중부지역으로 이주하기 시작했고, 그와 함께 짐 크로우 법도 북부로 퍼져나갔다.

짐 크로우 법과 백인 우월주의의 원동력은 인종차별주의 이데올로기와 일자리 및 경제적 기회를 둘러싼 경쟁에서 비롯되었다. 1965년, 마틴 루터 킹을 비롯한 수백 명의 인권 운동가들이 앨라배마 주에서 발생한 '피의 일요일 사건'을 계기로 '셀마에서 몽고메리까지 인권 행진'을 벌였다. 여기서 마틴 루터 킹 주니어 박사는 연설을 통해 짐 크로우 법으로 흑인과 가난한 백인들이 조종되는 방식에 대해 다음과 같이 설명했다.

"모두 알다시피, 남북전쟁이 끝나고 수년간 가난한 백인들을 박봉으로 부려먹는 방법은 간단했습니다. 농장이나 제분소의 가난한 백인 노동자들이 적은 급여에 대해 불만을 품으면, 소유주는 그를 해고하고 노예출신의 흑인을 더 적은 급여로 고용하겠다며 으름장을 놓았지요. 이런 식으로 남부는 견디기 힘들 정도로 낮은 급여를 유지해왔습니다.(중략)……남부 귀족층은 사회분리가 전개되는 과정을 교묘히 이용하기 시작했습니다. (중략)…… 노예제 시대에는 백인 남성들이 세상을 장악하고 흑인들에게 예수의 가르침을 알게 해 주었다면, 재건 시대에는 남부 귀족층이 세상을 장악하고 가난한 백인 남성들에게 짐 크로우 법을 주었다고 할 수 있습니다. 그리고 가난한 백인 남성들이 오그라든 빈 위장 주머니로는 살 수 없어 음식을 달라고 울부짖자, 그는 아무리 가난하더라도 너는 백인 남자니 흑인 남자보다는 낫다는 심리

적 우월감으로 입막음을 했습니다. 그리고 영양실조에 걸린 아이들이 박봉으로 감당할 수 없는 생필품들을 절실히 요구하자, 짐 크로우 법을 그에게 들이대며 그나마 흑인들 보다 혜택을 받고 있으니 '법의 테두리 안에서 먹고 살라'고 강요했습니다."

20세기에 들어서면서 흑인에 대한 백인의 폭력이 사회적으로 조장되면서 남부 전역에 횡행했을 뿐 아니라, 걷잡을 수 없는 펠라그라 전염병과 더불어 더 공격적인 혼란을 가중시켜 결국엔 사람들을 미치광이로 만들었다. 남부 당국자들은 폭력사태를 보고도 못 본 척하거나 묵인했고, 남부의 의사들은 질병이 폭력성을 부축일 수 있다는 가능성을 부인했다.

1902년에 조지아의 한 농부가 최초로 펠라그라 진단을 받았고, 그 이후로 펠라그라는 1912년까지 남부 전역에서 크게 유행했다. 그는 확진받기 전까지 15년을 고통 속에 살았다. 매년 봄, 날이 따뜻해지면 팔다리에 수포가 잡혔고 우울증과 자살충동도 심해졌다. 1912년에는 사우스캐롤라이나에서만 3만 명이 펠라그라 진단을 받았고, 그로 인한 사망자는 1만2천 명이었다. 20세기 초, 남부에서만 3백만 명이 진단받은 기록이 남아있지만 이것도 대단히 과소평가된 수치다. 펠라그라로 고통 받았던 사람들 가운데 6명 중 1명만이 의사를 찾아간 것으로 추정되기 때문이다. 펠라그라는 새로운 질병이 아니었다. 미국에서는 처음 발견되었지만, 동유럽과 남유럽에서는 200여 년 전부터 잘 알려진 유행병이었다.

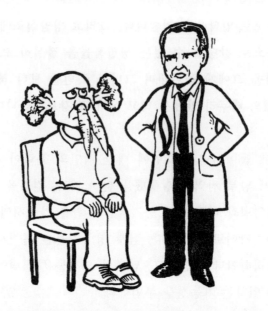

"전문가적 소견으로는, 환자분이 음식을 제대로 드시고 있지 않군요."

나이아신 부족으로 발생하는 펠라그라는 '3M 식단'의 결과였는데, 그것은 주식Meal(주로 옥수수 죽), 육류Meat(대부분 돼지비계), 당밀Molasses을 뜻하는 거였다. 1940년대까지만 해도 흰 밀가루에는 비타민B와 나이아신이 풍부하지 않았다. 남부의 수많은 가난한 백인들이 이 식단에 의존했다. 물론 분노한 백인 우월주의자들이라고 해서 전부 가난하거나 굶주리지는 않았다. 그중에는 부유한 지주와 지역사회 지도자들도 있었다. 그러나 펠라그라의 영향을 받은 남성들은 남부 전역에 만연한 인종차별주의와 고조된 긴장감 때문에 이미 폭력의 준비가 되어 있었다. 이 질병이 야기할 수 있는 공격성이 증가함에 따라 흑인에 대한 분노로 유도하고 폭력성이 강한 사회단체와 그들의 연대에 합류하도록 지시하는 것은 놀라운 일이 아니었다.

펠라그라는 폭력범죄와 살인을 합리화했던 수단으로서가 아니라 당시 미국의 역사에서 이 시기를 되돌아 볼 때 반드시 고려되어야 할 중요한 포인트다.

당시 의사들은 대부분 펠라그라의 심리적 영향을 외면하며 그것을 단순한 피부질환으로 다루었다.

19세기 프랑스의 정신과 의사였던 앙리 르그랑 뒤솔은 펠라그라가 범죄에 미치는 영향에 주목한 최초의 의사들 중 한 사람이었다. 그는 펠라그라가 살인과 자살을 비롯한 폭력행위를 야기하는 과정을 설명했다. 그는 펠라그라에 시달리던 사람들이 어떻게 "가장 비난받을 만한 행동을 저지르는지"에 주목했고, "이것은 그들의 정신이상에 대한 가장 확실한 증거"라고 언급했다. 유럽의 많은 의사들이 그의 연구결과를 반영했다. 조지아 출신의 의사인 헨리 해리스에 따르면, 안타깝게도 미국 의사들은 대부분 펠라그라와 폭력성의 상관관계와 유럽의 연구결과를 무시했다. 해리스는 "여러 신체질환과 정신질환에 시달리던 남부 사람들이 종종 폭력적인 행동은 물론, 살인까지 저질렀다"고 말했다.

20세기 초에 한 작가는 이렇게 말했다. "펠라그라는 모든 인종을 공격하여 수백만 명의 희생자를 만드는 전 세계적인 재앙이며 범죄와 정신이상, 자살을 유발하고 교도소와 정신병원을 가득 채운다." 펠라그라는 남부의 지역적 특성에도 영향을 주었다. 한 연구에 따르면, 펠라그라의 발병률이 높은 지역에서는 폭력범죄와 사회적 기능장애의 발생율도 높게 나타났다.

100여 년 전에 일어난 특정 폭력행위가 펠라그라나 영양결핍의 결과라는 것을 증명할 방법은 없다. 여기서 중요한 문제는 극심한 폭력이 발생했던 시대가 나이아신(니코틴산)을 비롯한 영양소의 결핍으로 사람들을 더 폭력적으로 만들었던 시기와 일치한다는 것이다.

영양소가 결핍된 옥수수 위주의 식단은 많은 문제들을 양산한다. 이 식단은 정서적 안정에 필요한 신경전달물질인 세로토닌의 기능을 손상시킨다. 오메가-3 지방산인 DHA와 비타민D도 세로토닌 합성을 조절하는데, 옥수수에는 오메가-3 지방산과 나이아신이 부족하기 때문이다. 이러한 연관성을 확인한 연구자들은 "세로토닌은 자살처럼 자신을 향한 충동적인 공격성과 타인을 향한 공격성을 억제하는 데 중요한 역할을 한다"고 설명했다. 또 "실험을 통해 정상인들의 세로토닌 분비량을 낮추면 충동적인 공격성, 학습능력 저하 및 기억력 손상, 이타심 부족과 같은 사회적 행동의 결함 등 광범위한 행동양상이 나타난다"고 언급했다. 뿐만 아니라 적은 양의 세로토닌과 다량의 테스토스테론이 함께 분비되면 공격성이 더욱 강화된다.

백인 우월주의 이데올로기는 대재앙을 초래했다. 그것은 사회적 지위가 낮고 영양결핍에 의해 뇌 기능이 저하된 사람들에게 권한을 주어 아프리카계 흑인들에게 폭력을 행사하도록 만들었다. 심각한 펠라그라가 아닌 가벼운 영양결핍도 정서적인 안정에 영향을 줄 수 있다. 피부발진이 없는 잠복성 펠라그라도 심리적 증상과 분노를 유발할 수 있다. 우리는 식단과 뇌의 화학적 반응이나 행동과의 관계에 대해 더 깊이 이해하면서도, 현대의 열등한 식단이 지역사회의 역기능적인 역할에 얼마나 큰 영향을 주는

지에 대해 여전히 인식하지 못하고 있다.

나는 이쯤에서 한 걸음 물러나 이 역사적 사례가 지금의 세상에서 영양과 관련된 우리의 경험과 어떻게 연결되는지를 이야기하고 싶다. 믿기 힘들겠지만, 식단은 우리가 서로를 대하는 방식에 영향을 미치고 편견과 신념체계를 확대하며 살인과 폭력을 야기할 수도 있다. 미국 남부에서 유행했던 펠라그라도 그 지역의 일반적인 식단이 문제를 더 악화시킨 아주 대표적인 사례다. 영양가 높은 음식이 인종 차별주의, 심각한 편견, 여성혐오, 그 밖의 편견들을 치료할 수 없듯이, 영양가 낮은 음식 또한 편견을 위한 합리적 구실이 될 수도 없다. 그러나 식단이 인간의 상호작용하는 방식에 영향을 미치는 강력한 동인인 것만은 분명하다. 다음 장에서 이 내용에 대해 더 상세히 다룰 것이며, 지금 명확하게 해두어야 하는 내용은 바로 이것이다. 펠라그라는 찾아보기 힘들어졌지만, 우리는 지금 삶의 비극적인 문제들을 양산하는 새로운 영양상의 재앙과 마주하고 있다는 점이다.

구석구석 스며드는 무관심과 부정

남부의 무관심 탓에 북부에서 온 외부인들이 직접 연구시설을 세워 펠라그라의 치료법을 찾기 시작했다. 1912년, 뉴욕의학대학병원은 남부에 기반을 둔 펠라그라위원회를 설립했다. 그 이듬해에 하버드대학에서 수련하고 뉴욕 콜드스프링하버의 우생학기록보관소에서 근무하던 생물학자 찰스 대븐포트 박사(1866-1944)가 합류하여 유전학적 관점에서 펠라그라를 연구했다.

우생학은 과학적 인종 차별주의의 한 형태로서 우수한 유전자

끼리 선택적 번식을 통해 인류를 개선할 것을 주장하는 일종의 인종 개량학 같은 것이다. 우생학자였던 대븐포트는 부실한 영양이나 질병이 뇌 기능에 영향을 줄 수 있다는 견해를 인정하지 않았다. 그가 위원회에 합류한 이유는 빈곤층의 건강을 염려해서가 아니라, 펠라그라와 같은 질병의 존재가 우생학의 근간을 위협했기 때문이었다. 즉, 나쁜 식단에 의해 폭력이 야기될 수 있다는 개념은 단지 잘 먹기만 하면 우월한 인간이 될 수 있다는 개념이 가능한 것이다. 처음 펠라그라위원회는 5천 명 이상을 조사한 후에 식단과 펠라그라의 발병률 사이에 연관성이 없다고 발표했다. 그러자 1914년, 국립보건원(NIH)의 전신인 미국 공공보건서비스 위생연구소도 펠라그라 치료법을 찾기 위해 위원회를 발족시켰다. 그해에 위원회는 뉴욕 출신의 베테랑 연구원이자 의학의 개척자인 조셉 골드버거를 임명했다.

골드버거는 빈곤층의 편에 서서 해결법을 연구했다. 그는 펠라그라가 가장 만연한 장소였던 고아원, 정신병원, 교도소를 방문했다. 이러한 보호시설에서도 고아, 환자, 수감자들만이 펠라그라에 걸렸고, 직원들은 거의 걸리지 않았다. 그는 펠라그라에 전염성이 없다는 사실을 확인했고, 두 집단의 유일한 차이점이 식단이라는 사실에 주목했다. 직원들의 식단은 고아나 수감자들의 식단처럼 제한적이지 않았다. 골드버거는 옥수수 위주의 식단으로 인한 필수영양소 결핍이 펠라그라의 원인일 가능성에 대해 조사하기 시작했다.

1914년 가을, 골드버거는 미시시피 고아원 두 곳과 조지아 주립 요양원 세 곳의 식단을 보충했다. 이듬해 봄, 고아원에 있던

172명의 펠라그라 환자 중에 재발은 한 건뿐이었고 새로 발병한 사례는 하나도 없었다. 식단제한이 없던 정신병원 실험군이었던 환자 72명도 모두 완치되었다. 반면 음식을 통제한 곳에서 50퍼센트의 재발률이 확인되었다. 이 결과는 균형 잡힌 식단이 펠라그라를 치료한다는 골드버거의 주장을 뒷받침하기에 충분했다. 1915년의 연례보고서에서 골드버거는 펠라그라를 앓던 아이들이 식단의 변화를 통해 완치되었을 뿐 아니라 전보다 더 건강해졌다고 밝혔다. "펠라그라의 원인이 식단이라는 것은 의심할 여지가 없는 사실이다."

그 후 6년간 골드버거는 실험을 계속하며 당국의 관계자들에게 적절한 조치를 취해줄 것을 끊임없이 요청했다. 1921년에는 미국 연방의무감에게 편지를 보내 빈곤과 부실한 식단이 펠라그라를 유발한다는 과정을 설명했다. 이에 워런 하딩 대통령이 직접 나서서 적십자의 지원을 촉구하고 문제처리를 위한 특별예산안 결의를 의회에 제안하기도 했다. 그러나 이런 상황은 남부의 정치인들을 불쾌하게 했다. 한 정치인은 '전염병'에 대한 뉴스보도를 유언비어로 치부해버렸다. 남부의 지도자들은 펠라그라 치료에 무관심했다.

처음에는 감사의 의미로 워런 하딩 대통령에게 표를 던졌던 남부여성연합회도 결국 한 달 후에 항의서한을 보냈다. 남부의 지도자들은 대통령의 제안뿐 아니라 남부 사람들이 빈곤과 영양실조로 고통 받고 있다는 견해 자체를 거부했다.

요즘 사람들은 펠라그라나 이 질병과 싸우기 위한 골드버거의 노력에 대해 전혀 알지 못한다. 이 모든 사건이 비밀에 부쳐졌고, 평생 자신의 연구결과를 의학계에 납득시키려고 애썼던 골드 버거의 노력도 물거품이 되어버렸다. 그는 1929년에 예상치 못한 죽음을 맞이했다. 그로부터 8년이 지난 1937년에 생화학자 콘래드 엘베헴이 비타민B에 속하는 니코틴산, 즉 나이아신이 옥수수에 결핍되어있다는 사실을 발견했다. 당시는 대공황과 무료급식 덕에 펠라그라의 확산이 어느 정도 진정된 상태였다.

거짓말의 탄생: 우생학

남부 정치인들이 이 끔찍한 질병에 대해 무관심했던 것에는 영양소가 인간에게 미치는 영향력을 부정했던 찰스 대븐포트의 탓도 있다. 그가 옹호했던 대안적 우생학은 지금까지도 우리의 사고를 지배하고 있다. 대븐포트는 미국 우생학의 선도자들 중 하나였다. 이 우생학은 영국의 수학자이자 찰스 다윈의 친척인 프랜시스 갤턴 경에 의해 1863년에 최초로 착안되었다. 갤턴은 인간에게서 관찰되는 차이가 유전의 결과라고 추정했고, 건강하고 유능한 사람들끼리 결혼을 해야만 건강한 자녀를 낳을 수 있다고 믿었다. '태생이 좋다(well-born)'는 의미의 그리스어에서 유래된 우생학은 인류가 더 나은 번식을 통해 완벽해질 수 있다는 전제를 기반으로 하는 종교와 과학의 결합체다. 영양학은 우생학의 방정식에 들어가지 않았다.

남부지역의 폭력은 미국 우생학의 움직임에 영감을 주었다. 당시 남부 사람들의 신체건강과 정신건강이 영양실조로 인해 매우 심각해졌다는 것은 널리 알려진 사실이었다. 19세기에 많은 여행가와 작가들이 남부에서 유행하던 영양 질환을 관찰하고 창백한 피부, 발진, 움푹 들어간 가슴, 험상궂은 표정을 생생히 묘사했다. 수많은 사람들이 비위생적인 환경에서 생활했고 펠라그라뿐 아니라 정신이상, 간질, 결핵의 발병률도 높았다.

골드버거가 펠라그라를 영양 질환으로 발표한지 1년이 지난 1916년, 대븐포트는 그의 명성에 엄청난 범죄를 저질렀다. 그는 미국내과학술지에 펠라그라의 유전적 요인에 관한 논문을 발표했다. 대븐포트는 펠라그라가 유전질환이라는 견해를 입증하기 위해 상세한 표와 가계도를 제시했다. 대븐포트의 논문은 많은 분량과 과학적으로 얽힌 난해함, 권위적인 어조 때문에 어렵지 않게 받아들여졌다. 당시 제각각이었던 의학계는 의사들에게 논문의 진실성에 대한 의문을 요구하지 않았다. 대븐포트는 펠라그라를 비롯한 모든 사회 문제의 원인은 나쁜 식단이 아니라 나쁜 유전자 때문이라고 의학계를 설득했다. 게다가 그의 논문에는 펠라그라에 걸리지 않은 사람들이 우월하다는 것으로 확인되었다. 대부분 사람들이 내심 듣고 싶어 했던 바로 그 유전적 요인이라는 거짓말이었다.

대븐포트의 주장에 모두가 휘둘린 것은 아니었다. 그의 일부 연구방식에 심각한 결함이 있었고, 동료 우생학자들조차 그를 비판했다. 그의 방식은 과거에 이미 제기되었던 문제였다. 1913년과 1914년에 칼 피어슨과 데이비드 헤론을 비롯한 영국 갤런 우생학연구소의 연구원들은 대븐포트의 연구방식과 우생학기록보관소를 공개적으로 비판했다. 헤론은 대븐포트가 자신의 주장을 입증하기 위해 데이터를 조작했다고 말했고, 피어슨은 대븐포트의 속임수는 우생학의 권위를 불신하게 만들 것이라고 주장했다.

그러나 적어도 단기적으로는 그와 정반대의 효과로 나타났다.

펠라그라는 의사, 정치인, 우생학자들이 기피하는 질병이었다. 우생학은 대신에 폭력, 불임, 인종분리 등의 해결책을 주장하면서 영양학적 연구로부터 과학적인 초점을 이동시켰다. 심지어 '몰살'이라는 개념조차 '인류의 표준을 유지하기 위해' 허용되는 수단으로 삼았다. 펠라그라 질병의 대안적 가설이었던 우생학이 단기적으로나마 영양학의 현명함을 대신하는 결과로 변질되었다.

명쾌하고 그럴듯하지만 잘못된 해결책

미국 평론가 H. L. 멩켄은 말했다, "모든 인간의 문제에는 늘 잘 알려진 해결책이 존재한다. 명쾌하고 그럴듯하지만 잘못된 해결책 말이다." 인간의 모든 문제가 유전에서 비롯되었다는 가정은 결함이 있는 사람들을 제거함으로써 모든 문제를 해결할 수 있다는 믿음을 갖게 했다. 이것은 우생학적 해법의 잘못된 논리다. 20세기 초 우생학의 인기는 펠라그라, 구충, 요오드 결핍증 등의 의학적 사례로부터 교훈을 얻지 못하면서 나타난 결과였다. 진정한 의미에서 우리 모두는 찰스 대븐포트의 거짓말에 희생된 사람들이며, 그것은 머지않아 전 세계적인 피해를 초래했다. 우생학은 인종적 우월성을 약속함으로써 변호사이자 환경보호 운동가인 매디슨 그랜트 등 여러 유명 인사들을 유혹했다. 환경보호론자로서 그랜트는 캘리포니아의 삼백나무와 적갈색 침엽수인 레드우드와 아메리카 들소를 보존하기 위해 애썼고, 브롱크스 동물원의 설립과 엄격한 총기 규제를 위한 투쟁에 참여했으며, 고래와 대머리독수리, 가지뿔영양을 보호하기 위해 끊임없이 노력했으나 인간의 불임수술은 옹호했다.

1916년에 그랜트는 동시대의 과학자, 학자, 사업가들에게 많은 영향을 준 국제적 베스트셀러인 『위대한 인종의 소멸』을 출간했다. 이 책에서 그랜트는 다음과 같이 세계의 모든 문제에 대한 우생학적 해결책을 제시한다:

"이 책을 읽는 사람들은 인류의 미래에 희망이 없다고 느끼겠지만, 우리는 이미 해법을 찾아냈고 그 해법을 빠르고 관대하게 적용할 수 있다. 나약하고 부적합한 사람들, 다시 말해 사회적 실패자들을 선택적으로 제거하는 엄격한 시스템은 교도소, 병원, 정신병원을 가득 채운 반갑지 않은 사람들을 처리할 수 있을 뿐 아니라, 한 세기 안에 모든 문제를 해결할 수 있을 것이다. 부적격자 자신은 지역사회에서 자라서 평생 교육을 받고 보호받을 수 있겠지만, 그의 자손은 불임수술을 통해 멈추어야 한다. 그렇지 않으면 미래 세대들은 어설픈 감상적 온정주의자들 때문에 계속 늘어만 가는 부적격자들로 더욱 고통 받을 것이다. 이것은 모든 문제에서 실용적이고 자비로우며 불가피한 해결책인 동시에 점점 더 늘어나는 사회적 문제 집단에 적용할 유용한 방식이 될 수 있다. 이 집단은 항상 범죄자, 병자, 정신질환자부터 시작해서 점차적으로 나약한 사람들을 거쳐, 아마도 궁극적으로는 무가치한 인종으로까지 확장될 수 있다."

여기서 그랜트는 미국의 교도소와 정신병원을 가득 채운 미국 남부와 동유럽 출신의 가난한 백인들을 언급하는데, 이들 중 80퍼센트는 펠라그라 감염자였던 것으로 뒤늦게 밝혀졌다. 그 무렵 우생학기록보관소에서 대븐포트의 조수로 일했던 해리 H. 라플린이 우생학법을 통과시키기 위해 로비를 벌였다. 그는 우생학에 근거하여 강제불임수술과 이민제한을 위한 법안을 제안했다. 버지니아 출신인 몇 사람이 라플린법 제정에 대한 계획을 세우고, 미국연방대법원에 우호적 소송을 하기 위한 로비에 착수했다. 이 소송은 입양가정의 친척에게 성폭행당한 후 어린 나이에 딸을 출산한 캐리 벅의 권리를 고의로 훼손함으로써 예상되는 반발을 사전에 차단하고자 할 목적이었다. 캐리 벅의 양부모 가족은 친척의 기소를 피하기 위해 그녀를 간질환자와 정신박약자를 위한 버지니아요양소로 보냈다. 그곳의 관리자는 정신박약자의 불임수술을 옹호했으며 이전에 환자의 의사에 반하여 불임수술을 강제한 혐의로 고소당하기도 했었다.

관리자는 기어코 버지니아 주 의회를 설득하여 1924년에 단종법[15]을 통과시키고, 정신박약자들에 대한 불임수술의 권한을 버지니아 주에 부여했다. 1927년, 캐리 벅 사건이 마침내 연방대법원으로 넘어갔다.

라플린은 캐리 벅 사건을 과학적으로 분석하고 다음과 같은 결론을 내렸다. "벅과 그녀의 친어머니는 무기력하고 무지하고 무가치한 남부의 반사회적 백인계층으로서……(중략). 그것은 캐리 벅의 정신박약과 비행의 주요 원인이 환경이 아닌 유전임을 가리키는 강력한 증거다." 판사는 판결문을 통해 다음과 같이 밝혔다. "퇴화한 후손이 범죄로 처형되기를 기다리거나 낮은 지능으로 굶주리도록 내버려두기보다, 사회가 인류의 존속에 명백히 부적합한 자들을 사전에 방지할 수 있다면 모두를 위해 더 좋을 것이다."

1927년 연방대법원은 벅의 판결을 통해 우생학을 국법으로 만

---

15 우생학적 입장에서 유전성 지적 장애인의 생식 능력을 없애는 법. –주

들었다. 최종적으로 33개 주가 우생학법을 채택했다. 캘리포니아는 우생학법을 가장 활발히 적용하여 어마어마한 수의 비자발 불임수술을 시행했다. 6만 명의 미국인들이 강제로 불임수술을 받았고 대다수는 백인이었다. 그중 1/3이 캘리포니아에서 시행되었다. 그것은 전 세계적인 재앙의 시작이었다.

그보다 3년 전인 1924년, 청년 아돌프 히틀러는 매디슨 그랜트의 『위대한 인종의 소멸』을 독일어 번역판으로 읽고 깊은 감명을 받았다. 훗날 히틀러는 그 책을 자신의 '성서'라고 불렀다. 히틀러의 나치당은 1933년에 정권을 잡았고, 캘리포니아의 우생학법을 본 따서 뉘른베르크 법을 만들었다. 캘리포니아의 불임수술에 대한 노력은 나치와 그들의 '최종적인 해결책'에도 영감을 주었다. 1934년, 독일을 방문 중이던 캘리포니아의 유망한 우생학자 C. M. 괴테는 강제불임수술을 지원하던 '인간개량재단'의 설립자 E. S. 고즈니에게 다음과 같은 내용의 편지를 보냈다.

"이 획기적인 프로그램으로 자네의 활동이 히틀러 뒤에 있는 지식인들의 견해를 형성하는 데 아주 강력한 역할을 했다는 걸 알면 자네도 흥미로울 거야. 어디서든 나는 미국인들의 생각, 특히 인간개량재단의 활동에서 엄청난 자극을 받았다는 게 곳곳에서 느껴져. 친애하는 나의 친구여, 6천만 명의 위대한 정부를 깨우쳐 움직이게 한 그 견해를 평생 가져가기 바라네."

나치는 약 40만 명으로 추정되는 사람들에게 불임수술을 시행했다. 버지니아의 한 우생학자는 "나치 독일이 우리가 만든 게임에서 우리를 이기고 있다"며 불평했다. 나치는 우생학이라는 미명 아래 총 550만 명을 몰살시켰고 오늘날까지 우리를 괴롭히며 지속적인 영향을 미치는 제2차 세계대전을 일으켰다.

전쟁 후, 히틀러의 주치의였던 칼 브란트 소장은 홀로코스트 기간의 유대인 학살과 관련된 극악무도한 범죄로 뉘른베르크 군사재판에 회부되었다. 브란트의 변호사는 매디슨 그랜트의 책 '위대한 인종의 소멸'을 증거로 제시하며 그를 변호했다. 또 나치는 재판을 받는 동안 캐리 벅의 사건에서 재판관이 했던 말을 인용했다. "정신박약자는 삼대로 족하다."

히틀러가 저지른 범죄는 아무리 강조해도 지나치지 않다. 그러나 당시 나치당도 미국의 일반 대중들로부터 애써 감춰지고 있는 것들에 대해 알고 있는 것 같았다. 그들은 영양이 중요하다는 것을 이해하고 있었다. 나치는 게르만 민족에 의한 지배를 공언하는 데 그치지 않고, 역사상 가장 혁신적인 무료급식 프로그램을 최초로 시행하면서 그들의 목표를 실현하기 위해 적극적으로 노력했다. 나치는 독일의 유력 저널지 두 곳에서 편집자로 일했던 대븐포트를 비롯해 많은 미국 과학자들과 긴밀히 협력했다. 그들은 석면과 식용색소와 같은 발암물질이 포함된 건강에 나쁜 물질을 전면금지했다. 또 과도한 지방, 설탕, 알코올의 섭취에 반대하며 건강한 음식의 섭취를 장려하는 정책들을 수립했다. 독일 라이히보건국의 영양생리학자, 오토 플뢰스너는 건강한 자연식단이 종족의 건강을 보완한다고 믿었다.

수십 년 전의 미국 과학자들처럼 나치 연구원들도 부적절한 식습관이 암 발병률을 높인다는 결론에 도달했다. 그들은 동물성 지방을 피하면서 신선한 과일, 채소, 통곡물 빵을 섭취하라고 권장했다. 1930년대 나치당의 청소년 조직인 '히틀러 유겐트'의 식사 매뉴얼인 '적절한 식사를 통한 건강법'은 영양가 없는 식물 칼로리의 위험성에 대해 설명하고 대두처럼 건강에 좋은 콩과식물을 육류의 대체품으로 소개했다. 1939년, 히틀러는 폴란드를 침공하여 홀로코스트를 자행하고 제2차 세계대전을 일으켰다.

이것은 비극적인 역사적 사건을 앞둔 시기에 영양이 어떤 역할을 했는지는 거의 알려지지 않은 이야기다. 이 놀라운 이야기는 '현실의 실상'에 대해 아무런 의심 없이 받아들이는 것에 대한 경고이다. 나치의 모순된 주장들처럼 과학과 가짜 과학이 악을 조장하는데 이용된 사례는 늘 존재했었다.

군대가 패스트푸드 산업을 개시하다

제2차 세계대전이 끝나고 1960년대에 미국의 범죄율이 폭발적으로 증가했다. 아프리카계 미국 흑인들에게는 재앙에 가까운 공포였다. 전쟁은 미국을 경제적, 사회적, 육체적으로 탈바꿈시켰다. 전쟁은 역사상 최장기간의 경제 붐을 일으켰고, 미국을 세계 초강대국으로 만들었다. '제대군인 지원법(G.I. Bill)'이 수백만의 제대군인들에게 대학교육을 제공하면서 1947년에는 대학생의 47퍼센트가 전역군인이었다. 주택, 농장, 사업체 매입에도 혜택을 주었다. 전쟁이 나라 전체를 부양시켰던 것이다. 1949년에는 미군의 인종차별 폐지가 시민운동으로 이어졌다. 그러나 우리가 간과한 가장 중대한 변화는 제2차 세계대전이 미국인의 식습관을 완전히 바꿔놓았다는 사실이다.

나치가 영양학을 발전시키는 동안, 미국의 과학자들은 화학적 수단에 의해 영양소를 충분히 섭취할 수 있다는 잘못된 전제를 가지고서 연구가 진행되고 있었다. 20세기에 들어와서도 의학 전문가들은 펠라그라의 대유행으로부터 교훈을 얻는 데 실패했다. 부실한 영양이 만성질환과 뇌기능 손상으로 이어지는 과정을 이해하는 것만으로도 끊임없이 반복되는 수많은 비극을 피할 수 있었을 것이다.

히틀러가 폴란드를 침공하고 2년이 지난 1941년 12월 14일, 일본이 진주만 공격을 개시하여 미국을 국제분쟁으로 끌어들였다. 이에 맞서 미국은 국내 산업을 지구상에 존재한 적 없는 대규모 전쟁기계로 변모시켰다. 미군은 무기와 전 세계에 퍼져있는 대규모 병력을 먹일 방법을 강구해야 했다. 파병부대를 먹이는 일은 오래된 과제였다. 나폴레옹도 이 문제로 좌절하며 이렇게 말했다. "군대는 밥심으로 진군한다." 1795년, 프랑스 군대는 새로운 음식 보존법을 개발하는 사람에게 12,000프랑을 주겠다고 발표했다. 15년 후, 프랑스의 니콜라스 아페르가 지금과 동일한 기초공정을 이용하여 생산하는 통조림 식품에 대한 아이디어를 내놓았다.

그리고 1937년에 미국의 호멀 회사가 통조림 스팸을 개발했다. 그것은 완벽한 전투식량처럼 보였다. 전쟁이 끝날 무렵, 미군이 구입한 6만8천 톤 이상의 스팸은 주요 식료품이 되어 전 세계, 특히 태평양 지역으로 빠르게 퍼졌다. 게다가 미군용으로 개발된 초콜릿, 툿시 롤(캔디), 인스턴트커피 등의 상품들도 미국인의 단골메뉴가 되었다. 미군은 전쟁터에서도 썩지 않을 음식을 원했고, 군인들은 퇴역 후에도 전쟁터에서 먹었던 음식들을 갈구했다. 초코바, 트윙키, 데블 독스와 같은 케이크 류, 맥도널드 같은 패스트푸드 전문점이 우후죽순으로 생겨나 그들의 욕구를 채워주며 돈을 벌었다.

대공황과 제2차 세계대전 동안, '농장에서 식탁까지'라는 프로그램과 육류의 배급제도로 인해 채소 섭취량이 증가하면서 미국인의 식단이 잠시나마 개선되었다. 그러나 미국인들은 과거의 실수에서 아무런 교훈도 얻지 못하고 지금의 미국식 식단을 만들었고 그들 자신의 성과물에 중독되는 희생양이 되었다. 잠복성 펠라그라를 야기하는 옥수수, 베이컨, 당밀 위주의 식단과 마찬가지로 가공된 패스트푸드 위주의 식단은 신체적, 정신적, 지적인 문제를 야기하고 유전적인 열등의식에 사로잡히게 만든다. 오늘날 도시와 시골의 빈곤층은 신선한 음식을 접하기 힘들기 때문에 이러한 영양과 관련된 문제에 더 심각한 영향을 받는다.

1945년에 전쟁이 끝나고 폭발물 제조에 쓰였던 질산암모늄이 대량으로 비축되었다. 질산암모늄은 폭탄의 원료로 쓰였을 뿐 아니라 특정 곡물을 더 빨리 자라게 했다. 정부는 전쟁기계를 평화의 도구로 바꿀 수 있기를 원했고, 이에 부응하여 농무부 직원들은 폭탄의 주재료를 비료로 바꾸자는 기막힌 아이디어를 생각해냈다. 또 인간과 곤충 모두에 효과를 보였던 신경가스는 살충제로 변신했다. 전쟁의 잔재가 모습을 바꾸어 미국의 농업시스템으로 확산된 것이다. 인도 출신의 환경운동가 반다나 시바는 "우리는 여전히 2차 세계대전의 남은 잔재를 먹고 있다"고 역설했다.

질산암모늄 비료는 옥수수 재배에 가장 효과적이다. 전쟁에 사용된 폭탄재료가 전쟁 후에는 옥수수 생산량의 폭발적인 증가를 이끌었다. 사업가들이 잉여분의 옥수수를 사용할 기발한 방법들을 고안해냈고, 목장 주인들은 그것을 가축사료로 썼다. 오늘날, 옥수수 사료를 먹인 가축을 "전통적인 방식으로 먹였다"고 소개하는 것은 소비자를 기만하는 행위다. 이처럼 전통방식으로 먹였다는 소는 천연목초를 먹고 자란 소들에 비해 매우 빠르게 자라지만, 건강상태는 매우 안 좋다. 옥수수 사료를 먹인 소는 자연적인 면역기능을 상실하여 박테리아 감염에 취약해지고, 목장 주인들은 그런 소들에게 높은 용량의 항생제를 사료와 함께 섞어서 먹인다.

옥수수 사료를 먹인 소의 고기는 천연목초를 먹인 소의 고기와 화학적으로 다르다. 예를 들어, 옥수수 사료를 먹인 소의 고기는 오메가-3 DHA의 함량이 매우 낮다. 옥수수 사료를 먹이면 더 좁은 땅에서 더 많은 소를 더 빨리 키울 수 있기 때문에 소고기 생산비용이 대폭 감소한다. 옥수수 생산을 위한 정부지원금이 값싼 육류시장의 성장을 크게 도왔다. 이에 따라 패스트푸드 전문점이 폭발적으로 증가하고 DHA가 결핍된 육류의 섭취량도 급증했다.

앞서 살펴봤듯이 가공식품, 패스트푸드, 그리고 인공 사료를 먹인 가축의 고기를 다량으로 섭취하는 사람들의 혈중 DHA 농도는 매우 낮을 것으로 보인다. 한 국제연구에 따르면, 미국인들의 혈중 오메가-3 지방산인 DHA 와 EPA 농도는 심각할 정도로 낮으며, 이러한 결과는 세로토닌 기능에 직접적인 영향을 주고 범죄율을 높인다.

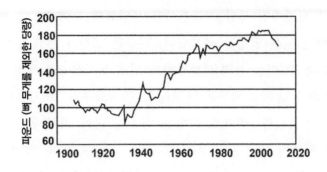

옥수수의 또 다른 새로운 용도는 1952년, 전후 일본군 과학자들을 민간연구소로 이동 배치하면서 설립된 일본의 산업기술원(AIST)에서 나왔다. 1971년, AIST의 과학자였던 요시유키 타카사키가 액상과당(HFCS)이라는 특허를 냈는데, 이것이 결국 미국 대중에게 떨어진 폭탄이 되었다. 옥수수 녹말을 분해하면 달콤한 단당류가 만들어지는데 액상과당은 박테리아에서 추출한 효소로 이 옥수수 녹말을 분해하여 생산한다. 이것은 포도당이나 설탕보다 더 달다. 제2차 세계대전 후에 옥수수는 지구상에서 가장 풍부한 식품이 되었고, 현재 대부분의 옥수수는 미국인들에 의해 소비된다. 미국인들은 액상과당도 가장 많이 섭취한다. 오늘날 미국인의 옥수수시럽 소비량은 연간 27킬로그램이며, 당뇨병 환자의 비율도 그와 함께 증가했다. 정책 입안자들은 건강하지 않은 식단의 단기적인 영향에만 주목할 뿐, 당뇨와 같은 장기적인 영향에 대해서는 대체로 무관심하다.

상온에서 장기 보관되고, 농축되고, 휴대 가능한, 그리고 중독적인

제2차 세계대전 동안 식품분야를 산업화하고 대규모의 연합군을 먹이는 일은 엄청난 과제였다. 미군은 명령과 동시에 전투태세를 갖출 수 있는 전력을 보강하기 위해 전투식량을 생산하거나 군사표준에 맞는 소비재를 만드는 등 미국표준식단(SAD)을 적극적으로 개발했다. 현대의 상업용 식품은 군에 의해 만들어졌으며, 그 덕분에 미군은 전쟁을 효과적으로 수행할 수 있었다. 전후에 이 제조기술이 식품산업으로 넘겨지고 식재료가 저렴하게 생산되면서 전투식량이 널리 퍼지고 대량으로 소비될 수 있었다. 패스트푸드의 원래 목적은 장기적으로 건강을 최적화하는 것이 아니라 전쟁터에서 병사들의 기운을 북돋우려는 것이었다.

에너지 바, 통조림 식품, 델리 미트, 심지어 골드피시 크래커까지 전부 전투식량에서 유래되었다. 아나스타샤 드 살세도는 2015년에 출간된 자신의 저서 『전투식량이 된 주방: 미군은 우리의 식습관을 어떻게 형성했는가』에서 우리가 오늘날 슈퍼마켓에서 발견하는 포장된 가공식품들 중 얼마나 많은 것이 군 연구소의 과학 실험으로 시작되었는지를 묘사하고 있다. 현대의 수많은 가공식품들은 매사추세츠 주에 있는 미군 연구단지 네이틱 솔저시스템센터에서 시작되었다. 이 연방연구소에서는 군인들의 전투식량의 맛과 유통기한을 개선할 방법을 연구했다. 골드피시 크래커와 치토스에 들어있는 가공 치즈는 네이틱 솔저시스템센터에서 개발한 식재료 중 하나다. 또 네이틱 솔저시스템센터는 빠른 열량공급원으로 고안된 빵과 에너지 바의 보존기간을 늘리는 데 기여했다. 군은 전투식량에 사용되는 과학을 대중을 위한 식량공급에 투입했다. 그것은 강력한 산업기반을 확보하여 국방 전투태세의 토대로 삼으려는 광범위한 정책의 일부다.

　제2차 세계대전은 미국인들의 식단을 바꾸었다. 사람들은 풍미가 강하고 오래 보관할 수 있는 가공식품에 익숙해졌다. 1943년, 전시 식품청에서 빵 비축을 지시하는 제1호 법령을 제정했다. 이 법령은 1946년에 폐지되었지만 빵 비축은 계속되었다. 강화된 비타민은 손실된 수백 가지의 영양소를 무시하면서 선별된 몇 가지만 대체함으로써 장기적으로 인체에 제기 될 문제를 감춘다. 현대 영양학은 비타민과 미네랄이 아닌 천연식물에서 인간에게 필요한 수백 가지의 복합성분(파이토케미컬 혹은 식물성 영양소라고 불린다)을 밝혀냈는데, 아직 그 전부가 확인되지 않았다.

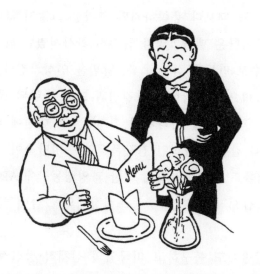

"인산, 카페인, 소금, 인공 캐러멜 색소를 넣은 액상과당 라지 사이즈 한 잔이랑
옥수수 시럽 유화제, MSG, 황색소를 첨가한 감자튀김 한 접시 주세요."

미국 정부는 과거의 실수로부터 교훈을 얻지 못한 채 미국인들을 파괴하는 음식에 보조금을 지원하고 있다. 전반적인 신체건강과 뇌 건강을 최적화하려면 DHA를 함유한 자연 그대로의 동물성 식품과 함께 다양한 색의 식물성 식품이 필요하다. 식물에서 얻기 힘든 비타민12와 DHA 등의 영양소는 보충제로 섭취하면 된다.

식품산업은 소수의 식물 종으로부터 놀라울 정도로 다양한 식품을 만들어낸다. 오늘날 옥수수, 콩, 밀, 쌀 등 4개 작물이 인간이 섭취하는 전체 칼로리의 3분의 2를 차지한다. 이 열량에 상업용 동물성 식품의 섭취량이 증가함으로써 우리가 과일, 채소, 견과류, 씨앗을 우리의 식탁에서 몰아냈다는 사실이 더욱 명백해진다. 제2차 세계대전 이후에 육류, 유제품, 가공식품의 보급량은 계속 증가했고 영양의 다양성은 그만큼 줄어들었다.

음식은 그 어느 때보다 풍족하지만 영양은 그렇지 않다. 놀랍게도 미국표준식단은 펠라그라를 급속히 확산시켰던 남부의 3M 식단인 (옥수수로 만든)주식과 육류, 당밀을 연상시킨다. 식품을 강화하려는 노력으로 심각한 영양결핍과 그와 관련된 질병(펠라그라, 구루병, 각기병)을 사라지게 했지만, 그 대신에 비만, 당뇨, 정신질환과 같은 만성적인 건강문제와 수명단축이 야기되었다. 치매 발병률도 주의력결핍에 의한 과잉행동장애(ADHD), 기타 학습장애, 잠재적 공격성, 충동조절장애의 그늘에 의해 가려졌다.

영양학의 발전에도 불구하고 미국인의 신체적·정신적 건강은 심각한 고통에 시달리고 있다. 낮은 가격, 매력적인 맛, 높은 수익성이 패스트푸드의 소비를 확대시켰다. 앞서서 살펴봤듯이 가공식품의 중독성, 그리고 만성질환을 유발하는 식습관을 바꾸는 대신 의학적인 문제에 약물로 해결하려는 욕구 등 여러 가지 이유로 이 문제를 아직 해결하지 못하고 있다.

변화는 일어날 수 있다

납이 첨가된 휘발유도 오늘날의 패스트푸드와 유사한 대참사를 일으켰다. 1920년대, 석유회사들은 효율적인 주행을 위해 독성이 매우 강한 테트라에틸 납을 휘발유에 첨가하여 옥탄(가솔린 냄새가 나는 액체) 농도를 높였다. 전후의 경제호황으로 자동차 수가 급격히 증가했고, 모든 자동차가 납이 첨가된 휘발유를 연료로 사용했다. 몇몇 연구들에 따르면, 납이 첨가된 휘발유는 뇌 손상을 일으켜 행동과 학습능력에 영향을 미친다. 인구밀도가 높은 도시에 사는 사람들은 교통정체와 고층빌딩이 만든 협곡으로 인해 납이 첨가된 휘발유에 더 집중적인 영향을 받는다. 이것은 빈곤층의 부실한 영양 상태를 더 불균형하게 만들었다.

납 농도가 떨어지면 폭력범죄율도 그와 비슷하게 떨어지는 것으로 볼 때, 대기의 납 농도 증가와 폭력범죄 발생률의 증가는 연관성을 갖는다. 휘발유와 페인트에서 납을 제거한 것은 20세기의 가장 성공적인 공중보건계획 중 하나다. 신선한 과일과 채소에 들어있는 산화방지제도 납의 독성 효과를 감소시킨다.

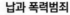

납과 폭력범죄

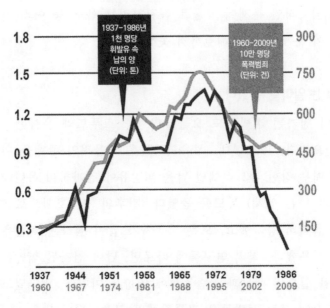

미국 정부는 납에 의한 오염이 심각한 문제라는 증거를 보고도 적절한 대응을 하지 못했는데, 그 이유는 해결책이 비현실적이라는 생각 때문이었다. 그러나 그것은 잘못된 판단이었다. 1989년에 분기별 세계건강통계에 실린 논문에 인용된 몇 가지 연구들을 보면, 납이 첨가된 휘발유를 제거하여 얻는 혜택은 그것의 제거 비용보다 10배 더 높게 나타난다. 저자들은 다음과 같이 현명하게 논문을 마무리했다. "초기 경고에 주의를 기울이고 건강문제에 관해 더 나은 예비조사를 수행했더라면, 휘발유 속의 납으로 인한 환경적 재앙은 피할 수 있었을 것이다. 그렇지만 공중위생을 보호하기 위한 규정이 만들어지기도 전에 반박할 수 없는 인과관계의 증거부터 서둘러 요구해서도 안 된다고 본다."

확실히 단정할 수는 없지만, 납 오염이 폭력을 야기했음을 시사하는 연구가 나왔다. 납을 휘발유에서 제거하자 폭력범죄 발생률도 덩달아 떨어진 것이다. 그러나 납 문제가 식생활 문제와 겹쳐있다 보니 폭력범죄 발생률이 1960년 이전 수준까지 떨어지지는 않았다. 탄산음료, 패스트푸드, 정크푸드를 섭취하는 과정에서 비슷한 문제가 발생했다. 설탕이 첨가된 액상과당으로 탄산음료와 지방의 섭취량이 동시에 급증하면서 상황이 더욱 악화되었다. 기름은 영양가 없는 정크푸드다. 다시 말해, 기름은 미량영양소나 섬유질 없이 농축된 고열량만을 제공한다. 또 기름에 들어있는 과량의 오메가-6 지방산이 오메가-3 지방산을 더 부족하게 만든다.

미국표준식단에 의해 야기된 건강문제를 손쉽게 해결할 방법은 없다. 정책 입안자들은 공공보건보다 상업적인 식품산업에 더 유리한 의사결정을 내리고 있으며, 식품과 의약 산업은 워싱턴 정가의 변화를 더디게 하고 억제하는 엄청난 영향력을 가지고 있다. 보건당국이 저지른 영양상의 정책 실수도 큰 타격을 주었다. 예를 들어, 1961년에 미국심장협회는 미국인들에게 포화지방산의 섭취를 줄이고 버터와 같은 동물성 지방을 식물성 기름, 쇼트닝, 마가린으로 대체하라고 권고했다. 하나의 위험한 음식을 또 다른 위험한 음식으로 대체하게 된 것이다. 이 과정에서 대부분의 미국인들이 기름을 주로 대두유(콩기름)에서 얻게 되었다. 정부는 제조 원가에 민감한 가공식품 제조업자들에게 보조금을 지급하여 대두유를 가성비 좋은 식재료로 만들었다. 대두유와 같은 채소와 씨앗의 기름에는 일반적으로 오메가-6 지방산에 속하는

리놀레산이 매우 높고, 오메가-3 지방산에 속하는 알파리놀렌산
(ALA)이 낮게 함유되어 있다.

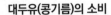

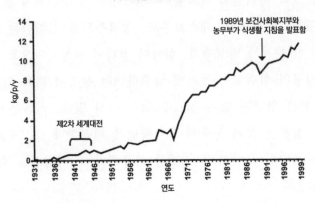

리놀레산의 섭취량 증가는 범죄율 증가에 직접적인 영향을 주
며, 우리가 아직 다루지 못한 기능도 가지고 있었다. 또 식품용
기름에 의한 리놀레산의 섭취량 급증은 1960년대부터 시작된 살
인 발생율의 증가와 상관관계를 갖는다. 이 문제는 꾸준히 연구
되었지만 조직적으로 무시되었고, 휘발유에 첨가된 납으로 인해
발생했던 문제를 연상시켰다. 4천 명을 대상으로 한 젊은 성인의
관상동맥 발병위험성에 대한 역학조사에 따르면, 조직 내의 오
메가-3 지방산 농도가 낮은 사람들은 더 적대적인 성향을 보였
다. 기름진 패스트푸드에는 오메가-6 리놀레산이 풍부하고 오메
가-3 지방산은 소량으로 들어있다. 오메가-6 지방산을 많이 섭
취할수록 오메가-3 지방산도 더 많이 필요하게 되는데 그렇게
되면 뇌를 보호하는 오메가-3 지방산의 생성이 더 많이 억제된

다. 또 다른 연구는 EPA와 DHA가 풍부한 해산물을 다량으로 섭취하는 전 세계 36개국에서는 살인에 의한 사망률이 낮게 나타난다는 것을 발견했다. 아직 성장 중인 젊은이들의 뇌가 영양상의 스트레스로 고통을 받고 있는 것이다.

과거로부터 배우기

현상유지는 변화를 거부하기 마련이다. 흡연이 해롭다는 주장에도 강력한 반발이 있었다는 사실을 기억할 필요가 있다. 일부 사람들은 결정적인 증거를 제시해도 절대 인정하지 않을 것이다. 영양결핍이 인간의 잠재력을 즉각적으로 파괴할 수 있다는 것은 명백한 사실이다. 영양가 낮은 식단은 뇌에 스트레스를 주고 뇌의 물질대사를 저해하여 의사결정에 영향을 미친다. 과거와 현재의 빈곤, 폭력, 범죄, 약물남용, 건강상의 엄청난 비극 등 사회의 심각한 문제들은 억압 받는 사람들의 식생활에 뿌리를 두고 있다. 과거에도 그랬지만 지금은 특히 더 그렇다.

건강에 좋지 않은 식습관은 불평등과 편견, 인종차별과 편협함을 낳게 된다. 오늘날, 현대의 식습관이 수많은 비극을 야기하고 자폐부터 소아암, 학습장애, 조기사망, 그리고 약물중독과 범죄까지 다양한 형태로 사회에 영향을 준다는 사실을 우리는 알고 있다. 이제는 그 비극을 끝내야 할 때다.

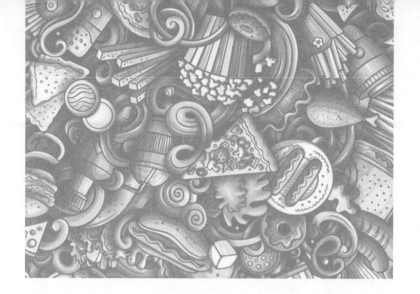

DNA, 사회적 에너지, 그리고 패스트푸드

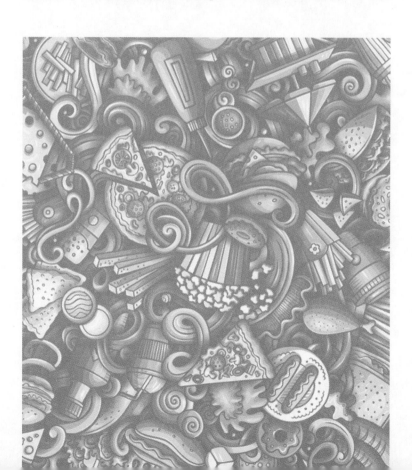

DNA, 사회적 에너지, 그리고 패스트푸드

> 사실 모든 삶은 서로 밀접하게 연관되어있다. 인간은 피할 수 없는 상호의존적 네트워크 속에 갇혀, 운명이라는 옷 한 벌 속에 묶여있다. 한 사람에게 직접적인 영향을 미치는 것은 모두에게 간접적인 영향을 준다. 당신이 무엇인가 되기 전까지 내가 무엇이 될 수 없고, 내가 무엇이 되고 나면 비로소 당신도 무엇이 될 수 있다……. 이것이 현실의 상호의존적 구조다.
>
> — 마틴 루터 킹 주니어

국민의 건강을 변화시키려면 다면적인 노력이 필요할 것이다. 인간의 유전자는 인간을 보호하고 번성시키도록 프로그램 되어 있다. 이 보호기능은 타고나는 것이지만, 인공적인 가공식품 에 의해 완전히 손상될 수도 있다. 그리고 지금 그런 일들이 실제로 일어나고 있다. 우리는 사회적 동물인 인간의 상호작용이 서로의 의사결정과 행동에 어떤 영향을 미치는지에 대해 점점 더 많이 알아가고 있다. 이 장에서는 잘못된 음식의 선택이 우리의 유전적 경향과 행동을 어떻게 저해시키고, 나아가 나쁜 식습관과 사회적 선택에서 벗어나는 것을 어떻게 더 어렵게 만드는지 그 악순환의 과정을 살펴볼 것이다. 이 문제의 복잡성을 이해하는 것이 우리에게 필요한 변화를 만드는 첫 번째 단계다.

패스트푸드 섭취가 우리의 후손에게도 해악을 끼칠 수 있으니 조심해야 한다. 건강하지 않은 식단, 과체중, 특히 단백질의 과다섭취가 초래하는 부정적인 결과가 유전자에 각인되어 다음 세대에 전달될 수 있다는 증거가 축적되고 있다. 예를 들어, 한 연구는 농작물이 거의 없는 스웨덴 최북단의 외버칼릭스 교구에서 태어난 사람들의 3세들을 조사했다. 또 식품의 유용성을 확인하기 위해 농작물 수확, 음식 가격 등의 역사적 기록을 살펴보았다. 북극권 지역에서 자라는 주요 농작물은 동물사료에 많이 쓰이는 보리와 귀리다. 1905년, 외버칼릭스의 주민들은 수입산 과일과 채소를 접할 수 없어 육류를 많이 먹었다. 몇 년간 풍작이 이어져 먹을거리가 풍성해지자 육류 섭취량도 덩달아 늘어났다. 그러다 먹을거리가 귀해지면 육류 섭취량도 감소했다.

놀랍게도 이 식단은 3대에 걸쳐 건강한 영향을 주었다. 연구자들은 육류가 풍부했던 시기와 먹을거리가 부족했던 시기의 사람들을 비교했다. 그리고 유년기에 육류를 많이 먹은 사람들의 자녀와 손주들에게서 성인기의 심혈관계 질환이 매우 높게 나타난다는 사실을 발견했다. 이와 마찬가지로 육류를 섭취하지 못한 사람들의 3세들은 상당히 긴 수명을 누렸다. 육류를 가장 많이 섭취한 사람들의 자녀와 손주들은 그보다 수십 년 먼저 사망했다.

이들의 수명을 단축시킨 것은 정크푸드가 아니라 동물성 단백질의 과다섭취로 의한 유전자변형이었다. 그들은 유전자변형(후성 유전학적변형이라고 불림)을 자녀와 손주들에게 전달했다. 먹을거리를 구하느라 고군분투했던 사람들의 3세들은 장수를 누렸던 반면, 먹을거리가 풍족했던 사람들의 3세들은 오래 살지 못했다는 것이 언뜻 이해되지 않는다. 이것은 여러 개의 조각들이 맞춰져 어떻게 전체 시스템을 형성하는지를 보여주는 시스템적 관점으로 봐야만 이해할 수 있다.

포식자와 그들의 먹잇감은 상호의존의 순환 고리 안에 공존한다. 따라서 누군가에게 벌어진 일은 또 다른 누군가에게 영향을 준다. 자연은 각 포식자에게 한정된 먹잇감만을 배당하는데, 포식자들이 먹잇감을 너무 많이 먹어치워서 식량이 고갈되면 동족을 잡아먹고 먹잇감을 멸종시킬 것이기 때문이다. 포식자 집단의 크기는 먹잇감 집단의 크기와 매우 밀접하게 관련되어있다. 예를 들어, 특정지역 내에 있는 캐나다산 스라소니의 개체 수는 산토끼의 개체 수와 직접적인 연관성을 갖는다. 캐나다산 스라소니가 사는 북극권 부근지역 환경에서는 산토끼 외에 먹을 수 있는 것이 거의 없다. 북부지역에 매서운 겨울이 찾아오면 산토끼는 식물 대신 나무껍질을 먹으며 생존을 이어간다. 10년을 주기로 캐나다 스라소니의 개체 수가 감소할 때마다 산토끼의 개체 수는 폭발적으로 증가한다. 캐나다 스라소니의 개체 수가 감소할 때는 늘 산토끼의 개체 수가 증가하여 캐나다 스라소니의 식량이 풍족한 시기가 존재한다.

연구자들은 이와 관련된 연구를 통해 포식자가 할당량보다 더 많은 먹잇감을 먹으면 과다섭취로 인해 수명이 짧아진다는 사실을 밝혀냈다. 토끼를 너무 많이 잡아먹으면 살아남은 극소수의 토끼가 개체 수를 다시 채워야 한다. 즉, 너무 많은 개체 수가 잡아먹혀 먹잇감(토끼)이 급격히 줄어들면 자손을 번식하기 어렵다. 자연은 멸종을 막는다. 단백질 과다섭취가 포식자의 DNA를 바꾸어 포식자와 자손들의 수명을 단축시키면, 토끼는 더 이상 잡아먹히지 않고 충분한 개체 수를 유지할 수 있다.

이 사례는 자연이 포식자의 먹이 섭취량에 따라 포식자의 DNA 발현을 변화시킴으로써 생태학적 평형을 유지하는 과정을 잘 보여준다.

자연법칙은 포식자의 DNA 내에서 이루어진다. 그것은 집단의 생존을 보장하기 위해 개별적인 개체와 그 자손에게 불이익을 준다. 이 법칙은 인간을 비롯한 다른 포유류들에게도 동일하게 적용된다. 먹을거리가 풍족할 때는 인간도 많이 먹는다. 우리는 보통 식료품점에서 깔끔하게 포장된 고기를 사먹기 때문에 자신을 포식자로 여기지 않는다. 그러나 육류를 먹는다면 무조건 포식자다. 그리고 우리의 유전자는 육류의 출처 따위에는 관심이 없다. 육류의 과다섭취는 인간의 수명을 단축시킨다. 그리고 그렇게 단축된 수명은 후대 세대에게 전달된다.

팔레오 식단의 옹호론자들은 주로 육류를 섭취했던 구석기인들이 현대인들보다 더 건강했다고 믿기 때문에 육류를 많이 먹을수록 더 건강해질 것이라는 그릇된 믿음을 가지고 있다. 그러나 구석기인들의 뼈를 분석한 결과, 대부분은 중년의 문턱을 넘기지 못하고 사망한 것으로 밝혀졌다. 어떤 특정 시기와 지역에서의 구석기인들은 최고의 포식자로서 사냥한 동물에게서 대부분의 열량을 얻었고 대부분 젊은 나이에 사망했다. 물론 초기 인류는 지역 서식지에서 먹을 수 있는 것들을 다양하게 먹었다. 그들은 수명을 최대로 연장하기 위해 과학적으로 만든 식단을 먹은 것이 아니라 그저 생존과 번식을 위해 닥치는 대로 먹었다.

현대 과학은 육류의 과다섭취와 수명단축의 관계에 관해 대단히 흥미로운 사실들을 알아냈다. 우리는 동물성 단백질을 많이 먹을수록 인슐린 유사성장인자(IGF-1)가 다량으로 생성되어 인간의 수명이 단축된다는 사실을 알고 있다. 채식주의자들은 훨씬 더 적은 양의 IGF-1을 생성하므로 포식자 집단처럼 수명단축을 겪지 않는다. 신뢰할 만한 연구들에 따르면, 식물성 식품을 더 많이 섭취할수록, 그리고 동물성 식품을 더 적게 섭취할수록 수명은 늘어난다.

이러한 연구들은 수십 년간 수천 명을 추적하는 데다 죽음이라는 확실한 결과물을 사용하기 때문에 더 큰 신빙성과 중요성을 갖는다. 그리고 3장에서 언급한 연구들이 증명한 것처럼, 식물의 파이토케미컬은 이와 정반대로 작용하여 노화를 늦추고 면역기능을 강화하며 암을 예방한다. DNA의 메틸화(유전인자들이 단백질로 발현되는 것을 억제) 손상은 너무 많은 동물성 식품과 패스트푸드를 섭취함으로써 발생되며 노화와 암 발생을 촉진한다. 뿐만 아니라 육류 위주의 식단은 최적의 건강상태를 유지하는 데 필수적인 파이토케미컬이 풍부한 식물성 식품의 섭취를 방해한다.

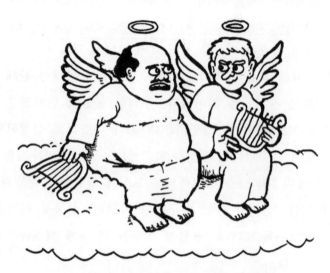

"난 펼먼 박사에게 채소를 먹느니 죽겠다고 말했어,
하지만 그건 이 위에 먹을 게 전혀 없다는 사실을 알기 전이었어."

　DNA의 작용방식을 완전히 이해하려면 한참 멀었다. 그럼에도
불구하고 DNA가 생명의 존재를 가능하게 할뿐 아니라 다양한 종
들을 보존하기 위해 후손을 보호한다는 것이 갈수록 더 명백해지
고 있다. 다량의 육류를 섭취하면서도 노년의 건강을 유지할 방
법을 찾는 것은 마치 이길 수 없는 전쟁을 벌이는 것과 같다. 중
년에 단 음식과 가공 탄수화물이 풍부한 정크푸드 위주의 식단을
육류 위주의 식단으로 바꾸면 건강개선의 효과는 볼 수 있다. 육
류가 본래 건강한 음식이어서가 아니라 정크푸드가 근본적으로
더 나쁘기 때문에 약간의 건강 향상을 볼 수 있다는 것이다. 그
러나 이러한 식단의 유익함은 오래가지 못하며, 궁극적으로는 수
명에 부정적인 영향을 미친다.

인간의 유전물질은 환경과 사회적 상호작용에 의해
역동적으로 변한다

긍정적인 사회적 에너지는 건강을 증진시킨다. 사회적 에너지는 타인과의 상호작용에서 얻는 힘의 한 형태이며, 사회적 상호작용을 장려할수록 강해지는 무형의 힘이다. 사회적 에너지를 직접 측정할 수 없지만 그것의 효과는 측정할 수 있다. 이 필수적인 에너지의 부족은 비만, 만성질환, 그리고 설명하기 어려운 많은 문제들의 근본적인 원인이다. 사회적 에너지는 어떤 뉴에이지[16]적 개념이 아니라 주도적 행동과 식품 선호에 책임을 지고 유전자의 활동에 영향을 주는 식별 가능한 힘이다.

인간에게 적용되는 사회적 지위라는 용어는 사회적 특권과 엘리트주의의 이미지를 연상시킨다. 사회적 지위는 전통적으로 직위와 부, 교육을 의미한다. 그에 반해 사회적 에너지는 타인을 향한 선의와 행동에 의해 형성된다. 인간은 사회적 에너지를 이용하여 뭔가가 일어나게 함으로써 지위를 얻는다. 우리는 사회적 에너지를 통해 단체를 조직하고 사업을 시작하고 사교모임을 만든다.

한 연구팀이 호의적이거나 호의적이지 않은 상호작용이 DNA 활동에 어떻게 영향을 주는지에 대해 조사했다. 이 연구결과는 사회적으로 더 많은 것들을 성취한 사람들이 장수하는 이유를 설명해준다.

에모리 의과대학에서 정신의학 및 행동과학을 가르치는 마크 윌슨 교수는 사회적 상호작용과 행동, 유전자 활동의 연관성을

---

16 New Age-기존 서구적 가치를 거부하고 새로운 가치를 추구하는 운동이나 사회활동-주

연구했고, 세 가지 모두 영양과 관련되어있다는 놀라운 사실을 확인했다. 식습관은 우리가 서로 어떻게 상호작용하는지를 결정하며 그 반대도 마찬가지다. 윌슨은 이것의 작용방식을 밝혔을 뿐 아니라 인공식품이 자연계의 질서를 망가뜨리고 행동을 엉망으로 만드는 과정을 보여주었다.

동물세계에서 사회적 위계질서는 매우 중요한 목적을 갖는다. 사회적 서열은 번식의 주체들에게 한정된 자원을 조직적으로 배분함으로써 전체 종의 생존을 보장하는 데 필수적 기능을 수행한다. 서열이 높은 동물은 자연스럽게 건강한 자원을 추구하며, 서열이 낮은 동물들은 생물학적인 프로그램에 따라 굶주리더라도 그들을 침해하지 않는다. 우리는 자원이 제한된 세상에서 살아가야 한다. 효율적인 자원배분 수단이 부재했다면 생명은 이미 오래전에 사라졌을 것이다. 모든 동물이 부족한 먹잇감을 두고 똑같이 경쟁했다면, 어느 누구도 건강한 자손을 낳을 만큼 충분한 먹잇감을 얻지 못했을 것이다.

윌슨과 그의 동료들은 한 무리의 원숭이들에게 정크푸드 먹는 법을 가르쳤다. 그리고 원숭이들이 사회적 서열을 형성할 때까지 한 공간에서 함께 살도록 했다. 연구자들은 건강한 먹이와 고칼로리 정크푸드에 대한 접근을 무제한 허용했다. 이 연구에서 원숭이들은 두 가지 유형으로 나뉘었다. 한 유형은 상당한 시간을 사교활동과 몸치장에 사용했고, 다른 유형은 다른 원숭이들에게 둘러싸인 채로 고립된 생활을 계속했다. 두 유형은 각각 다른 사회적 행동을 보였고 음식에 대해서도 다르게 행동했다. 사회적 에너지를 더 많이 사용하는 높은 서열의 원숭이들은 건강하지 않은 음식에 거의 손을 대지 않았다. 건강하지 않은 음식이 옆에 있는데도 그들은 주로 고영양 식단을 섭취했고 본능적으로 열량을 조절했다. 이와 대조적으로 서열이 낮은 후순위 원숭이들은 건강한 먹이 대신 정크푸드만 먹었다. 그들은 열량 조절능력을 상실했고 강박적인 폭식가로 변했다. 음식을 대놓고 먹지도 못해서 다른 원숭이들이 잠들기를 기다렸다가 늦은 밤이 되어서야 먹었다. 높은 서열의 원숭이들은 사회적 상호작용을 통해 스트레스를 관리했다. 그러나 서열 스트레스까지 감당해야 하는 낮은 서열의 원숭이들은 저영양·고열량 식품으로 스트레스를 관리했다. 결국 그들은 비만이 되었다.

윌슨과 그의 연구팀은 비만 원숭이들을 대상으로 두 번째 연구를 진행했다. 비만 원숭이들을 다른 집단으로 옮겨서 행동과 사회적 서열을 개선하기 위한 훈련을 실시했다. 그랬더니 서열이 인위적으로 바뀌는 것을 확인했다. 그들은 사회적 서열 체계를 조작함으로써 사회적 상호작용과 음식선호를 조절하는 유전자의 발현을 바꿀 수 있다는 사실을 보여줬다. 활성화된 유전자는 면역기능과 건강상태가 개선됐고, 이런 방식으로 더 높은 사회적 지위를 획득한 영장류들은 정크푸드에 덜 중독되었다.

영장류로서의 뇌

인간은 또한 주변의 환경에 의해 조절될 수 있는, 유전적으로 변화하는 행동을 한다. 사회적 에너지는 타인이 우리를 대하는 방식에 의해 결정된다. 원숭이처럼 우리도 인간관계가 어려울 때 더 충동적으로 행동하고 정크푸드를 더 선호하는 경향성을 보인다. 뿐만 아니라 사회적으로 인정받는 사람들이 외로운 사람들보다 더 오래 산다. 전 세계적으로 가장 오래, 가장 건강하게 사는 사람들에게는 몇 가지 공통점이 나타나는데 그중 한 가지가 타인과 좋은 관계를 맺고 있다는 점이다. 노화에 대한 장기적인 변화과정 연구에 따르면, 사회적 관계를 잘 맺는 사람들이 10년 안에 사망할 확률은 그렇지 않은 사람보다 22퍼센트 낮았다. 어린 아이나 친척들과의 친밀한 접촉은 생존에 거의 영향을 주지 않았으며, 친구와 지인으로 구성된 강력한 관계망을 가지고 있을 때 오래 살 가능성이 가장 높았다.

이 질문에 대해 조사한 연구들에 따르면, 지역사회 안에서 타인과 긍정적인 상호작용을 할 때 건강이 증진되고 수명이 연장된다. 마찬가지로 자신을 희생자로 여기거나 일상적으로 거부감을 느끼는 사람들은 만성질환의 위험이 현저히 증가하며 우울증과 비만이 될 가능성이 높다. 사회에서 느끼는 거부감은 어떤 고난보다도 빠르게 우울증을 야기한다. 우울한 사람들은 본능적으로 건강하지 않은 음식을 찾기 때문에 결과적으로 과체중이 되기도 쉽다.

영장류를 연구하는 과학자들도 동일한 결과를 내놓는다. 앞에서 살펴봤듯이 사회적 지위가 높은 원숭이들은 더 많은 관심을 받고 더 사교적이기 때문에 우수한 식단을 섭취하고 우수한 면역 체계를 갖춘다. 게다가 앞서 언급했듯이 낮은 서열의 동물들과 서열 스트레스를 받는 동물들은 생물학적인 변화로 인해 음식을 혼자 먹는다. 그 시기에 건강하지 않은 가공된 프랑켄푸드에 노출된 동물들은 그것에 쉽게 중독되고 영양가 높은 음식을 외면한 채 사회적으로 고립된 상태로 살아간다.

동물계에서는 낮은 서열이 신체적 열등함의 표시가 아니며 영구적인 것도 아니다. 영장류 연구에 따르면, 사회활동을 하지 않는 낮은 서열의 원숭이들은 성적으로 활발한 동료들만큼 많은 영양소를 요구하지 않는다. 야생에서 낮은 서열의 원숭이들은 열량을 제한적으로 섭취하여 마른 체형이 된다. 열량제한은 안정적이며 노화과정을 늦추고 수명을 연장하는 것으로 밝혀졌다. 적게 먹는다고 해서 잘 먹는 동료들보다 건강상태가 나쁘거나 생존확률이 낮은 것은 아니다. 다만 번식 가능성은 낮을 수 있다. 그러나 상황에 따른 행동패턴은 언제든 자연스럽게 바뀔 수 있다. 낮은 서열의 동물들은 유사시 현역으로 소집될 수 있는 예비군과 같은 존재다. 영양 자원의 유용성이 급증하거나 높은 서열의 동료가 사망하는 경우에 서열상승의 기회를 얻을 수 있다. 윌슨의 연구팀이 관찰한 대로 서열의 변화는 행동, 식단, 면역기능을 조절하는 유전자 발현의 변화로 이어진다.

그런 기회가 찾아오면 낮은 서열의 동물들은 더 높은 서열로 올라간다. 자연은 건강과 수명을 유지할 다양하고 서로 공통적인 방법을 제공함으로써 서열에 관계없이 모든 동물의 건강을 보호한다. 칼로리와 동물성 단백질을 적게 섭취하면 수명을 연장시키지만, 식사 횟수를 줄여도(간단한 금식) 수명이 연장된다. 서열이 낮은 동물들은 그런 방식으로 건강과 수명을 유지할 수 있다.

생존을 위해 사회적 기능을 이용하는 야생동물들과 달리 인간은 개인의 이익을 위해 사회적 계급을 이용한다. 인간은 자신도 모르게 수많은 사람들을 위험한 음식환경으로 떠밀어 그들의 권리를 박탈했고 패스트푸드 대학살이라는 뜻하지 않은 결과를 낳았다.

뇌 기능과 면역기능은 밀접하게 관련되어 있다

사회적 지위의 차이는 생물학적 차이가 될 수 있다. 사회 유전체학이라는 새로운 분야가 이러한 현상을 연구한다. UCLA의 진 슬라비치와 스티븐 콜은 "인간 게놈(유전자 총체)은 '매우 다양한 잠재적인 생물학적 자아'를 함축하고 있으며, 어떤 '생물학적 자아'가 실현되는지는 우리가 살아가는 동안 경험하는 사회적 조건에 따라 다르게 인식된다"고 지적한다. 콜은 면역기능을 조절하는 인간에게서 사회적으로 활성화된 유전자들을 식별해냈다. 사회적 에너지가 높은 사람들은 사회적 신분이 낮은 사람들과 달리 항염증 면역반응을 강하게 보인다.

식물의 파이토케미컬과 간헐적 금식은 면역체계에 매우 유익하다. 야생에서 낮은 서열의 동물들은 보통 미량영양소가 풍부하고 열량이 제한적인 먹이를 먹기 때문에 낮은 계급의 인간들처럼 만성염증에 시달리지 않는다. 이와 대조적으로, 사회에서 고립되어 있거나 부정적인 상호작용을 주로 하는 사람들은 고열량·저영양 식품(패스트푸드)을 과다 섭취함으로써 면역체계가 가볍게 손상되어 만성염증과 중증질환으로 더욱 악화된다. 야생동물은 서열이 낮거나 부정적인 사회관계를 맺는다고 해서 병원균에 더 민감해지지 않는다. 그러나 인간은 건강하지 않은 음식을 먹음으로써 병원균에 더 민감해진다.

부정적인 사회적 에너지는 인간의 뇌 기능을 감소시킨다. 사회적 에너지는 지위와 목적의식을 높여 환경을 극복할 수 있도록 도와준다. 우리는 이타심과 연민을 가지고 타인과 소통하고 그들을 도움으로써 사회적 에너지를 만들어낸다. 이러한 유형의 사회적 에너지를 가진 사람들은 현재 상황을 그럭저럭 넘기거나 유지하는 것만으로 만족하지 않기 때문에 그들은 훨씬 더 건강하고 성취 지향적이고 경제적으로 여유로울 가능성이 높다. 호의적인 사회 환경과 충분한 영양섭취는 개인의 삶에서 더 높은 사회경제적 잠재력을 끌어내는 주요 요인이다.

선호하는 맛과 식습관은 인위적으로 변화될 수도 있고 자존감과 타인과의 연대감을 보여주는 훌륭한 지표가 될 수 있다. 한 연구에 따르면, 자존감이 낮고 사회적으로 고립되어있거나 유해한 사회 환경에 노출된 사람들은 섬유질이 적으면서 지극히 달고 짠 고지방식품을 더 선호한다. 또 교육수준이 낮을수록 과일과 채소에 대한 거부감이 큰 것으로 밝혀졌다. 불리한 사회 환경에 노출된 아이들은 돈을 낭비하거나 교육을 받을 나이가 되기 훨씬 전부터 건강에 좋지 않은 음식을 선호하게 된다. 패스트푸드에 대한 노출이 이러한 선호도를 결정했고 교육받을 기회를 파괴했다.

우리는 아이들에게 유익한 사회적 에너지의 환경을 만들어 영양학적으로 우수한 음식의 중요성을 가르치고, 소통의 기술과 좋은 영양소를 제공받은 아이들은 행복과 성공에 더 가까이 다가갈 수 있다.

패스트푸드에 의해 장악된 세상과 사회적으로 억압받는 가정 속에서 자란 아이들, 그리고 사회적 에너지가 올바르게 표출되는 본보기를 본적이 없는 아이들은 질병을 유발하는 식품 환경에 의해 더 많은 손상을 입는다. 이것은 아이들의 유전자와 뇌에 영향을 미치고, 마침내 자신이 경험한 억압에서 빠져나오려는 의지조차 꺾어버린다.

사회적 능력은 인간 유전자의 활성에 영향을 준다

수년 동안 과학자들은, '적자생존'에 따라 가장 적합한 개체만 살아남았고, 유전자는 외부 요인들과는 무관하게 독립적인 특성을 결정한다는 잘못된 가정 하에서 연구를 진행했다. 이 발상은 일부 유전자는 다른 유전자보다 더 우월하다는 다윈의 전제에서 출발했다. 이러한 개념은 과도함, 잔인함, 이기심을 우월적이고 자연스러운 결과로 여기는 부도덕한 세계관을 만들었다. 유전자 발현이 바뀔 수 있다는 발상은 그동안 뿌리 깊게 박혀 있던 고정관념에 대한 도전이었다. 찰스 데븐포트까지 거슬러 올라가 보면 과학자들은 유전자를 다른 모든 영향과 무관한 개인의 특성을 정의하는 단순화된 유전체로 보아왔다. 하지만, 과학자들은 이제 유전자가 훨씬 더 복잡한 방식으로 작동한다는 것을 알고 있다. 과거에는 인간 DNA 가운데 쓸모없는 DNA라고 불렸던 영역도 이제는 세포기능을 명령하는 중요한 소프트웨어 역할을 담당하는 분야로 간주한다. 이처럼 작은 영역들도 활성화 또는 비활성화 될 수 있으며, 유전자의 발현과 기능을 비롯한 다양한 생물학적 기능에 극적인 영향을 줄 수 있다.

사회 환경에 따라 변형된 유전자가 인간의 주요한 특성을 결정한다는 연구결과는 인간에 대한 가장 기본적인 가정들에 대한 도전이다. 음식의 선택과 음식의 질, 음식의 다양성 그리고 음식에 대한 유용성은 모두 우리의 행동과 건강에 영향을 미치기 위해 사회적인 힘과 개인 간의 교류와 상호작용한다. 우리는 이 발견들을 통해 범죄, 빈곤, 만성질환에 대한 사고방식을 근본적으로 바꾸고 해결책을 찾았어야 했지만, 무지함으로 인해 엉뚱한 곳에서 해결책을 찾고 있다. 과학계에서 획기적인 발견은 매우 드물다. 가장 뛰어난 지성들도 보편적인 시각에 반하는 새로운 아이디어를 쉽사리 받아들이려 하지 않기 때문이다. 쉽지는 않겠지만 우리는 새로운 정보에 맞춰 우리의 믿음을 기꺼이 바꿀 용의가 있어야 한다.

인간의 DNA는 환경과 우리가 소비하는 음식의 변화에 반응하지만, 무작정 그렇게 하지는 않는다. 일반적으로 만성질환과 빈곤은 열등한 유전자나 DNA 불량에서 오는 것이 아니다. 오히려 이것들은 식단의 부정적인 영향의 결과물로서 나온다. 개인이나 집단이 전보다 더 많은 심리적 스트레스를 받으면 그들의 유전자는 부정적인 영향을 받고, 스트레스성 음식 섭취와 중독 성향도 강해진다.

앞에서 논의했듯이, 종의 유전자 구성은 음식이 풍족하거나 부족할 때 상호 관련된 종의 생존을 안정시키기 위해 서로 작용할 수 있다. 그러나 DNA는 패스트푸드 또는 정크푸드가 노출되어있는 유해한 사회 환경 속에서 작동하도록 설계되지 않았다. 비만은 야생에서 일어나지 않는다. 모든 장치가 그렇듯 인간의 DNA도 주변 환경이 악용되는 상황에서는 원래의 의도대로 작동하지 않을 것이다.

수백 년 전에는 사망의 주요원인이 전염병과 영양실조였다. 오늘날, 선진국 사람들은 대부분 영양가 낮은 식단을 과식하고, 이로 인해 발생한 질병으로 사망한다. 건강에 좋지 않은 음식의 존재는 인류 전체를 변화시키고 부정적인 신체적, 사회적 증상을 만들어낸다.

모든 사람, 특히 우리의 사회적 집단에 속하지 않는 누군가를 향한 공감, 연민, 선의를 가르치고 실천하는 것은 건강 교육의 중요한 목표이다. 특히 자원은 한정적인데 인구는 증가하고 살 곳은 줄어드는 상황에서는 더욱 필요하다. 연민은 개인이나 공동체 모두에게 유익하다. 적대적이고 무자비한 사람일수록 음식섭취를 제대로 조절하지 못하고 간식과 패스트푸드, 알코올에 쉽게 중독된다는 사실을 점점 더 많은 연구들이 입증하고 있다.

임상연구에서 섭식장애를 가진 사람들은 쉽게 불안해하고 비관적이고 미성숙하고 무책임하며 적대적이고 증오를 품는 모습을 일상적으로 보인다. 식단과 성향의 연관성은 무작위로 수렴한 결과가 아니다. 특정한 식습관과 사회적 상황은 행동과 인식에 매우 구체적인 영향을 미친다. 영양학적 측면에서 매우 위험한 패스트푸드는 뇌의 특정 화합물과 뇌 구조에 영향을 미쳐 사람들을 더 무관심하고, 외롭고, 충동적이고, 공격적으로 만든다. 따라서 패스트푸드 섭취는 우리 모두를 하나로 연결하는 사회 연결망을 끊어버릴 수도 있다.

사회적 억압과 고립, 위험한 식습관 중에 무엇이 우선인지는 중요하지 않다. 인간이 만들어낸 패스트푸드와 사회적 스트레스의 악순환은 개인과 집단에게 지속적인 손상을 가하며 끝없이 추락하게 만든다.

우리는 사회 환경과 인간의 유전자, 패스트푸드 사이의 상호작용을 이해하려고 노력해야 한다. 패스트푸드는 우리의 건강과 유전자에 악영향을 끼칠 뿐 아니라 이러한 손상을 미래 세대에 전달하며 또한 놀라운 방식으로 증폭시킨다. 그렇게 되면 미래 세대들에게 의도하지 않은 결과가 더 많이 나타날 것이다. 언론매체, 건강 전문가, 시민단체, 정치인을 포함한 우리 모두가 진지한 관심을 기울일 필요가 있다.

인간의 성취에 관한 난제

식단과 사회적 지위는 명확함이 바로 드러나지 않는 방식으로 밀접한 관계를 맺어왔다. 4장에서 살펴봤듯이 남북전쟁 이후 수년간 옥수수 위주의 식단을 섭취한 남부 사람들은 영양결핍으로 인해 더 폭력적으로 변했다. 그러나 이것만으로는 신분상승을 이룬 흑인 중산층을 향한 조직적 폭력, 즉 역사가들이 설명하려고 애쓰는 비극을 설명할 수 없었다. 학자들에 따르면, 집단폭력이라는 고의적 행위에는 늘 폭력에 관대한 환경, 파괴적인 지도자, 나약한 추종자가 등장한다. 충족되지 못한 욕구와 부정적인 사회 환경은 그러한 행위를 더욱 저지르기 쉽게 만든다.

남북전쟁이 끝날 무렵, 남부의 가난한 백인들에게는 좋은 음식과 교육의 기회, 더 나은 미래에 대한 희망이 남아있지 않았다. 남부의 지도자들은 백인 우월주의를 부추기는 식으로 대응했고, 결과적으로 지위가 낮은 사람들에게 지위에 대한 환상을 심어주었다. 동물세계에서 무리에 단절된 개체들은 홀로 지낸다. 이와는 대조적으로 인간 사회에서는 사회적으로 단절된 사람들이 때로는 경멸과 괴롭힘, 오만함을 과시하고 활용하면서 권위적인 지위에 오르기도 한다.

반사회적 행동은 유년기에 시작되며, 학령기의 문제아들은 매년 수백만 명에 가까운 아이들을 괴롭힌다. 문제아는 타인을 희생시킴으로써 힘과 지위를 얻는 반면, 인기가 많은 아이들은 또래 사이의 우호적인 상호작용을 통해 지위를 얻는다. 한 연구에 따르면, 성별에 상관없이 또래 그룹의 모든 아이들과 잘 어울리는 아이들은 남을 괴롭히려 하지 않는다. 이처럼 괴롭히려는 욕구가 낮은 아이들은 공감능력과 사회적 지각능력도 뛰어나다. 이 아이들은 자신의 또래 집단에 속하지 않는 아이들과도 효과적으로 상호작용할 수 있으며, 바로 이것이 사회적 에너지의 본질이다. 더 흥미로운 사실은 이렇게 증가한 사회적 에너지는 더 건강한 식습관으로 이어지지만, 왕따는 건강하지 않은 식습관과 매우 밀접하게 연결된다는 점이다. 다음의 두 가지 방식 모두 가능하다. 좋은 영양은 건강한 뇌로 이어져 적절한 사회적 기능이라는 결과를 낳지만, 열악한 사회적 기능은 음식중독과 부실한 영양에 쉽게 끌리도록 만든다.

긍정적인 사회적 에너지가 없으면 식단을 효과적으로 변화시키기 어렵다. 대부분의 미국인들이 무엇을 먹을지에 대한 선택권을 갖지만, 미국 전역의 수많은 빈곤층은 건강한 음식에 대한 선택권조차 갖지 못한다.

지역적 기회와 성과는 미국뿐 아니라 전 세계적으로 매우 다양하게 나타난다. 저소득과 중간소득에 해당하는 19개국의 중학생을 대상으로 한 세계학생건강조사에 따르면, 왕따 발생률은 타지키스탄의 7.8%부터 잠비아의 60.9%까지 매우 다양하다. 이 비율은 각 문화의 폭력수준을 반영하며, 공통적인 원인을 한 가지 이상 제시한다. 유엔 마약범죄사무소에 따르면, 타지키스탄의 2011년 자살률은 10만 명당 1.6명이었고, 잠비아의 2012년 자살률은 10만 명당 10.7명으로 7배 가까이 높았다. 타지키스탄과 잠비아 사람들의 식단은 매우 다르다. 타지키스탄의 식단은 당근, 순무, 살구, 멜론, 말린 과일 등 다양한 식품으로 구성된다. 유엔 식량농업기구(FAO)에 따르면, 잠비아 사람들은 대개 옥수수의 일종인 메이즈만으로 근근이 먹고 산다.

건강하지 않은 식단은 부모와 자녀의 관계를 비롯한 모든 사회적 관계에 부정적인 영향을 미치며, 빈곤한 사회적 관계는 식단의 질에 영향을 미친다. 부모는 아이들에게 타인을 이해하고 감사히 여기고 보살피는 이타심을 가르치며 자녀를 성인기로 부드럽게 인도하도록 해야 한다. 그러나 사회 분열과 부실한 영양은 평화와 행복을 위한 문화의 잠재력을 약화시켰다.

연구자들은 중산층과 하위층 가정을 대상으로 부모와 자녀의 상호작용을 비교했다. 그들의 상호작용 방식은 완전히 달랐다. 중산층 엄마들은 하위층 엄마들보다 덜 통제적이면서 더 관대하고 교육적이었다. 중산층 엄마들은 자녀들에게 무엇을 잘하고 있는지를 얘기하는 반면, 하위층 엄마들은 무엇을 잘못하고 있는지를 지적했다. 연구자들은 가정의 식단이 건강할수록 아이들이 더 바르게 자란다는 것을 발견했다. 또 다른 연구에 따르면, 하위층 가정에서는 가족이 함께 식사하는 경우가 매우 드물었다. 가족이 함께 식사하는 것이 아이들의 회복탄력성을 키워준다는 연구결과를 고려할 때, 유의미한 결과라고 볼 수 있다. 사회적 에너지와 식단의 순환 고리가 삶의 질을 향상시킬 수도 있고, 더 큰 고통으로 데려갈 수도 있다. 변화를 위한 노력을 하지 않는다면 빈곤은 계속적으로 가난을 이어갈 것이다.

우리는 제2차 세계대전이 전 세계인의 식생활을 어떻게 바꾸었는지 목격했다. 전쟁으로 인해 패스트푸드 전문점이 등장했고 여성의 취업률이 증가했으며, 이러한 경향은 1960년대와 1970년대까지 이어졌다. 또 전쟁으로 인해 온 가족이 함께 하는 식사가 줄어들면서 성인과 아이들의 식단이 질적으로 악화되고 섭식장애가 증가하였으며 가족관계가 축소되는 등 수많은 문제들이 노출되었다. 온 가족이 함께 하는 식사는 긍정적인 사회 접촉의 기회다. 그것이 가정 밖에서 늘어나는 반사회적 행동으로 해석되는 경우는 거의 없다. 예를 들어, 학교에서의 문제행동, 조기 성관계, 자살위험, 술과 마약 사용은 혼자 밥 먹는 아이들에게 많이 나타난다. 그 밖의 연구에 따르면, 범죄조직의 가족들은 함께 식사할 가능성이 적고 서로에게 긍정적인 감정을 표현하지 않는 경우가 많았다.

'암과 영양에 관한 유럽인의 전망 조사'에서 수집한 데이터를 근거로 20년간 조사한 결과에 따르면, 사회적 고립이 성인의 음식선택과 건강에도 근본적인 영향을 준다는 사실을 발견했다. 혼자 먹는 사람들은 과일과 채소를 더 적게 먹고 외로움을 더 많이 느꼈다. 외로움은 수명을 단축시키고 비만과 당뇨를 촉진하며 뇌의 발달과 치유를 가능하게 하는 신경조직의 생성을 망가뜨린다. 또한 건강한 음식을 먹거나 사회관계를 맺고자하는 욕구도 감소시킨다. 외로운 사람들은 건강에 좋지 않은 음식과 부정적인 영향에 이끌리게 되는데, 이것은 뇌 구조를 더욱 변화시켜 충동적이고 무감각하고 공격적으로 만든다.

미국인들은 그 어느 때보다 더 외롭다. 전체 인구의 1/3은 이웃과 전혀 접촉하지 않는다. 인종과 상관없이, 오늘날 모든 빈곤층은 사회적 자원에 대한 접근성이 떨어지는 빈곤지역에 집중되면서 재앙을 일으킬 환경을 조성하고 있다.

변화를 위한 힘

지금도 진행 중인 패스트푸드 대학살은 수많은 문제를 만들어내고 있으며, 다음 세대에는 더 악화될 잠재력을 가지고 있다. 이것을 막을 수 있는 유일한 길은 다면적인 해결 책 뿐이다.

- 긍정적으로 사회적 상호작용을 증가하기
- 교육과 동기부여를 위한 지역사회의 노력 확대
- 전 연령층이 패스트푸드를 향해 'NO'라고 말하기
- 농산물 이용에 대한 접근성뿐만 아니라 모두를 위한 빠르고 간편한 건강식품 선택하기

모두 효과적인 해결에 필요한 것들이다. 건강한 식단은 중증 만성질환을 예방하고 회복시킬 뿐 아니라 수백 만 명이 불리한 환경을 딛고 일어설 수 있도록 돕는다. 도움이 절실한 사람들에게 엄청난 혜택을 제공할 수 있다는 증거도 있다.

그 증거는 교도소에서 발견된다. 교도소만큼 인간의 품위를 떨

어뜨리고 약화시키는 곳도 드물다. 그러나 다수의 연구들은 수감자들의 영양상태, 자존감, 사회적 상호작용이 건설적으로 다뤄질 때 얼마나 유익한지를 보여준다. 예를 들어, 현재 미국은 전국의 수감자들이 유기농 과일과 채소를 재배할 수 있도록 하려고 노력하는 중이다. 캘리포니아, 워싱턴, 필라델피아의 일부 교도소들은 첨단 퇴비화 시스템, 농장, 유기농 관련 교육프로그램을 갖추고 있다. 교도소 마당이 딸기, 호박, 양배추, 상추, 가지, 후추로 무성하게 뒤덮이는 동안, 수감자들의 사회 복귀도 그곳에 뿌리내리고 있다. 수감자들이 먹고 남긴 농작물은 빈곤층을 먹이는 데 사용된다. 캘리포니아 교도소의 원예 프로그램에 대한 초창기 연구들에 따르면, 교육 참가자들 중에 교도소로 재 입소된 인원은 10%에도 미치지 못했다. 재 수감률이 60%를 상회했던 것에 비하면 극적인 효과라고 볼 수 있다. 교육과정에는 원예와 농업뿐 아니라 생태학, 정서 지능, 리더십 교육도 포함되었다.

심지어 영양보충제만으로도 차이가 나타났다. 영국의 한 교도소에서 반사회적 행동과 영양상태의 연관성을 확인하는 무작위 대조 실험이 진행되었는데, 미량영양소 보충제를 제공받은 수감자들의 폭력사고 발생률은 그렇지 않은 대조군보다 26퍼센트 낮았다. 보충제에는 비타민, 미네랄, 그리고 특히 중요한 오메가-3 지방산인 DHA가 포함되었다. 네덜란드의 한 연구팀도 동일한 실험을 진행하여 유사한 결과를 얻었다. 이와 같은 단기연구들은 미량영양소 결핍이 행동에 영향을 주는 매우 중요한 요소임을 밝혔다. 장기적으로 볼 때 영양소는 건강한 식단에서 얻는 것이 가장 좋다. 그러나 긍정적인 사회적 상호관계가 없다면 건강한 생활방식을 고수하기가 무척 어려울 것이다.

또 다른 교도소 프로그램은 더 극적인 결과를 만들어냈다. 1997년, 교정기관의 CEO였던 테리 무어랜드는 500명을 수용하는 캘리포니아 샌버나디노 카운티의 사설교도소를 인수했다. 그곳은 생계형 범죄자들이 수시로 들락거리는 회전문이었다. 그는 수감자들에게 건강한 채식식단, 종교수업, 직업훈련, 분노조절교육참석에 동의하면 뉴스타트(New Start)라는 프로그램에 등록할 수 있도록 했다. 무어랜드가 그곳을 인수하기 전에는 재범률이 95퍼센트에 육박했었다. 뉴스타트 프로그램을 시행한 후, 7년 동안 재범률이 무려 2퍼센트 아래로 떨어졌다.

그러나 캘리포니아 연방정부 교도소 수감자들은 교도소에서 제공하는 표준식단을 먹고 별도의 사회복귀 프로그램에도 참여하지 않았으며 격리된 공간에 거주했다. 여기서도 이들 수감자 중 85퍼센트가 무어랜드의 '뉴스타트' 프로그램에 동의하고 실천한 후, 놀라운 결과가 나타났다. 뉴스타트 그룹에서 싸움과 인종 간 다툼이 멈춘 것이다. 기존 수감자 그룹에서는 인종 간의 긴장상태와 조직적 폭력이 여전했다. 뉴스타트의 변화는 음식에서 그치지 않았다. 기존 수감자 그룹이 방치되는 동안, 뉴스타트 그룹의 수감자들은 사회적 기술을 배웠다. 수감자들의 태도가 친절해지면서 사회적 에너지가 증가했다. 더 중요한 것은 뉴스타트 그룹의 재수감률이 눈에 띄게 줄었다는 사실이다.

수감자들은 수감되기 훨씬 이전부터 자신들이 긍정적인 사회적 상호작용이 부족함을 알고 있었다. '정의정책연구소'에 따르면, 대부분의 수감자들은 일찍부터 학교에서 교도소로 통하는 파이

프라인의 틀에 휩쓸린 자들이다. 일부 학생들은 일반적인 경우보다 더 가혹하게 다뤄지고 더 빈번하게 정학이나 퇴학 처분을 받기도 한다. 이러한 처리방식은 더 심각한 고립과 사회적 건강의 악화로 이어진다. 그중 많은 아이들이 가족과 함께 식사도 하지 못하며, 대다수는 길거리를 전전하거나 교도소에 발을 들여 놓게 된다.

한 학교가 더 이상 파이프라인의 일부가 되지 않겠다고 선언했다. 위스콘신 주의 애플턴 센트럴 대안고등학교는 1996년에 심각한 위험에 처한 학생들의 피난처 역할을 하기 위해 문을 열었다. 기존의 교육체제에 적응하지 못하는 학생들에게 일일이 관심을 기울였음에도 불구하고 비행과 무단결석은 물론, 낙제 성적을 받는 일도 허다했다. 그러다 1997년에 한 지역 사업체에서 이 학교의 점심에 무료급식을 제공하기 시작했다. 교사들과 학생들이 원형 테이블이 구비된 구내식당에서 함께 식사를 했다. 이듬해에는 무료급식이 아침식사로 확장되었다. 이 웰니스[17] 프로그램은 5년간 이 학교에 건강한 음식을 제공했다.

웰니스 프로그램 전에는 학생들이 함께 식사할 수 있는 테이블과 의자를 갖춘 주방이나 구내식당이 없었다. 학생 휴게실에서 음식이나 음료를 먹으려면 탄산음료, 초코바, 감자칩을 판매하는 자판기를 이용해야 했다. 학생들은 아무 때나 자판기에서 정크푸드를 구입해서 소파나 바닥, 컴퓨터실에서 먹었다.

학교 직원은 웰니스 프로그램을 시행한 후에 학생들의 문제행동과 건강상태에 대한 불평이 상당히 줄었다고 보고했다. 집중력

---

17 wellness 건강한 식습관, 운동을 통해 몸과 마음을 정화하고 다스림-주

도 향상된 것으로 보였다. 한 사회복지사는 "급식에서 설탕과 가공식품을 줄이자 학생들의 안정감이 높아졌고 정신건강과 분노조절 문제를 다루기가 더 쉬워졌다"고 말했다. 한 교사는 충동적인 행동과 산만한 태도, 욕설이 줄어드는 것을 직접 목격했다고 말했다. 훈육을 받기 위해 교무실로 불려가거나 두통, 복통, 피로를 호소하는 학생도 거의 없었다. 교사들은 더 어려운 수준의 수업내용을 훨씬 더 많이 가르칠 수 있었다. 대안고등학교의 교장은 공공기물 파손, 약물남용, 자퇴, 퇴학, 자살시도 등의 부정적인 행동이 중단되었다고 기록했다. 학생들의 행동에 관한 실정 보고서에는 출석률의 증가와 정학 및 무단결석 비율의 감소가 기록되었다.

학교는 우연히 한 가지 기본원칙을 발견했다. 건강하지 않은 음식은 사회적 손상을 입은 학생들을 가르치는 일을 더욱 어렵게 만든다. 패스트푸드 식단의 문제는 건강한 음식을 더 많이 이용할 수 있게 하는 것만으로 해결되지 않는다. 대부분의 경우에 비만과 그 밖의 사회 문제는 아무런 변화 없이 그대로 내버려진다. 그러나 대안학교는 달랐다. 그들은 메뉴 이외의 것들도 바꾸는 동시에 긍정적인 사회적 에너지를 증가시켰다. 학생과 교사들이 상호작용하고 함께 식사할 수 있는 원형 테이블이 자판기를 대체했다. 비록 학교의 식단이 이상적이지는 않았어도 과거에 비하면 엄청난 성과였다. 그들은 채소를 더 많이 먹고 고농도의 오메가-6 지방산을 함유한 기름은 더 적게 먹었다. 개선된 식단과 높아진 사회적 에너지는 학교 안팎에서의 행동변화들로 이어졌다. 감옥살이를 할 수도 있었던 학생들을 비롯해 수많은 이 학교 졸

업생들이 대학에 진학했다.

산소마스크부터 써라

미국의 국민들은 높은 생활수준을 일상적으로 즐기면서도 형편 없는 건강상태로 고통 받고 있다. 미국의 비만율과 각종 만성질 환의 발병률은 세계 최고 수준이지만, 미국이 패스트푸드 문화를 수출하면서 다른 나라들이 바짝 따라잡고 있다. 만약 우리가 모 든 미국인들에게 영양상의 이점을 제공할 수 있다면 어떨까? 사 회적 에너지의 힘을 활용하고 어디에서나 영양가 높은 식품을 먹 을 수 있도록 하면 모두에게 영양상의 이점을 제공할 수 있다. 이것은 차례로 모든 사람들이 자신의 환경을 딛고 일어나 인생의 역경을 극복할 수 있게 해줄 것이다. 그러려면 이타심과 동정심, 공감, 그리고 지식이 필요하다.

우리에게는 자신의 건강을 보살필 의무가 있다. 우리는 효과적 인 롤 모델이 되어 타인에 대한 선한 영향력을 극대화해야 한다. 또 나이가 들어감에 따라 자녀에게 의존하지 않도록 몸과 마음을 돌봐야 한다. 그러면 자녀가 부적절한 식습관으로 인해 병들고 정신이 흐려지고 심신이 약해진 우리를 돌보느라 그들의 삶을 포 기할 필요가 없다. 우리가 스스로 건강을 돌보지 않으면 자신을 해칠 뿐 아니라 가장 소중한 사람들에게 과도한 스트레스를 안겨 주게 된다.

많은 사람들이 식습관을 바꾸기 위해 고군분투하지만 이것은 그리 간단한 문제가 아니다. 나는 수십 년간의 연구와 임상실험 을 통해 사람들이 건강한 식단을 받아들이기 힘들어하는 이유가 내적갈등 때문임을 알게 되었다. 사람들은 한편으로 건강하기를 원하면서 다른 한편으로는 건강함과 정반대의 결과를 초래하는 무언가를 하고 싶어 한다. 아이스크림 한 통을 다 먹는 것과 같은 건강하지 못한 행동패턴은 순간적인 즐거움을 준다. 아이스크림 통과 스푼을 손에 들고 있는 그 순간에는 당장 아이스크림을 먹고 싶겠지만, 더 넓은 관점에서는 건강하고 생산적인 삶을 오래토록 누리고 싶어 한다.

건강한 생활양식을 수용하려면 일반적으로 많은 수준에서 변화가 필요하다. 각 수준은 뇌의 특정 영역에 의해 통제되며 라디오 주파수나 채널처럼 다양하다. 보건 분야에서 영구적인 성공을 거두려면 인간 본성의 복잡성을 고려해야 한다. 건강 증진을 개선할 방법을 찾으려면 인간이 육체적, 감정적, 사회적 존재라는 사실을 모두 고려해야 한다는 의미다. 만약 우리가 그렇게 하지 않으면, 대부분 사람들은 건강한 생활을 유지하는 방식에 대해 더 많이 배우거나 수용하는 것을 거부할 것이다. 처음의 흥미도 금세 사라질 것이다. 이것은 잠재의식의 신체적 현상이다. 우리의 뇌는 불안을 일으키는 정보를 인식하는데 더디도록 설계되어 있다. 음식에 대한 사고방식과 식습관을 고친다는 생각 자체가 대부분의 사람들에게는 불안의 원천이다. 게다가 건강하지 않은 음식은 서서히 퍼지는 독과 같다. 음식과 관련된 질병은 수년 후에 발병하지만, 대부분의 사람들에게 가시적으로 나타나는 문제는 과체중뿐이다. 과체중인 사람들은 대개 자신의 비만 정도를 과소평가하며 그다지 심각하게 보지 않는다. 그 많은 사람들이 비만의 증거를 쉽게 무시해버리는 과정을 그려보는 것도 그리 어렵지 않다. 그들은 종종 비만을 자신과 관계없는 일처럼 여긴다.

식단 바꾸기를 꺼리는 사람들의 반대 이유는 때로 음식과는 거의 상관없을 수도 있다. 그것은 종종 낮은 자존감의 직접적인 결과인데, 이것은 식단 바꾸기에 부정적인 동료들의 압박이나 중독성 그리고 감정적 폭식으로부터 굴복하게 만든다. 어떤 사람들은 혼자만 다르게 보이는 것이 두려울 수도 있고, 그들이 먹는 방식을 바꾸면 사회적 관계를 잃거나 약화를 불러올 것이라고 생각한다. 이것은 잠재의식적인 인식이지만, 어떤 사람들은 자신도 모르게 잠재의식에 의해 지배당한다. 나머지는 뇌의 호르몬 분비를 증가시켜 삶의 좌절과 고통에 무감각해질 때까지 폭식한다.

우리의 뇌는 긍정적인 사회적 상호작용을 할 때 특정 호르몬을 분비한다. 이러한 상호작용이 제거된다면, 뇌는 특정 호르몬과 즐거운 자극을 생산하기 위한 다른 방법을 찾을 것이다. 따라서 사회적 유대감이 강한 사람들은 강박적인 폭식이나 중독 행동에 쉽게 빠지지 않는다. 사회관계에서 얻는 정서적 충족감이 결여된 사람들은 고열량 식품을 섭취함으로써 뇌가 갈구하는 흥분감을 얻기 때문에 중독적인 식습관에 빠지기가 매우 쉽다. 식습관을 성공적으로 바꾸기 위해서는 자신의 삶의 모든 측면을 동시에 연구하는 것이 중요하다.

나쁜 식습관은 개인의 사회적 문제를 해결해주지 않는다. 건강하지 못한 행동은 신체적·정서적 안녕을 떨어뜨리고 부정적인 사이클 주기를 앞당긴다. 우리는 맞물려 돌아가는 자신의 신념, 사고, 행동, 그리고 식습관에 대해 진지하게 고민해야 한다. 왜냐하면 그것은 직접 자신이 헤쳐 나가야 하는 수작업이기 때문이다. 자신에 대해 합당한 믿음이 있으면, 자신을 더 잘 돌볼 것이고 올바른 식습관을 가질 것이다.

여러분의 성장을 도와주는 집단 안에서 공통점을 가진 친구들과 함께 한다는 것은, 정서적인 건강을 증진시키고 자신감을 높여준다. 나와 같은 식습관 시도를 하는 사람들의 도움을 받을 때 건강한 생활양식을 바꾸고 이행하기가 훨씬 더 쉬워진다. 또한 내가 속한 집단이 건강한 식단과 건강한 생활방식을 유지하려는 노력을 더 많이 할수록 그것을 실현하는 것은 더 수월해진다.

우리가 현실적이고 긍정적인 사회 집단에 속한다면, 광고주와 제조업체 그리고 가공식품의 영향에서 훨씬 더 자유로워질 것이다.

건강해지고 싶다면, 다른 사람들의 동참을 이끌어내고 건강하거나 건강해지기 위해 노력하는 사람들과 어울려야 한다.

어떤 사람들은 당신이 건강한 식단을 찾는다는 이유로 당신을 불편하게 만들려고 할 것이다. 그들도 당신의 행동변화가 불편할 수 있다. 자신의 건강하지 않은 습관을 점검하도록 강요받아야 하기 때문이다.

정서적 건강은 자신에 대해 긍정적인 마음을 가지는 것에 달려 있다. 자신에 대해 좋은 감정을 느끼고 삶에 열정적이려면 그럴 만한 이유가 필요하다. 이것은 차이를 만들어내려는 노력과 주변의 선함을 소중히 여기려는 노력 즉, 깊은 인상을 남기거나 잘 보이려는 것이 아니라 다른 사람들이 내면에 품고 있는 가치와 아름다움을 알아보려는 노력을 통해 얻을 수 있다. 고립되고 단절되었다는 느낌은 실제로 고립되고 단절되는 것보다 더 나쁘다.

운 좋게도 요즘은 타인과 사회적으로 특히 온라인으로 연결될 수 있는 방법이 많다. 많은 커뮤니티와 소셜 미디어들이 다양한 소통방식과 응원을 주고받을 수 있는 공간을 제공한다. 건강한 삶에 관심이 있는 지원군을 얻는 것은 매우 좋은 방법이다. 지지집단을 만들거나 인터넷 지지집단에 참여하는 것도 개인적인 성공을 달성하는 데 도움을 줄 수 있다.

좋은 소식은 유전적 형질에 휘둘리지 않고 스스로 건강과 체중을 조절할 수 있다는 것이다. 심장질환, 뇌졸중, 암, 치매, 당뇨, 알레르기, 관절염, 그 밖의 흔한 질병들은 대부분 유전적인 것과 관계없다. 잘못된 식이요법의 결과다. 우리는 올바른 지식을 통해 사고방식을 바꿈으로써 새로운 선택에 대한 권한을 부여받을 수 있다.

양질의 영양가 높은 음식을 먹어야 하는 필요성을 우리 모두가 이해해야 한다. 소금과 동물성 식품을 지양하고 채소, 콩, 과일, 양파, 버섯, 견과류, 씨앗 위주로 섭취하자. 존 F. 케네디 대통령의 표현을 빌리자면, "국가가 당신의 식단을 위해 무엇을 해 줄 것인지를 묻지 말고, 조국을 위해 당신의 식단을 어떻게 개선 할 것인가를 생각하라."(뭐, 이런 식으로 말할 수도 있겠다). 다 함께 노력하면 우리 모두 더 건강하고 생산적인 삶을 살 수 있다. 건강문제로 인한 부담을 자녀들에게 떠넘기거나 고액의 의료비 때문에 일상을 두려움으로 보내서는 안 된다.

우리의 세금이 패스트푸드 대학살의 대가를 지불하고 있다. 개인의 식습관으로 인해 관상동맥 우회술(병든 관상동맥을 잘라내고 새 혈관으로 교체하는 수술)을 받거나 요양원 신세를 지게 되면, 그 모든 비용은 세금과 국가부채로 지불된다. 병약한 국민은 국가경제를 악화시키고, 과도한 의료비를 떠안은 기업과 산업은 세계시장에서 경쟁력을 잃을 것이다. 향후 20년 후면 미국인의 심장질환과 뇌졸중 치료비가 8,180억 달러로, 지금보다 세배 증가할 것으로 예측된다. 올바른 식습관은 우리를 보호할 뿐 아니라 우리의 이웃과 조국, 더 나아가 전 세계를 도울 것이다.

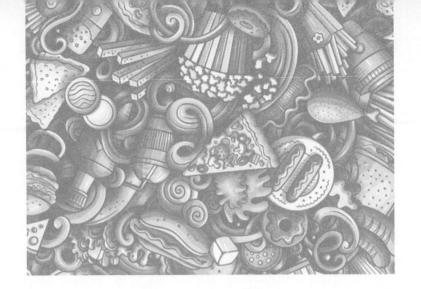

사막을 다시 녹지로 만들기

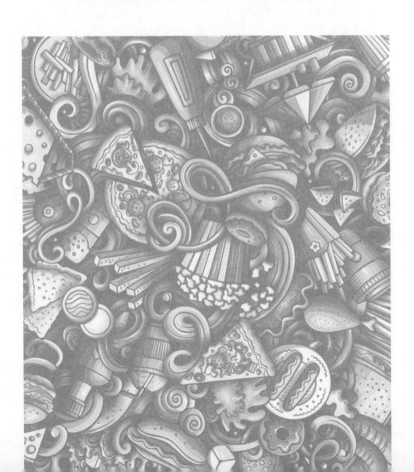

| 6장 |

사막을 다시 녹지로 만들기

우리는 30대가 되면 젊은 혈기를 잃어가고, 40대 후반과 50대에 10-20킬로그램 정도 살이 더 쪄서 만성질환을 안고 살다가, 노년에는 타인에게 완전히 의존한 채 마지막 몇 십 년을 더 사는 것을 정상으로 생각한다. 하지만 이런 것들을 정상으로 여겨서는 안 된다. 이것은 건강하지 못한 생활과 잘못된 정보의 습득이 일생동안 반복된 결과다. 우리는 90대까지 활기찬 삶을 즐길 수 있다. 대부분의 사람들이 평생 부적절한 식단을 먹으며 살기 때문에 터무니없는 기대처럼 보일 뿐이다. 그들은 여전히 우리가 먹는 것과 젊은 시절의 어리석은 선택이 노년을 병들게 한다는 사실을 연관 짓지 못한다.

뉴저지의 델라웨어 강을 경계로 정겹고 사랑스러운 도시인 필라델피아와 마주보고 있는 인구 77,000명의 캠던은 미국에서 가장 폭력적인 도시 중 하나다. 캠던은 극심한 빈곤, 비만과 당뇨의 높은 발병률, 낮은 고교 졸업률로 신음하고 있다. 캠던을 비롯한 도심지역으로 번지고 있는 문제들이 거의 모든 구석에서 쉽게 볼 수 있는 문제이기 때문에 수년간 전문가들을 당황스럽게 만들었다. 캠던 주민들은 식료품점 대신 담배와 복권, 고도로 가공된 간식거리들을 파는 작은 상점을 주로 이용한다. 신선한 과일과 채소는 찾아볼 수 없고, 설사 있더라도 극히 드물다. 미국 농무부(USDA)는 캠던을 식량사막 지대로 분류한다.

USDA는 식량사막을 "거주민의 상당 비율이 슈퍼마켓이나 대형 식료품점에 접근하기 어려운 저소득 계층지역"으로 정의한다. 식료품점, 직거래 장터, 기타 건강한 식품의 공급처를 이용할 수 없을 때, 특히 자가용이 없는 사람들에게는 동네 가게나 패스트푸드 전문점이 매우 중요한 영양공급원이 된다.

특정 지역의 당뇨발병률은 신선한 농산물이 얼마나 부족한지를 알려주는 지표다. 캠던과 같은 도심의 주민들은 전국 평균치보다 두 배 높은 당뇨 발병률로 고통 받고 있다.

우편번호에 따른 비만과 당뇨

시카고 라살은행의 의뢰를 받은 '마리 갤러거 리서치&컨설팅 그룹'은 미시건 보건대학의 도움을 받아 '식량사막이 시카고의 공중보건에 미치는 영향에 대한 조사'를 발표했다.

연구자들은 각각의 지역사회에 식품균형점수를 매겼다. 그들은 지역사회와 식료품점의 최단거리를 측정하고, 그것을 가장 가까운 패스트푸드 전문점까지의 거리로 나누었다. 점수가 높을수록 건강한 음식에 대한 접근성은 낮아졌다.

그들은 해당 지역들의 사망률과 사망연령을 조사했고, 조기 사망하지 않았다면 평균적으로 몇 년을 더 살았을 지를 예측하는 '잠재적 수명손실

년수(YPLL)'를 계산했다. YPLL는 조기사망의 척도였다. 이 방법은 사망률의 대안으로서 젊은 층의 사망에 초점을 맞춘다. 사망률은 전 연령을 대상으로 1,000명당 몇 명이 사망하는지를 기록한다.

결과는 충격적이었다. 식품균형점수가 낮은 지역의 주민들은 대부분 비만도가 높았고, 식품균형점수가 높은 지역보다 당뇨와 심혈관계 질환으로 인한 사망률도 두 배 더 높았다. 그 지역의 당뇨병 환자들은 잠재적 수명 손실년수가 45년 이상 단축되었음을 보여주었다.

캠던의 채소 소비량은 전국 최하수준이며, 특히 영양상태가 행동에 엄청난 영향을 미치는 십대의 채소 소비량이 매우 낮다는 사실에 주목해야 한다.

식량사막은 일반적으로 교통편이 불편한 저소득지역에 위치한다. 수 킬로미터 떨어져있는 식료품점까지 운전해서 갈 여유가 없는 사람들은 건강하지 않은 상업용 가공식품을 판매하는 동네 가게나 잡화점, 패스트푸드 전문점을 이용할 수밖에 없다. 섭취하기에 부적합한 상품들이 장기간 진열대 위에 즐비하게 놓여있는 모습을 상상해보라. 2,900만 명의 미국인들과 8백만 명의 아이들에게는 이것이 냉엄한 현실이다.

시카고 지역사회의 당뇨병과 잠재수명손실년수

식량균형에 따른 분류	잠재수명손실연수(YPLL)	사망률% (1,000명당)
최 저	45.48	1.27
중 간	33.48	1.11
최 고	25.36	0.56

시카고 지역사회의 심혈관계 질환에 의한 사망과 식품균형점수

(*점수가 높을수록 건강한 음식에 대한 접근성이 낮음)

식량균형에 따른 분류	사망률(%)	식품균형점수
최 저	11.07	2.04
중 간	7.41	1.25
최 고	5.72	0.87

　농작물과 건강한 식품에 대한 접근이 어려운 사람들은 열량부족에 시달리지 않는다. 오히려 과도한 열량을 섭취한다. 도시의 식량사막에는 패스트푸드점과 편의점이 널려있고, 많은 사람들이 중독성 강한 프랑켄푸드(유전자조작식품)로 인해 과체중이 되었다. 문제는 다양한 자연식품에서 얻을 수 있는 유익한 항산화제와 파이토케미컬이 결핍되거나 부족하다는 점이다.

　우리는 이 문제를 쉽게 간과한다. 입으로 들어오는 음식에 대해 영양의 역할을 완전히 이해하지 못하기 때문이다. 영양섭취의 기회가 행동과 지능을 결정한다. 캠턴이나 시카고의 동네 매장을 한 번만 방문해 보면 뇌 기능을 손상시키며 영양가 없는 가공식품으로 가득 찬 진열대를 확인할 수 있다. 수많은 연구들이 설탕과 기름이 많이 들어있는 음식은 가격이 저렴하다는 사실을 밝혀냈다. 결과적으로, 미국의 도시들은 가장 낮은 비용, 가장 낮은 영양가, 가장 위험한 식품을 공급하게 되었다.

동네가게에 진열된 상업용 식품은 장기간 보관할 수 있는 데다 보기에도 좋고 맛도 좋지만, 인간 유전학과 동떨어져서 설명할 수 없다. 비타민 결핍증을 단기적으로 예방하는 합성 영양소를 첨가하여 소비자들을 기만하는 동안 우리의 신체와 정신은 서서히 파괴되어 간다.

미국표준식단(SAD)이라는 것에는 총 열량의 절반 이상이 화학 처리된 가공식품을 사용하며, 도심의 식량사막지역에서는 신선한 농산물을 섭취하는 비율이 총 섭취열량의 5%에도 미치지 못한다.

미국 최악의 도심 속 식량사막

우려되는 지역들에 나타나는 결과가 제각각이기 때문에 미국 도심 속에 있는 최악의 식량사막을 일반화하기는 어렵다. 아래에 나열한 도시들 안에서도 더 심한 지역과 덜 한 지역이 있다. 모든 도시에 패스트푸드점과 상점들이 공격적으로 침투하고 있어 신선한 농산물에 대한 접근이 어려운 지역이 존재한다.

조지아 주, 애틀랜타
애틀랜타의 극빈지역에서는 슈퍼마켓을 거의 찾아볼 수 없다.

뉴저지 주, 캠던
미국에서 범죄율이 가장 높은 도시 중 하나인 캠던에서는 건강이 좋지 않은 시민들을 위해 서비스를 제공할 수 있는 슈퍼마켓이 한 곳 뿐이다.

미시건 주, 디트로이트

디트로이트는 전 세계에서 감자 칩을 가장 많이 소비하며, 도시의 절반 이상이 식량사막으로 분류된다.

테네시 주, 멤피스

2010년 갤럽여론조사는 멤피스에서 가족을 먹일 식료품을 충분히 살 수 없는 사람들이 26퍼센트에 달한다고 밝혔다.

미네소타 주, 미니애폴리스

미니애폴리스의 1/2, 세인트폴의 1/3 가까이가 식량사막이다.

루이지애나 주, 뉴올리언스

2005년 허리케인 카트리나가 휩쓸고 간 이후 서서히 나아지고 있지만, 뉴올리언스의 빈곤지역에서는 건강한 음식을 접하기가 더 어려워지고 있다.

캘리포니아 주, 웨스트 오클랜드

몇 킬로미터 거리에 건강한 농작물을 재배하는 사람들과 직거래 장터가 있다. 웨스트 오클랜드 안에만 술집이 50곳이고 정크푸드를 판매하는 패스트푸드점과 편의점도 수백 곳이지만, 슈퍼마켓은 단 몇 곳뿐이다.

지역사회의 미래인 아이들을 고려해야 한다

비만과 당뇨가 식량사막에 사는 사람들에게 흔하게 나타난다는 것은 잘 알려진 사실이다. 그러나 우리는 패스트푸드가 깊숙이 스며든 지역에서 태어날 아이들에 대해서는 거의 고려하지 않는다. 열 달을 다 채우고도 저체중으로 태어나는 것은 '자궁 내 성장제한' 때문이며, 이것은 태아가 자궁에서 제대로 성장하지 못하는 것을 일컫는 용어다. 연구자들은 산모가 농작물을 사러 멀리 이동할수록 아이는 열 달을 채우고도 저체중아로 태어나기 쉽다는 사실을 밝혀냈다. 영양이 낮은 식단은 어릴 때부터 광범위한 신체적·정신적 문제를 일으킨다. 출생 시 저체중은 출생 이후에 나타나는 학습문제, 심장질환, 고혈압 그리고 제2형 당뇨병과 직접적인 관련이 있다.

저체중아는 나중에 행동장애를 일으킬 가능성이 높다. 한 연구는 자궁 내에서 성장제한을 경험한 9세 아동에게 언어, 창의성, 실행기능 문제를 비롯한 인지기능장애가 나타날 확률이 높다는 것을 확인했다. 게다가 학업성취도가 낮고 자기조절 능력도 떨어졌다. 이처럼 주의력 조절에 어려움을 겪는 아이들에게는 부적절한 행동과 학습문제가 나타났고, 부정적인 감정을 조절하는 데 어려움을 겪는 아이들에게는 과민함과 공격성이 나타났다.

기근이 닥치면 여성은 대개 몸이 여위고 생리가 중단되며 영양부족으로 임신도 잘 되지 않는다. 불행히도 기근 중에 임신한 여성들은 장기적으로 건강에 문제를 가진 자녀를 낳기는 하지만 또한 음식을 구하기 어려울 때는 임신율도 낮기 때문에 피해가 제한적이다. 그러나 정크푸드가 우리 몸이 마치 풍요로운 시대에 살고 있는 것처럼 착각하게 만들면서 그 모든 것을 송두리째 변화시켰다. 정크푸드는 출생률을 높일 수는 있지만 동시에 태아의 두뇌 발달에 필요한 영양소도 모두 빼앗는다.

임산부의 식단은 태아에게 강력한 영향을 미친다. 태아의 뇌는 철, 요오드, 아연, 마그네슘, DHA, 그리고 많은 지역에서 제대로 공급되지 않는 각종 비타민과 미량영양소가 고농도로 집약되어 만들어진다. 연구자들은 인도의 시골에서 저체중아를 낳은 산모 792명의 영양 상태를 조사한 결과, 출생 시 체중과 산모의 칼로리 및 단백질 섭취 사이에는 아무런 연관성이 없는 것으로 나타났다. 그러나 미량영양소가 풍부한 음식과 채소를 섭취하는 것은 태아의 성장과 출생 시 정상체중에 강력한 영향을 미쳤다. 사회경제적 지위와 같은 기타 변수를 제외한 이후에도 녹색 잎채소, 과일, 심지어 우유도 아이의 건강과 직접적인 연관성을 보였다. 다시 말해서, 산모 식생활의 영양적 질이 매우 중요했다.

전 세계에서 가장 흔한 영양장애인 철의 결핍은 성장하는 아이의 뇌를 손상시킨다. 유아기의 철분 결핍은 장기적으로 영향을 미친다. 한 연구에 따르면, 유아기에 심각한 만성적 철 결핍을 앓은 아이들은 완치 후에도 그렇지 않은 아이들보다 산수와 작문 성적, 운동기능에서 뒤쳐졌다. 한 학년 유급되거나 특수교육이 필요한 아이들의 비율도 2-3배 더 높았다.

요오드결핍증 역시 전 세계적으로 매우 중요한 문제다. 세계보건기구에 따르면, 가벼운 요오드결핍증도 미세한 정신적 손상을 야기하여 학업성취도와 지능, 업무능력을 저하시킨다. 요오드결핍증은 전 세계 IQ를 10-15점정도 낮추며, 뇌 손상과 정신지체의 가장 큰 원인으로 여겨진다. 심한 경우에 요오드결핍증은 성장 중인 태아의 신체적·정신적 발달을 저해한다. 크레틴병이라고 불리는 이 질환은 가벼운 요오드결핍증과 달리, 드물지만 조금씩 증가하는 추세다. 미국인의 요오드 섭취량은 1970년대 이후로 50퍼센트까지 감소했다. 패스트푸드는 요오드 함량이 적기 때문이다.

패스트푸드와 미량영양소 결핍의 영향은 출생 시 저체중과 뇌기능 문제 만에 그치지 않는다. 그 같은 음식은 성장기에 걸쳐 모든 아이들에게 영향을 미치는 주요한 문제다. 연구자들이 오스트레일리아와 인도네시아의 아이들을 두 그룹으로 나누어 실험했다. 오스트레일리아 그룹은 최적의 영양소를 공급받았고, 인도네시아 그룹은 영양소를 거의 공급받지 못했다. 각각의 아이들은 DHA, EPA와 함께 철, 아연, 엽산 및 비타민A, 비타민6, 비타민12 및 비타민C가 함유된 위약 또는 영양보충제 중 하나를 무작위로 제공 받았다. 그 결과 연구자들은 영양이 좋은 그룹과 영양이 부족한 그룹 모두에서 영양보충제가 상당한 개선을 이끌었다는 것을 발견했다. 두 경우 모두 보충제를 지급받지 못한 그룹에 비해 언어학습과 기억력이 향상되었다.

비록 영양보충제에 다양한 미량영양소와 파이토케미컬이 일부만 들어있기는 했지만, 이 연구는 아이들이 잠재력을 최대한 발휘하는 데에 영양소가 반드시 필요하다는 것을 증명했다.　패스트푸드를 섭취하는 사람들은 모든 부문의 지적능력이 가벼운 것부터 심한 것까지 점진적이지만 완전한 범위에 걸쳐 지적 손상이 진행되고 있었으며, 이러한 손상은 그들의 풍부한 잠재력으로 번영과 행복이라는 꿈을 실현하는데 방해가 될 것이다.

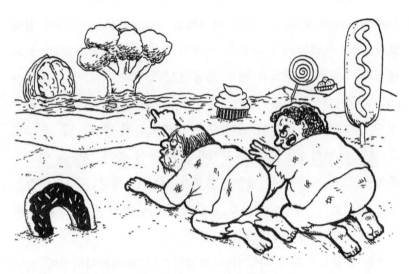
"저 앞에 건강한 음식 보여? 그럴 리 없어! 분명 신기루일 거야!"

상업용 식품의 제조업자들은 미량영양소와 파이토케미컬이 복잡한 구조를 통해 유기농 식품에 함유되는 다양하고 유익한 성분들을 흉내 낼 수 없을뿐더러 흉내 내지도 않는다. 보통 미국인들은 평균적으로 캠던 주민들보다 조금 더 나은 식단을 섭취한다. 따라서 캠던의 문제는 모든 미국인들의 건강, 복지, 안전을 위협하는 문제의 전조로 볼 수 있다. 이 최악의 식단은 미국 전역에 영향을 미치고 있지만, 도심과 남부의 상황은 더욱 심각하다.

도시에서 뇌에 영양소 공급하기

도시에 활력을 불어넣고 어려움에 처한 사람들의 건강을 보호하기 위해서는 주거지와 대중교통과 일자리를 충분히 마련하고 합리적인 가격으로 의료서비스에 접근할 수 있도록 도와야 할 뿐만 아니라 건강한 음식에 대한 접근성도 높여야 한다. 건강한 사람들은 경제를 활성화하고 공공복지 지원을 위한 비용을 감소시키며 과세표준의 기반을 높이고 범죄발생률을 낮춘다. 또한 공익증진에 필요한 다른 시책들을 승격시키고 지원한다. 이것은 식량정책과 분배가 대대적으로 변화해야 한다는 것을 의미한다. 빈곤한 지역사회와 도심에 사는 사람들에게는 농산물이 필요하고, 공중보건 서비스와 메시지 전달을 통해 농산물 소비를 권장할 공중보건 관계자들이 필요하다.

뉴욕은 음식에 대한 인식과 접근성, 그리고 식습관에서 엄청난 개선을 이뤄낸 좋은 본보기다. 그들은 비교적 단기간 안에 시민들의 건강을 향상시켰다. 요즘은 샐러드 바, 찹샐러드, 채소 바, 채소주스 바 그리고 과일과 채소를 파는 노점상 등을 뉴욕의 도처에서 발견할 수 있다. 저소득지역에도 농산물을 판매하는 식품시장이 늘어나고 있다.

전 뉴욕 시장인 마이클 블룸버그가 제안한 설탕과 탄산음료, 소금 섭취량 줄이기에 관한 정치적 논의가 사회 분위기와 뉴요커들의 건강에 긍정적인 효과를 가져왔다. 블룸버그의 수많은 이니셔티브(법안 발의)가 관심을 끌지 못하고 입법기관의 문턱을 넘지 못하던 때였는데도, 그가 뉴욕 사람들의 생명을 구하는 데 이토록 강력한 영향을 미쳤다는 사실이 무척 고무적이고 놀랍기까지 하다.

블룸버그는 라디오, TV, 인쇄물을 통해 음식에 관한 메시지를 전달했고, 이렇게 시작된 대화가 뉴요커들의 식생활에 긍정적인 영향을 주었다. 2002년에 뉴욕 시장으로 취임한 후, 블룸버그는 공중보건 이니셔티브를 마구 쏟아냈다. 그는 즉석 식품의 나트륨 함량을 줄이려고 했고, 체인음식점의 메뉴판에 열량을 표시하도록 지시했다. 또한 음식점들의 보건국 등급을 공개했으며, 도시 전체에서 담배 관련 상품의 사용을 규제하려고 노력했다. 그의 첫 번째 법안에는 음식점과 사업장 내에서의 금연조항이 포함되었다. 이것은 2011년에 공원과 해변으로 확대 되었다.

그러나 이런 블룸버그의 규제안들은 비판적 반대 여론을 불러왔다. 그는 권력형 '왕 유모' 또는 '최고의 빅브라더' 등의 별명으로 불렸다. 많은 사람들은 그가 너무 극단적이고 지나치며 자신이 선택한 건강법을 법제화하려는 시도가 인권을 침해하려든다고 생각했다. 그의 몇 가지 노력은 법제화되지 못했다. 예를 들어, 탄산음료 제공 량을 제한하려다 실패했다. 또 탄산음료에 세금을 매기려고 했던 시도와 정부의 푸드스탬프(저소득층 식품 할인권)가 탄산음료 구입에 사용되지 못하게 하려던 시도도 실패했다. 그의 시도를 막기 위해 탄산음료 회사들은 시위를 주도하고 정치인들에게 수백만 달러의 정치자금을 건넸으며 대외적인 이미지 관리를 위해 병원에도 기부했다. 그러나 이 문제들에 대한 관심은 잠재울 수 없었다. 비록 탄산음료에 세금을 매기려던 시도는 뉴욕과 필라델피아 모두에서 실패했지만, 탄산음료 섭취량은 두 도시 모두에서 25퍼센트까지 감소했고 그 후에도 낮은 수준으로 유지되었다.

언론매체를 통해 형성된 탄산음료, 설탕, 건강에 관한 논의와 더 건강한 음식 선택을 장려하는 정부의 역할이 긍정적인 결과를 가져왔다는 것은 의심할 여지가 없었고 뉴요커들이 건강한 음식을 먹기 시작한 주요 원인이었다는 점은 틀림없는 사실이다. 블룸버그가 2002년 1월에 시장으로 취임한 후부터 뉴욕의 흡연율은 22퍼센트에서 14퍼센트까지-전국 최고 수준으로-급격히 떨어졌다. 블룸버그를 비롯한 여러 사람들의 노력 덕분에 현재 뉴욕은 대도시 중에 가장 건강한 도시이며, 미국에서도 가장 건강한 도시로 손꼽힌다. 뉴욕시보건국에서 10년간 진행한 연구에 따르면, 2004년부터 블룸버그의 세 번째 임기가 끝난 2013년까지 뉴욕의 사망률은 11.1퍼센트 감소했고 평균수명은 2.5년 이상 증가하여 81.1세였다. 또한 조기사망률이 16퍼센트까지 급감했고 인종 간 사망률의 차이도 현저히 줄어들었다.

또 블룸버그는 건강식품의 소매확장을 위해 프레시[18]라는 프로그램을 시작했다. 프레시의 목적은 뉴욕의 저소득층에게 합리적인 가격으로 영양가 높은 신선식품을 제공하여 영양결핍을 완화하는 것이다. 이 프로그램은 기반 서비스가 충분치 않은 지역에서 농산물 판매업을 시작하거나 확장하는 소매업자들에게 세금 우대, 덴시티 보너스(인구밀집지역에 추가적인 혜택을 제공하는 제도), 보조금, 대출 등을 지원했다. 2009년에 시작한 이래로 24개의 프레시 프로젝트가 승인을 받았고, 13개의 신규 점포가 공사를 끝내고 대중에게 개방되었다. 이 슈퍼마켓들은 1,600개 이상의 일자리를 제공하고 약 1억 달러에 상응하는 투자가치를 창출할 것으로 기대된다.

그 밖의 요인들도 대중의 수요를 증가시키는 역할을 했는데, 지난 5년간 뉴욕에는 건강한 샐러드와 채소에 친화적인 패스트

---

18 FRESH : Food Retail Expansion to Support Health의 약자. 건강 지원을 위한 식품 소매점 확대-주

푸드 전문점이 수백 개나 생겼다. 샐러드와 콩, 씨앗, 견과류를 비롯한 갖가지 건강한 토핑을 제공하는 테이크아웃 전문점을 도처에서 찾아볼 수 있다. 건강한 메뉴를 제공하는 패스트푸드 전문점이 폭발적으로 늘어났고, 샐러드 바를 운영하거나 많은 종류의 신선한 농산물을 제공하는 소규모 식료품점도 많아졌다.

뉴욕은 식품환경을 개선하기 위해 건강한 음식에 대한 접근성과 교육을 강화하는 등 다양한 전략을 사용한다. 그린카트라는 식품공급은 노점상이 푸드카트를 가지고 다니면서 슈퍼마켓에 대한 접근성이 떨어지는 지역에 신선한 농작물을 제공하는 혁신적인 제도다. 푸드카트는 지역사람들에게 인기 있는 채소와 열대과일 등 신선한 농작물을 판매한다. 2008년에 이 프로그램이 시작된 이래로 500여 개의 그린카트가 생겨났다. 이들 중 상당수는 영양보충지원프로그램 혜택을 받기 위해 전자복지카드 단말기를 보유하고 있다. 이러한 노력은 뉴욕에 큰 변화를 가져왔다.

탄산음료 섭취를 제한하려던 블룸버그의 시도가 일부 지역에서는 환영받지 못했다는 점이 흥미롭다. 질병관리센터(CDC)에 따르면, 비만율이 34.9퍼센트로 전국에서 가장 높은 미시시피는 "반 블룸버그" 법을 통과시켰다. 미시시피 주지사 필 브라이언트는 다음과 같이 썼다. "시민의 음식선택까지 일일이 규제하는 것은 정부의 역할이 아니다." 그러자 블룸버그는 이렇게 반박했다. "'토요일 밤 라이브' TV 코미디 프로도 이보다 더 웃기지 않는다." 그리고 미시시피의 법안에 대해 말했다. "의도적으로 시민의 삶을 향상시키지 않겠다는데 어떻게 법안이 통과되겠는가?" 그는 물었다. "한심할 뿐이다."

미국 도심지역의 영양 섭취를 개선하면 장기적으로 만성질환, 빈곤, 폭력, 범죄 감소에도 긍정적 효과가 있을 것이다.

우리는 모두 함께 노력해야 한다

영부인이었던 미셸 오바마가 주도한 "렛츠 무브!(Let's Move!)" 캠페인의 목표 중 하나는 식량사막에 재정적 혜택을 제공하고 슈퍼마켓의 개업을 장려함으로써 식량사막을 뿌리 뽑는 것이었다. 이 프로그램은 식량사막의 근절, 아동비만 퇴치, 신선한 과일과 채소의 섭취를 장려하기 위해 만들어졌다. 물론 정부가 할 수 있는 일은 제한적이다. 왜냐하면 식품업계의 이해집단과 로비스트들(가공식품산업을 포함하여)을 상대해야 하기 때문이다. 이들은 과감한 변화와 식량정책에 강력한 영향을 미칠 수 있는 기회를 무산시킨다.

예를 들어, "렛츠 무브!"의 웹사이트에 가면 미국농무성의 프로그램인 마이플레이트(MyPlate)에 관한 정보를 얻을 수 있다. 그러나 그곳의 샘플 메뉴에는 푸딩, 프레첼, 마가린, 에그누들을 곁들인 돼지고기 안심과 같은 위험한 패스트푸드도 포함된다. 가공하지 않은 씨앗과 견과류, 건강한 드레싱(진짜 씨앗과 견과류로 만든)을 넣은 샐러드, 녹색채소, 양파, 양배추, 버섯 같은 것은 찾아볼 수가 없다. 많은 도심지역의 아이들이 먹고 있는 전형적인 패스트푸드 식단보다는 조금 더 나은, 조금 덜 위험한 미국 표준식단을 권장할 뿐이다. 너무 실망스럽다.

미국인의 건강을 대대적으로 개선하려면 흰 빵, 파스타, 밀가루 같은 저영양 식품의 위험성과 진실을 속속들이 들춰내야 한다. 무엇보다 녹색채소, 콩, 견과류, 씨앗의 필요성을 알리는 최신 영양학을 공유하는 것이 가장 중요하다. 만약 정부의 보조금 지원을 중단하지 않는다면 영양개선 프로그램은 유력한 로비스트들의 방해를 받을 수 있다. 정부는 육류섭취량 줄이기, 설탕 첨가물 퇴출하기, 학교 점심급식에서 설탕이 가미된 우유 없애기와 같은 강력한 시책에 대해 입장을 표명하지 못할 것이다. 과일과 채소, 콩을 더 많이 먹으라는 기본적인 권고사항도 지지하지 않을 것이다. 정부는 식품산업, 특히 설탕, 달걀, 육류, 유제품 업계의 심기를 건드리지 않기 위해 의도적으로 혼란스러운 메시지를 내놓는다.

미국연방정부가 우수한 영양섭취를 위한 가이드라인을 지지할 것 같지 않지만, 그러나 전 세계 영양학자들의 지지를 받고 있는 다음의 세 가지 지침은 어느 곳에서나 명확하게 인식할 필요가 있다.

1. 과일과 채소, 특히 다양한 색 채소, 콩, 버섯, 양파, 씨앗, 견과류를 많이 먹어라.
2. 튀김, 흰 밀가루, 그리고 설탕, 과당, 꿀, 메이플시럽을 포함한 감미료의 섭취를 줄이거나 중단하라.
3. 모든 동물성 식품, 특히 가공육, 바비큐 치킨, 붉은 고기의 섭취량을 총 열량의 10퍼센트 이하로 줄여라.

세계보건기구(WHO)에 따르면, 매년 수백만 명의 사람들이 80-90세까지 건강하게 살지 못하고 30-60세에 불필요한 죽음을 맞이하고 있다. WHO는 약 150개국에서 온 7천 명 이상의 의사와 과학자로 구성된 국제기구다. WHO의 주요목표는 "전 세계인들을 위해 더 나은, 더 건강한 미래를 만드는 것"이다. 세계는 WHO의 연구결과와 권고사항에 대해 경각심을 가져야 한다.

2015년의 WHO 보고서에 따르면, 당뇨와 암처럼 생활습관과 관련된 질병 때문에 매년 1,600만 명이 조기(70세 이하)에 사망한다. 만성질환의 예방과 관리에 관한 WHO 보고서의 대표 저자인 샨티 맨디스는 이 "생활습관병의 유행은 인간에게 알려진 그 어떤 유행병보다 더 심각한 공중보건의 위협을 야기한다"고 말했다.

WHO는 담배와 술 광고 금지와 정크푸드 및 고염분 패스트푸드에 대한 과세를 지지한다. 헝가리에서는 다양한 식품과 음료에 들어있는 나쁜 성분에 대해 중과세를 부과하자 정크푸드 판매가 27퍼센트 감소했다. WHO의 경고를 받아들인 영국은 2017년에 가당음료에 20퍼센트의 세금을 부과하겠다고 선언했다. 미국 식품업계는 대중이 식품선택에 대한 '개인적인 책임'을 질 수 있어야 한다고 주장하며 소비자에게 책임을 돌리고 있지만, 대중에게는 정보와 선택권이 부족한 것이 사실이다. 이것은 매우 중요한 포인트이다. 건강한 식품은 차치하더라도 그에 관련된 정보조차 손쉽게 이용할 수 없는 상황이라면, 그것을 정말 합리적 선택이라고 할 수 있을까? 일반 대중도 건강한 것과 건강하지 않은 것의 기본적인 차이는 이해하지만, 자신이 매일 선택하는 고당도 가공식품의 유해한 영향으로 인해 삶이 바뀌고 수명이 단축되는 효과를 제대로 이해하는 사람은 거의 없을 것이다. 이 부분은 반드시 짚고 넘어가야 한다.

수년간 병을 앓다가 한창나이에 사망하는 사람들에게 들어가는 치료비만 해도 어마어마하다. WHO는 이러한 조기사망으로 인해 향후 10년간 세계 경제에서 7조 달러가 증발할 것이라고 보고했다.

현재 제당산업은 '거대한 담배산업'이 수십 년에 걸쳐 관행을 만들고 담배 사용을 촉진해온 전략을 흉내 내고 있다. 이 전략의 핵심은 과학자들을 매수하고 대중의 마음에 의혹을 심어 혼란스럽게 하고, 정치적 동맹자들을 재정적으로 지원하는 것이었다.

우리는 생명을 살리는 변화를 시작할 수 있다

최근 연구는 도시의 저소득층 거주지에 슈퍼마켓을 도입하면 식습관을 개선할 수 있음을 시사한다. 2002년에 메릴랜드, 노스캐롤라이나, 미시시피, 미네소타의 주민 1만 명을 추적한 연구는 지역의 식품환경이 음식섭취에 영향을 미친다는 아주 중요한 사실을 밝혀냈다. 연구자들은 아프리카계 미국 흑인들이 인구조사 지역의 각 슈퍼마켓을 이용하면서 과일과 채소의 섭취량이 32퍼센트까지 늘었다고 보고했다. 이와 비슷하게 영국의 한 연구는 과일과 채소의 섭취율을 건강한 식습관의 지표로 사용했으며, 슈퍼마켓이 필요한 지역에 들어온 후에 인구의 75퍼센트가 농산물 섭취량을 늘렸으며 과일과 채소의 평균섭취량이 두 배 증가했음을 밝혔다. 이것은 질 좋은 식품을 합리적인 가격으로 이용할 수 있다면, 영양상태가 좋지 않은 사람들의 건강에 긍정적인 효과를 줄 수 있다는 것을 입증했다.

그러나 더 많은 식료품점을 개업하는 것만으로는 충분하지 않다. 사람들이 실제로 건강한 식품을 사먹어야 한다. 우리에게는 풀뿌리에서 시작되는 식품혁명이 필요하다. 오랜 습관과 몸에 깊이 밴 음식취향, 음식중독은 깨뜨리기 어렵다. 슈퍼마켓만으로는 식량사막에 사는 사람들의 식습관을 성공적으로 바꾸지 못할 것이다. 그렇다면 또 무엇을 할 수 있을까? 우리는 사람들에게 건강한 선택에 대해 교육하고 창의적인 인센티브를 제공하여 건강한 식품을 구매하도록 유도해야 한다. 그리고 교육은 아이와 성인 모두를 대상으로 해야 한다.

우리는 교육 프로그램을 재정적인 보상과 연계하여 식료품비를 패스트푸드와 정크푸드에 쓰는 대신 더 현명하게 사용하도록 장려해야 한다. 미국의 일부 지역에서는 이러한 변화가 이미 일어나고 있다. 예를 들어, 연간소득이 3만 달러 이하인 뉴욕의 노년층은 농산물 판매대에서 교환할 수 있는 상품권을 받는다. 또 많은 직거래 장터들이 마지막 장날에 남은 농산물을 모아 푸드뱅크와 식품저장소로 가져가도록 돕는다. 세금공제도 빈곤층에게 농작물을 기부하도록 장려하는 데 중요한 역할을 할 수 있다. 선한 사마리아인의 굶주림퇴치를 위한 세금혜택 프로그램은 푸드뱅크, 식품저장소, 노숙자 쉼터에 농작물을 기부하는 농부들과 소규모 기업에 세금공제를 보장한다. 시애틀의 경우, 2008년에 7개 지역의 직거래 장터에서 18.3톤의 농작물을 모아 지역의 푸드뱅크에 기부했다.

아쿠아 울브라이트 박사가 전하는 지혜의 말

"그들의 건강을 증진시키려면 수많은 사람들이 지역사회 안에서 지역사회와 함께 한 마음으로 노력해야 한다. 그 동안의 노력이 성과를 내기 시작했지만, 이것은 더 많은 혁신과 지원을 요구하기에는 더딘 과정이다."

나는 영양학자이자 교육자인 아쿠아 올브라이트 박사가 수년 전에 유기농식품전문점인 홀푸드 마켓의 건강한 식사 프로그램에서 일할 때부터 그녀와 알고 지냈다. 우리는 홀푸드 마켓 팀원들의 건강을 증진시키고 고객들을 위한 교육적 이니셔티브를 마련하기 위해 함께 일했다. 올브라이트는 하워드대학교에서 영양학으로 박사학위를 받았다. 현재 그녀는 디트로이트에서 홀시티 재단이 후원하는 '렛츠 토크 푸드 이니셔티브'의 영양프로그램을 담당하고 있다.

올브라이트 박사는 2012년부터 디트로이트의 저소득 지역사회에서 왕성하게 활동했다. 첫 해에 그녀는 영양에 관한 메시지를 지역사회에 전달하는 데 대부분의 시간을 할애했다. 그녀는 보건소, 교회, 미용실, 경로당, 모스크, 고등학교 등을 다니며 자신을 소개하고 이야기할 기회가 주어지는 곳이라면 어디든 찾아갔다. 그녀는 일요예배에 참석하여 사람들을 만나고 목사들과 이야기를 나누면서 건강한 식사와 건강한 요리법에 대해 강연할 기회를 부탁했다. 그녀의 활동을 열렬히 지지하는 사람들이 꾸준히 늘어났고, 디트로이트의 저소득지역에 사는 사람들을 교육한 경험은 미국인의 건강을 변화시킬 수 있는 예리한 통찰력을 갖게 했다. 그리고 그녀는 여기에 그 귀중한 통찰력을 아래와 같이 공유해 주었다.

『수년간 디트로이트에서 활동하면서 배운 것들 중에 가장 놀라웠던 것은 영양가 높은 식물성 식단에 대한 정보 전달이 디트로이트와 같은 지역에서는 효과를 거둘 수 없다는 것과, 대규모 도시공동체의 흑인들은 건강한 식사를 쉽게 받아들이지 않을 것이라는 공중보건당국과 대학들의 그릇된 인식이었다. 누군가는 내게 이렇게 말했다. "당신은 변화를 이끌어 낼 수 없을 거예요. 노력할 가치도 없어요. 그냥 약이나 처방해주는 게 최선이에요." 왜냐하면 "이 사람들은 그냥 아무것도 안하려 할 거거든요." 그러나 우리는 사람들이 할 수 있는 것과 할 수 없는 것에 대해 이런 잘못된 가정을 속단해서는 안 된다.

사람들이 무엇을 할 수 있고, 무엇을 할 수 없는지를 결정하는 것은 내가 판단할 사항이 아니다. 내 임무는 사람들에게 올바른 메시지를 전달하고 그들 스스로 무엇을 하고 싶은지 결정할 수 있도록 돕는 것이다. 그에 대한 반응은 압도적이었고 사람들은 자신의 건강을 변화시키기 시작했다.

영양에 관해 믿을 만한 정보를 제시하는 것이 내 일이다. 그게 전부다. 나는 영양학자로서 생명을 구할 수 있는 정보를 지역사회에 확실하게 전달되도록 해야 한다는 분명한 책임감을 느낀다.

내가 배운 것들 중에 두 번째로 중요한 것은 우리가 사용하는 언어가 종종 부적절할 때가 있다는 점이다. 뉴올리언스, 디트로이트, 오클랜드와 같은 지역에 사는 사람들은 자신들이 소외되거나 불이익을 받는다고 생각하지는 않으며, '식량사막' 같은 용어를 좋아하지 않을 수도 있다. 지역사회의 건강 전문가들이 활동지역에 대해 더 깊이 이해하고 메시지와 접근법을 더 적절하고 효과적으로 사용하는 것이 중요하다.

이러한 지역사회에 대한 격려와 존중하는 마음을 갖고, 지금 일어나고 있는 좋은 점을 이야기하려면 기존의 것과 다른 어휘가 필요하다. 이 어휘를 사용하면, 지역사회는 당신이 우월한 상아탑에서 내려다보는 사람이 아니라, 주민들의 눈높이에서 그들과 함께하고 그들의 여정에 기꺼이 함께 하려는 동등한 파트너로 여길 것이다.

나는 매일 다양한 사회경제적 배경을 가진 흑인 공동체 사람들과 이야기를 나누는데, 그들 중 많은 사람들은 심각한 건강상의 도전과 장애를 안고 살아가고 있다. 나는 그들이 다시 정상 궤도에 올라설 수 있도록 돕고 있다. 일부 동료들이 어떻게 생각하든, 이와 같은 지역사회일수록 건강한 식사에 대한 메시지가 더 효과적으로 전달된다. 이곳 사람들은 심각한 건강문제의 부정적인 영향을 직접 경험하며 인간의 비극을 매일 두 눈으로 마주하기 때문에 영양 상태를 본격적으로 점검하기에 아주 적합한 대상이다. 지역사회의 질병에 관한 통계를 보여줄 필요는 없다. 그들은 그것을 가족과 친구 그리고 이웃에게서 매일 목격하고 있다.

내 수업에 참여하는 사람들은 나중에 그 결과를 알려준다. "잠자면서 식은땀 흘리는 게 사라졌어요." "밤새 편히 잘 잤어요." "피로감, 관절 통증, 두통이 해결됐어요." 이것은 사람들이 초반에 경험하는 효과의 첫 단계일 뿐이다. 그들은 이러한 증상으로 인한 고통이 음식과 식단과 연관되어 있다고 생각하지 않는다. 부비강이 맑아지고 만성적인 인후통과 소화불량이 사라지는데도 말이다. 그러다 두 번째 단계의 결과가 나타나기 시작하면서 만성질환이 점차 해결된다. 처음에는 혈압, 당뇨, 고콜레스테롤 약을 줄이다가 대부분은 아예 끊어버린다. 한 모임에서 어떤 사람은 45킬로그램을 감량했다고 말했고, 한 커플은 둘이 합쳐서 18

킬로그램을 감량한 뒤에 교육받은 생활방식을 고수하며 체중을 잘 유지하고 있다고 알려줬다. 식습관을 영구적으로 변화시키는 법을 배운 것이다.

정말 멋진 부분은 이 활동이 모든 집단과 모든 사람들에게 전달될 수 있다는 점이다. 그것은 경제적인 경계뿐 아니라 인종, 문화, 민족의 장벽도 뛰어넘는다. 나는 대학에서 배운 것들이 얼마나 잘못되었는지를 깨달을 때마다 놀란다. 그리고 지역사람들과 함께 시간을 보내면서 적절한 교육의 기회를 갖는다면 문화적, 민족적, 인종적 차이도 변화를 가로막지 못한다는 것을 알게 되었다. 실용적인 정보와 그것을 뒷받침할 과학적 증거가 주어지면, 수많은 사람들이 기꺼이 변할 것이며 패스트푸드를 먹는 습관에 속수무책으로 당하거나 무력해지지 않을 것이다.

나는 건강 전문가들이 고객과 환자들에게 한계를 넘어 더 큰 변화를 요구해야 한다는 것을 깨달았다. 우리는 아무런 효과도 없는 부분적 통제와 절제를 넘어서야 한다. 우리는 더 대담한 접근법을 적용하고 사람들에게 더 많은 것들을 기대해야 한다. 변화의 가능성을 믿지 않는다면 이미 패배한 것이나 다름없다. 변화를 시작하는 것은 우리지만, 변화를 완성하는 것은 자신의 삶에 긍정적인 변화를 만드는 사람들이다.」

아쿠아 울브라이트의 활동과 현명함은 미래의 미국인들의 건강을 위해 매우 중요하다. 좋은 정보와 건강한 음식의 유용성은 분명 빈곤지역 사람들의 삶에 실질적인 차이를 만든다.

건강한 아이들을 위한 목소리

'건강한 아이들을 위한 목소리'는 미국심장협회와 로버트 우드 존슨재단의 공동 이니셔티브로, 지역사회의 건강을 증진시키고 모든 아이들이 건강한 신체로 성장하는 것을 돕기 위해 사람들의 관심을 유도하거나 참여하도록 지원하고 있다. 건강한 아이들을 위한 목소리는 아이들과 가정이 저렴한 가격으로 건강한 식품에 접근할 수 있도록 돕는다. 또한 그들은 재정적 지원을 위한 정부지원을 증가시킴으로써 서비스가 충분하지 않은 지역사회에서 건강식품 전문매장, 식료품점, 슈퍼마켓, 직거래 장터를 늘리려고 노력한다.

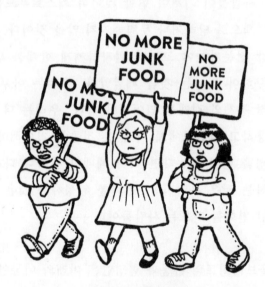

정크푸드는 이제 그만

- 식품과 음료와 체인음식점 산업은 아이들을 표적으로 집중적인 마케팅을 퍼붓는다.

2010년, 식품업계와 음료업계는 어린이용 식품 홍보에 대해 방해하는 세력과 탄산음료의 과세에 반대하기 위해 의회에 4백억 달러를 로비했다. 패스트푸드업계는 설탕이 들어있는 어린이용 시리얼, 정크푸드, 패스트푸드를 홍보하는 데 매일 5백만 달러 이상을 지출했고, 그것은 매우 효과적이었다. 이러한 광고에 노출된 아이들은 설탕, 튀김, 가당 음료를 더 많이 먹는다. 뇌를 손상시키는 식품을 아이들에게 홍보하는 것은 담배, 알코올, 중독성 약물을 홍보하는 것과 다를 바 없다. 아이들에게 채소를 먹이기는 원래 힘들지만, 상업용 베이커리식품과 단 음식에 한 번 맛을 들이면 더 많이 힘들어진다.

모든 사람들이 진짜 음식 대신 고도로 풍미가 좋은 가공식품을 선택할 것이고, 이러한 선택이 잦아지면 심각한 음식중독에 빠져 살이 찌고 병들어 갈 것이다. 실제로, 기회만 주어진다면 동물들도 자연환경 속에서 습관적으로 먹어온 자연식을 외면하고 고도로 풍미가 좋은 고열량의 정크푸드만 섭취할 것이다. 그들의 미각과 뇌를 첨단기술로 만든 식품만 선호하도록 조종할 수도 있다. 인간의 아이들도 다를 바가 없다. 지극히 맛있는 가공식품에 의해 미각이 둔해진 아이들은 과일과 채소를 좋아하지 않는다.

자녀가 무엇을 먹는가는 궁극적으로 부모의 책임이지만, 지역사회와 학교시스템이 이 위험한 식품들을 공공장소에서 금지시키지 않는다면 선의의 부모들도 위험한 식습관을 따르도록 강요하는 사회적 압력에 굴복할 수밖에 없다. 학교는 파티나 생일,

아니면 단순히 구내식당에서 먹기 위해 컵케이크, 빵, 쿠키, 기타 인스턴트식품을 가져오는 것을 엄격히 금지해야 한다. 이제는 거대 식품기업들에 맞서 아이들의 건강을 지켜야 할 때다. 아이들에게 유당 가공식품을 홍보하는 행위를 용인해서는 안 된다.

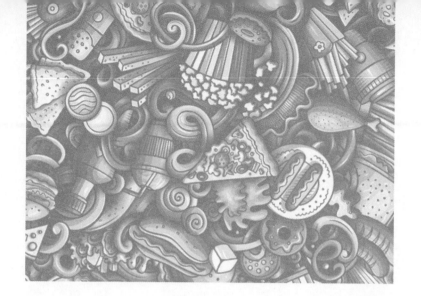

마음과 영혼을 위한 음식

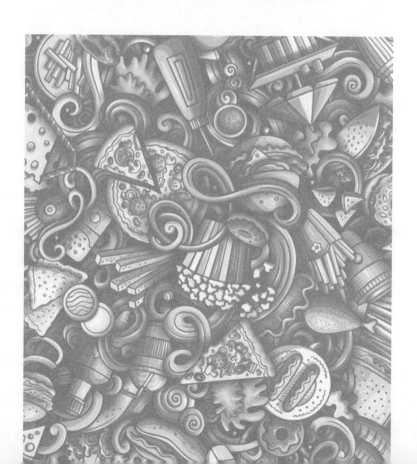

| 7장 |

마음과 영혼을 위한 음식

지금까지는 패스트푸드가 어떻게 인간의 삶을 황폐화시키고 있는지를 살펴보았다. 그 과정에서 음식중독, 뇌와 패스트푸드의 관계, 부실한 영양을 무시해온 역사적 유산, 치명적 굶주림, 식량사막, 그리고 식량 불평등의 악순환을 멈추기 위해 애쓰는 몇몇 단체들에 대해 알아보았다. 그렇다면 우리 삶에 꼭 필요한 식단의 변화는 어떻게 시작해야 하는가? 강 건너 불 보듯 가만히 앉아서 재앙에 가까운 음식선택으로 우리의 가족과 친구, 지역사회를 파괴하도록 내버려둘 수는 없다. 이번 장에서는 뉴트리테리언 식단(Nutritarian diet 양질의 영양식단)에 대한 기본적인 요소를 제시하고자 한다. 이것은 어떻게 먹을 것인가에 대한 새로운 관점을 가지고 삶의 변화를 향해 나아갈 수 있도록 우리를 무장시킬 것이다. 수백만 명의 많은 사람들이 이 원칙을 발견한 후에 건강과 활력을 되찾았다. 이러한 움직임은 이제 막 시작되었다. 가공식품과의 전투에서 최종적으로 승리하려면 당신도 우리와 함께 시작해야 한다!

우리는 앞에서 가공식품이 미국표준식단에 점점 확산되고 있는 과정을 살펴보았다. 20세기가 진행되는 동안 신선한 농작물과 통곡물의 소비량은 급감한 반면, 동물성 식품의 소비량은 점점 증가했다. 그 결과, 사람들은 흰 밀가루, 설탕, 기름, 소금, 동물성 단백질, 지방 등 고열량 식품을 과량으로 섭취하면서 섬유질과 식물성 파이토케미컬은 극소량만 섭취하게 되었다. 비만, 당뇨, 자가면역질환, 심장질환, 암의 발병률도 급증했다. 가공식품 산업이 출현하고 성장하여 합성 비타민을 이용해 식품을 강화하는 동안 충격적인 일이 벌어졌다. 암 발병률이 1935년부터 2005년까지 70년 동안 지속적으로 증가한 것이다. 게다가 많은 나라들이 미국의 패스트푸드 문화를 받아들이면서 세계의 암 발병률과 비만에 의한 사망률이 지속적으로 증가하게 되었다.

1인당 음식 섭취량의 변화	1900년	2000년
설탕(파운드)	5	170
탄산음료(갤런)	0	53
기름(파운드)	4	74
치즈(파운드)	2	30
육류(파운드)	140	200
집에서 재배한 농작물(파운드)	131	11
칼로리	2,100	2,757

강화된 가공식품은 뇌를 보호하는 세심한 영양소를 다양하게 함유하고 있지 않다. 미국표준식단에 들어있는 신선한 과일, 채소, 콩, 견과류, 씨앗, 통곡물의 열량을 합산해보면 미국인의 평균적인 섭취열량의 10퍼센트에도 못 미친다. 도심과 남부지역의

상황은 더욱 심각하다. 이처럼 농산물을 적게 섭취하면 면역체계가 약해지면서 감염성질환에 취약해지고 병치레가 잦아져 더 일찍 고통스러운 삶을 살 수밖에 없다. 현재의 의료체계는 병이 나면 약으로 대체하거나 심한 경우 응급 수술로 수많은 급성증상과 만성증상을 처리한다. 우리는 이러한 증상들의 주요 원인은 무시하고 일시적 해결책을 추진하고 있다.

그리고 앞에서 살펴봤듯이 패스트푸드 식단은 미래세대에게 전해지는 우리의 유전자 코드까지 손상시키고 있다.

지난 70년 동안 모든 지역과 경제 단체들의 열량섭취가 크게 증가하고 그 상태가 지속되는 이유를 이해하는 사람들은 많지 않다. 사람들은 살찌는 것을 원하지 않으면서도 어쩌지 못하는 것 같다. 다이어트를 하면서 5-15킬로그램 정도 체중이 빠졌다 늘어났다 하는 것을 경험한 적이 있는가? 일단 15킬로그램 넘게 살이 찌고 나면 만족할 만 한 수준의 건강한 체중으로 다시 회복하는 일이 얼마나 어려운지를 직접 체험해 봤는가? 나는 지난 25년간 15,000명 이상의 환자들을 대상으로 수천 건의 연구를 조사한 결과, 영양상태가 나쁜 몸 일수록 더 많은 열량을 요구하며 그 요구가 너무 강력해서 무시하기가 매우 어렵다는 사실을 알게 되었다.

사람들이 과다한 열량을 섭취하는 이유는 보통 충분한 영양소를 섭취하지 못하기 때문이다. 영양부족이 음식중독과 과식에 대한 욕구를 증폭시키고, 이로 인해 너무 자주, 너무 많이 먹고 싶은 욕망에 압도당하는 것이다.

신체에 필요한 영양소를 공급하는 데 적합한 음식을 많이 먹으면 과식과 열량에 대한 과도한 욕구를 줄일 수 있다. 이 책에 제시된 정보들은 처방약에 대한 필요성을 줄이고, 수명을 단축하는 질병의 발병률을 낮추며, 중증 질환의 반전을 가능하게 할 것이다. 또한 감정적이고 중독적인 과식을 통제하여 더 적은 양으로 더 건강하게 먹을 수 있도록 도와줄 것이며, 무언가를 먹는 것에서 얻는 즐거움을 증가시킬 수도 있을 것이다.

영양소의 밀도를 이해해야 한다

영양소는 다량영양소와 미량영양소, 이렇게 두 종류로 나뉜다. 다량영양소(Macronutrient)는 단백질, 탄수화물, 지방, 물이다. 물을 제외한 나머지 세 영양소에는 열량이 포함된다. 미량영양소 (Micronutrient)는 비타민, 미네랄, 파이토케미컬이며 열량을 포함하지 않는다. 미국표준식단에는 다량영양소가 많이 들어있고 미량영양소는 적게 들어있다. 미량영양소가 풍부한 식단은 세포 기능과 면역체계에 중요한 영향을 미치는 14가지 비타민과 25가지 미네랄, 그리고 수천 가지의 파이토케미컬을 우리 몸에 공급한다. 미량영양소가 풍부한 식품은 섬유질과 수분을 다량 함유하고 있으면서 열량은 낮다. 음식에서 열량에 대한 미량영양소의 비율은 그 음식의 영양 밀도다.

베리류나 브로콜리의 잔가지에만 수천 가지의 섬세한 파이토케미컬이 들어있다는 점을 고려하면, 영양섭취가 원래 생각했던 것보다 훨씬 더 복잡하다는 것을 알 수 있다. 건강보조식품만으로는 우수한 영양 상태를 유지할 수 없다. 다양한 색의 식물성 식품은 너무 미세한 데다 유익한 물질들로 가득 차 있기 때문이다.

그중 많은 물질들은 아직 밝혀지지도 않았다.

성공적이고 건강하며 행복한 삶의 비결은 적은 열량과 많은 미량영양소를 섭취하는 것이다. 즉, 열량 당 영양소를 최대한 많이 얻어내는 것이 중요하다. 신체조직의 영양밀도는 식단의 영양밀도에 비례한다. 내가 만든 '건강 방정식'은 최소한의 열량으로 충분한 미량영양소를 얻어 건강과 수명을 증진시키는 노력의 개념이라고 말할 수 있다.

$$H = N/C$$
건강(Health) = 영양소(Nutrients)/열량(Calories)

반면에 미국표준식단은 그 반대다. 즉 미량영양소가 적은 고열량 식품을 많이 포함한다. 건강하게 오래 살기 위해서는 미량영양소는 풍부하고 열량만 높은 엠티-칼로리는 적은 식품을 더 많이 먹어야 한다. 기름이 건강에 좋지 않은 것도 이런 이유에서다. 그러나 이렇게 간단한 개념을 이해하는 사람은 극소수에 불과하다. 고열량 식품인 기름에는 영양소와 섬유질이 사실상 전무하다.

또한 미량영양소가 부족한 환경에서 열량을 적게 섭취하거나 열량을 어느 정도 제한하는 것은 노화과정을 늦추고 건강과 장수를 촉진한다. 그러나 습관적으로 간과되는 것이 있다. 일단 영양학적으로 우수한 식단을 섭취하면 열량을 제한하려는 노력이 거의 필요하지 않다는 사실이다. 신체에 필요한 영양분이 많은 농산물을 고루 먹으면 자동적으로 알맞은 양의 열량만 원하게 되며, 과체중을 유발하는 식품을 많이 먹어야 포만감이 느껴진다는 생각도 더 이상 없어진다. 다시 말해, 식단이 우수하면 체중이 늘어나는 현상을 막을 수 있다.

슈퍼푸드 TOP 20

1. 겨잣잎, 순무잎 –항암.변비.이뇨작용

2. 녹차–카테킨,항산화 작용,체지방 관리

3. 물냉이–비타민,단백질,칼슘,해독작용

4. 청경채 –활성산소 제거,해열작용

5. 양배추(모든 종류)–위 건강 개선,비타민U.K, 엽산 풍부

6. 시금치–칼슘,비타민A,사포닌 풍부

7. 루꼴라(이태리 채소)– 베타카로틴,비타민A, 칼륨 풍부

8. 상추 (보스턴, 로메인, 청상추) –비타민, 철분, 통증완화

9. 방울다다기양배추–비타민K,비타민C,엽산

10. 당근–시력 보호(야맹증 예방),콜레스테롤 억제

11. 브로콜리 –심장병과 암 예방, 베타카로틴, 비타민 C, 비타민 E, 루테인, 셀레늄, 식이섬유 풍부

12. 콜리플라워 –비타민C,비타민B1,식이섬유 풍부

13. 피망 (빨간색과 녹색) –면역력 증가, 노화방지, 항산화 작용(베타카로틴)

14. 버섯류 – 면역력 증대(고단백, 저칼로리)

15. 토마토 –라이코펜(전립선–유방암 예방)

16. 베리(모든 종류) –안토시안

17. 석류와 체리 – 갱년기 예방, 비타민A, 엽산

18. 양파 (릭스, 스캘리언, 마늘)–알리신(살균, 항균 작용),소화 촉진

19. 콩 (모든 종류)–레시틴,항암–치매 예방

20. 씨앗 (아마, 햄프, 치아, 참깨, 둥근 호박, 해바라기)–신진대사 촉진, 콜레스테롤, 당뇨 예방

고영양 식품을 많이 먹을수록 저양양 식품에 대한 갈망이 줄어든다

전통적으로 대부분의 식단은 여러 가지 다량영양소의 비율을 효율적으로 조절하는 데 중점을 두었다. 단백질은 많이 먹고 지방은 적게 먹거나, 탄수화물은 적게 먹고 단백질은 많이 먹거나, 탄수화물은 많이 먹고 지방은 먹지 않는 등 수많은 방법들이 있다. 그리고 많은 연구소들은 각 진영의 연구를 통해 자신들의 접근법이 왜 최고인지 이유를 밝히려고 애쓴다. 그러나 이러한 사례를 통해 장기적인 변화에 성공하거나 우수한 건강상태를 얻는 일은 좀처럼 보기 힘들다. 다량영양소의 비율은 그다지 도움이 되지 않을 뿐더러 필요한 미량영양소의 요구량을 채워주지도 않는다.

전통적인 식단계획은 영양밀도나 영양소의 완성도와 같은 주요 쟁점을 모두 놓치기 때문에 실패할 수밖에 없다. 우리는 탄수화물, 단백질, 지방을 소량으로 섭취하여 열량을 줄여야 한다. 지방과 탄수화물, 지방과 단백질 간의 이상적인 비율은 없다. 열량을 제한하면서 미량영양소의 필요량을 충분히 만족시킨다면, 지방-탄수화물-단백질의 비율이 어떻든 상관없다.

건강한 식습관을 통해 단백질을 충분히 섭취하는 것은 문제가 되지 않는다. 특히 콩, 녹색채소, 씨앗에는 단백질이 많이 들어 있다. 영양분이 높은 식물이 충분한 단백질을 함유하고 있다는 사실은 잘 알려져 있지 않다. 단백질이 거의 없는 기름, 단 음식, 흰 밀가루를 통해 열량을 과다섭취하지 않는다면 완전한 비건 식단으로도 충분한 단백질을 얻을 수 있다. 정보가 너무 부족하다 보니 대부분의 사람들이 단백질과 동물성 식품을 동일시하지만, 사실 식물성 식품(과일을 포함한)도 많은 단백질을 함유한다. 우리의 식단은 다양한 채소로 채워져야 한다. 그렇지 않으면 세포 재생과 정상적인 면역기능을 촉진시키는 영양소들이 충분히 공급되지 않을 것이다.

일반적인 음식의 단백질 함유량	그램(g)
아몬드(85g)	18.0
조리된 콩 (1컵)	17.9
조리된 강낭콩 (1컵)	15.4
조리된 완두콩 (1컵)	14.5
참깨 (1/2컵)	12.8
해바라기 씨 (1/2컵)	11.5
조리된 냉동 브로콜리 (2컵)	11.4
단단한 두부 (113g)	11.3
조리된 배추 (2컵)	10.3
냉동 시금치 (1컵)	7.6
냉동 완두콩 (1컵)	7.0
삶은 다진 소고기, 살코기 함량 80% (110g)	29.1
튀긴 닭다리	7.2
일반우유(1컵)	7.7

모든 칼로리를 계산하기

대부분의 건강 전문가들이 건강한 과일과 채소를 더 많이 먹어야 한다는 견해에 동의한다. 그러나 나는 그들처럼 과일과 채소를 식단에 추가하려고 애쓰는 대신, 건강한 식품을 중심에 두고 그 외의 식품은 조금만 먹는 방식을 취한다. 건강이 안 좋을수록 채식 위주의 식단을 섭취하는 것이 좋다. 동물성 식품은 식물 위주의 식단에서 양념처럼 쓰인다고 보면 된다. 다음은 건강한 식단을 위한 기본지침이다:

- 샐러드를 매일 큰 접시로 한가득 먹어라.
- 콩을 수프, 샐러드, 버거, 또는 주 메뉴에 넣어 매일 1/2컵 이상 먹어라
- 신선한 과일을 매일 세 개 이상 먹어라.
- 생견과류나 생 씨앗을 매일 28그램 이상 먹고, 아마씨나 치아씨를 갈아서 1테이블스푼씩 추가로 먹어라.
- 냉동 녹색채소를 조리하거나 해동하여 매일 큰 그릇으로 한가득 먹어라.
- 동물성 식품은 소량만 먹되 하루에 1번 이상 먹지 마라.

거의 모든 비타민과 미네랄은 대개 자연식품 위주의 식단에 훨씬 더 많이 들어있다. 그러나 진정한 차이는 파이토케미컬을 측정할 때, 특히 인체조직 내부의 항산화물질의 농도를 검사할 때 드러난다. 자연식품에는 항산화물질이 100배 더 많고, 독성물질은 100배 더 적게 들어있다.

패스트푸드 메뉴 vs. 뉴트리테리언 메뉴

패스트푸드 메뉴

아 침	점 심	저 녁
글레이즈 도넛 2개 차가운 커피음료- 미디엄 사이즈(700ml)	패스트푸드 햄버거 프렌치프라이-미디엄 사이즈 콜라-라지 사이즈(950ml)	통조림 치킨누들스프 냉동 마카로니치즈 치킨너깃 6조각(즉석 냉동 식품) 가당 아이스티 (350ml) 초코칩 쿠키 3개

⟨1회제공량: 총 열량 3,493cal; 단백질 81g; 탄수화물 499g; 총 지방 142g; 포화지방 49g; 콜레스테롤 286mg; 나트륨 5,680mg; 섬유질 18.4g; 비타민A 3,477IU; 비타민C 10mg; 칼슘 659mg; 철분 14.7mg; 엽산 263mcg, 마그네슘 191mg; 아연 8.5mg; 셀레늄 43mcg 단백질 9%; 탄수화물 55%; 지방 36%⟩

뉴트리테리언 메뉴(영양식 메뉴)

아 침	점 심	저 녁
딸기와 아마씨를 곁들인 오트밀, 초콜릿 체리 스무디	타코 샐러드 랩, 구워낸 빨간 피망과 마늘을 넣어 살짝 익힌 시금치, 신선한 또는 얼린 딸기류, 물	토마토, 적양파, 호두, 월넛 비네그레트 드레싱을 넣은 로메인 싱추 샐러드. 블랙빈과 스파이시 레드렌틸 소스를 얹은 브로콜리, 바닐라 또는 초콜릿 나이스크림[19]

〈1회제공량: 총 열량 1,969cal; 단백질 78g; 탄수화물 321g; 총 지방 58g; 포화지방 6.7g; 콜레스테롤 0mg; 나트륨 660mg; 섬유질 82g; 비타민A 71,162IU; 비타민C 641 mg; 칼슘 1,030mg; 철분 34mg; 엽산 1,704mcg; 마그네슘 853mg, 아연 11.6mg; 셀레늄 30mcg 단백질 15%; 탄수화물 61%; 지방 24%〉

뉴트리테리언 메뉴의 비타민C 함량은 패스트푸드 메뉴의 60배이며, 질병과 싸우는 항산화제와 파이토케미컬의 함량은 100배이상이다. 패스트푸드 메뉴에는 항산화제와 파이토케미컬이 거의 들어있지 않다.

뉴트리테리언 식단의 총 열량이 전형적인 패스트푸드 식단의 절반정도라는 점에 주목해보자. 몸집이 크고 활동적인 사람은 대개 몸집이 작고 정적인 사람보다 훨씬 더 많은 열량을 요구할 것이다. 그러나 뉴트리테리언 식단은 최적의 열량섭취량과 상관없이 섬유질과 영양소를 충분히 포함한다. 건강한 음식을 먹으면, 평소보다 더 적은 열량에도 만족할 수 있는 데다 충분한 영양섭취로 인해 배고픔을 덜 느끼기 때문에 체중이 저절로 정상화 또는 최적화된다. 모두가 뉴트리테리언 식단으로 세 끼를 먹을 때, 그들의 건강과 수행능력, 정서적인 웰빙이 얼마나 긍정적으로 변

19 나이스크림 : 유제품 없이 과일을 기반으로 만든 비건 아이스크림-주

할지 상상해보라.

아침에는 스틸컷 오트밀(인스턴트 제외), 또는 밤새 불려놓거나 물을 넣고 끓인 통곡물 한 컵에 아몬드, 두유, 생과일 또는 냉동과일, 아마씨 가루, 호두를 추가해서 먹고, 점심에는 채소 콩수프 한 그릇과 견과류에 비네거(식초)드레싱을 넣은 샐러드, 그리고 과일을 먹으면 아주 간편하게 식사를 해결할 수 있다. 나는 사람들에게 주말을 이용해 채소 콩수프나 스튜를 한 냄비 끓여놓고 일주일 내내 먹으라고 권한다. 건강한 음식이라고 무조건 복잡할 필요는 없다.

샐러드는 주 요리다

내 만트라(mantra 진언, 깨달음)는 매일 샐러드를 먹는 것이다. 생채소, 특히 녹색채소는 암과 심장질환의 위험성을 줄이고 수명 연장에 긍정적인 영향을 준다. 생채소 중에서도 십자화과에 속하는 채소와 파속식물(양파)과 같은 특정 채소는 암 예방에 매우 효과적이다. 양파, 스캘리언, 루꼴라, 잘게 썬 양배추는 날것 그대로 샐러드에 넣고, 냉동 완두콩이나 렌틸콩 같은 콩 종류와 잘게 썬 사과나 자른 오렌지 조각 같은 신선한 과일을 넣은 후에 환상적인 드레싱으로 마무리하라.

견과류나 씨앗에 식초를 비롯해 풍미가 좋고 몸에도 좋은 식재료를 섞어서 만드는 드레싱은 샐러드와 요리에 들어있는 파이토케미컬과 항산화제의 흡수를 촉진시킨다. 게다가 씨앗, 견과류, 식초 모두 건강에 유익하다. 나는 견과류와 씨앗, 과일식초에 토마토소스와 같은 소스류 그리고 과일을 섞어 맛있는 드레싱을 만드는 것을 무척 좋아한다. 맛있고 건강한 샐러드를 먹는 것이 길고 건강한 삶의 비결이다.

모두가 적어도 하루에 한 번은 라지 사이즈의 샐러드를 메인 요리로 먹어야 한다. 이것은 선택의 문제가 아니다. 생채소는 최적의 건강상태를 유지하는 데 필수적이다.

생명을 살리는 씨앗과 견과류

채소에 견과류나 씨앗을 곁들여 먹으면 유익한 영양소를 10배 더 많이 흡수할 수 있다. 그러니 견과류나 씨앗을 샐러드 드레싱, 소스에 넣거나 뿌려먹어라. 아마씨, 대마씨, 치아씨, 호두 등에는 오메가-3 지방산이 고농도로 들어있으며 피스타치오, 피칸, 아몬드에도 영양소가 매우 풍부하다. 또 아마씨와 치아씨는 3장에서 강조했던 항암제 리그난을 함유한다. 매일 소량의 호두와 더불어 아마씨나 대마씨, 치아씨를 1테이블 스푼 이상 먹을 것을 강력히 추천한다. 나는 매일 이 견과류들을 물에 불린 곡물 시리얼에 넣어 먹는다. 누구든 나처럼 모든 종류의 요리와 디저트에 이러한 슈퍼푸드들을 넣어 먹을 수 있다.

샐러드와 소스 요리를 만들 때 견과류와 씨앗, 특히 비타민E 성분과 단백질이 풍부한 해바라기씨를 넣어라. 견과류와 씨앗을 굽는 과정에서 유익한 영양소가 변형되고 아크릴아미드라는 발암성 화합물이 만들어지므로 생으로 먹거나 아주 살짝만 구워먹는 것이 좋다. 판매용 견과류와 씨앗은 기름으로 수차례 조리하며, 소금을 잔뜩 넣기도 하므로 조심해야 한다.

채소 콩수프, 스튜, 칠리가 비결이다

먹고사는 일은 그리 어렵지 않다. 매일 장을 보거나 요리하지 않고도 쉽게 먹고 살 수 있는 비결은 주말에 장을 보고, 바로 그날 채소 콩수프나 스튜를 한 냄비 끓여 평일 내내 먹는 것이다. 콩수프나 칠리는 직장이나 학교, 여행지에도 가져갈 수 있다.

수프는 뉴트리테리언 식단의 핵심 메뉴다. 많은 양의 녹색잎 채소, 콩, 버섯, 양파, 토마토를 한 냄비에서 쉽게 요리할 수 있기 때문이다. 수프를 만들 때 물을 넣어 조리하면 영양소가 파괴되지 않는다. 수프와 스튜는 물의 끓는점인 100℃에서 조리한다. 수분과 상대적으로 낮은 온도가 음식이 타는 것과 영양 손실, 유해한 화합물의 형성을 막아준다. 수프를 큰 냄비에 가득 끓여 저녁식사로 즐기고, 남은 수프는 며칠간 점심으로 먹어라.

우리 집은 주말마다 스플릿피, 스파이시 스위트, 사우어캐비지, 콘, 다크빈칠리 등 좋아하는 수프를 일주일 치씩 만들어 놓는다. 좋아하는 샐러드드레싱도 한 가지 이상 만든다. 그러면 일주일 내내 걸쭉하고 푸짐한 수프와 샐러드, 채소, 과일, 견과류로 빠르고 손쉽게 식사를 준비할 수 있다.

콩은 전날 밤부터 불려놓았다가 이튿날에 약불로 몇 시간 동안 끓이면 부드러워지고 소화도 잘 된다. 또 말린 콩을 압력솥으로 요리하면 시간을 단축할 수 있다. 통조림 콩을 사용하려면 '저염' 또는 '무염'이라고 적힌 상품을 골라야 한다.

수프나 다른 요리에 소금 대신 허브, 향신료, 마늘, 양파, 레몬을 넣어도 맛을 낼 수 있다는 것을 기억하라. 이를테면 양파와 마늘로 시작해서 허브와 향신료를 더하고 소량의 감귤류나 식초로 마무리해보자. 가끔은 후추, 고춧가루의 매운 맛만으로도 충분하다. 무염 양념혼합물을 미리 사놓으면 빠르고 간편하게 맛을 낼 수 있다.

콩은 수프나 칠리 외에도 다양한 요리에 쓰인다. 말린 콩은 저렴하고 건강에 좋고 단백질 함량이 높은 저혈당이며, 암과 당뇨병을 예방하고 체중감량에 좋으며 수명을 연장하고 포만감을 주는 데다 맛있기까지 하다. 콩, 통곡물, 잘게 썬 녹색채소 또는 양파를 잘 섞고 매운 후추를 약간 뿌리면 아주 훌륭한 한 끼 식사가 된다.

육류는 얼마나 많이 또는 얼마나 적게 먹어야 할까?

건강한 식단은 반드시 날것 또는 냉동, 아니면 최소한으로 가공된 식물성 채식 위주의 식단 으로 구성되어야 한다. 그렇다면 닭고기, 생선, 달걀 등의 동물성 식품은 얼마나 섭취해야 적절한가? 이것은 답하기 어려운 문제이며, 왜곡된 거짓 주장들이 난무하는 상황에서 최선의 선택을 하기는 더욱 어려울 것이다. 예를 들어, 어떤 사람들은 버터(포화지방 함량이 높은)와 달걀노른자(콜레스테롤 함량이 높은)는 괜찮다고 말한다.

그런 주장을 하는 사람들이 제시한 증거를 보면, 비교적 건강하지 않은 식단을 먹고 있는 두 집단을 비교한 것인데, 고지방 동물성 식품이 저지방 동물성 식품보다 더 나쁜지, 혹은 달걀과 같은 저지방 동물성 식품, 말하자면, 닭고기보다 고지방 동물성 식품이 건강을 더 악화시키는지 여부를 확인한 것이다. 그리고 두 그룹 모두에서 상대적으로 안 좋은 결과를 얻었다. 연구를 제대로 설계하는 데 필요한 영양학적 지식을 충분히 갖추지 않은 연구자들이 태반이었다. 유지방이 살코기나 기름보다 나쁜지 혹은 유지방이 빵이나 흰 쌀보다도 나쁜지 여부가 중요한 것이 아니다. 어차피 모두 건강에 안 좋은 식품이기 때문이다.

정말 중요한 질문은 다음과 같은 것들이다. 여러분의 식단에서 잠재적으로 나쁜 식품을 줄이거나 제거한다면, 대신에 어떤 식품들을 먹어야 건강에 더 좋을까? 그리고 줄이거나 제거한 만큼의 열량을 진짜 건강에 좋은 식품으로 대체하고 있는가? 그렇지 않다면 어떤 연구결과도 의미가 없을 것이다. 요리할 때 닭고기의 검게 변한 부분과 흰 살코기가 심장질환과 암 발병률을 비슷한 수준으로 높인다면, 둘 중 무엇이 더 나쁜지는 굳이 알 필요가 없다. 둘 다 나쁘기 때문이다. 또 흰 살코기가 검은 살코기보다 덜 나쁜 것으로 나타난다고 해서 건강에 좋다는 의미는 아니다. 연구를 통해 동물성 식품을 없애고 채소와 콩으로 대체될 때 비로소 건강상의 효과가 극적으로 나타나는 것이다.

이와 마찬가지로 흰 빵이나 흰 쌀처럼 혈당을 빠르게 높이는 고혈당 탄수화물과 상업용 베이커리 식품이 달걀과 가금류보다 장기적으로 더 위험할 수 있다고 해서, 달걀과 가금류를 상시적으로 먹어야 한다거나 수명을 연장한다고 해석하면 안 된다. 동물성 식품은 줄이고 섬유질이 풍부한 식물성 식품을 많이 섭취하는 것이 유익하다는 사실은 수많은 연구들을 통해 증명되었다. 달걀이 고기보다 건강에 더 좋은지 나쁜지는 논의할 가치도 없다. 달걀과 동물성 식품은 적게 먹고 채소, 콩, 견과류, 씨앗은 많이 먹는 것이 좋다.

실제로 세계 암 연구재단과 미국 암 연구협회의 과학자들이 이 주제를 다룬 1,000건 이상의 연구를 체계적으로 분석했는데, 섬유질이 풍부한 식물성 식품은 적으면서 상대적으로 육류가 많은 식단은 암에 영향을 준다는 사실을 발견했다. 결과적으로 두 기관에서는 식물성 채식 위주의 식단을 섭취하라는 권고를 내렸다.

내가 분명히 해두고 싶은 것은 어떤 종류의 동물성 식품을 선택하든 그것은 주류음식이 아닌 차선이 되어야 한다는 점이다. 종류와 상관없이 동물성 식품을 너무 많이 먹으면 채소 섭취량이 줄어들고 성장호르몬이 과다 분비되어 세포의 분열과 복제를 촉진하게 되고 암 발병률을 높이게 된다.

높은 평가를 받는 장기간 연구들은 대개 엄격한 채식주의자인 비건이나 약간의 해산물을 섭취하는 일반 채식주의자들이 장수한다는 것을 보여준다. 영양분을 골고루 섭취할 수 있는 비건 식단에는 대개 채소와 콩, 과일, 그리고 파이토케미컬과 항산화제, 섬유소, 마그네슘, 비타민C, 비타민E가 풍부한 견과류와 엽산이 주로 많고, 콜레스테롤, 포화지방산, 나트륨 식단은 적다. 물론 건강하지 않은 정크푸드를 먹는 채식주의자들도 많기 때문에 비건 식단이 곧 우수한 식단을 의미하지는 않는다. 패스트푸드와 정크푸드를 멀리 하면서 영양소의 중요성을 강조하는 식습관으로 '뉴트리테리언'이라는 용어를 사용한다. 이것은 양질의 영양식단으로 최고의 몸 상태를 유지하는 사람들을 뜻한다. 장기간 연구들을 보면 완전한 채식주의자들의 전체 사망률이 그렇지 않은 사람들보다 현저히 낮다는 것을 반복적으로 증명하고 있다. 암과 제2형 당뇨의 발병률도 현저히 낮다. 비타민B12와 오메

가-3 지방산이 부족해지더라도 쉽게 보충할 수 있다는 것 외에
도, 채식주의자들은 대체로 동물성 식품을 많이 섭취하는 사람들
보다 더 오래 산다.

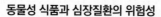

동물성 식품과 심장질환의 위험성

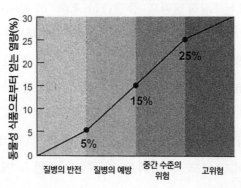

모든 동물성 식품에는 동물성 단백질이 풍부하게 들어있으며,
이로 인해 인슐린 유사성장 인자(IGF-1) 분비량을 증가시켜 건
강에 부정적인 영향을 미친다.

지금껏 축적된 수많은 데이터에 의하면, 가장 좋은 건강상태를
만들기 위해서는 동물성 식품의 섭취량을 총 열량의 10퍼센트 이
하로 유지할 필요가 있다. 당뇨나 심장질환, 위험한 유전질환을
앓는 사람이라면 동물성 식품을 총 열량의 5퍼센트 이하로 낮추
고, 양질의 뉴트리테리언 식단으로 자신의 몸을 보호하고 잠재적
치유능력을 극대화해야 한다.

동물성 식품을 선택할 때, 붉은 고기는 100그램 당 350칼로리
이고, 살코기, 생선, 달걀은 100그램 당 175칼로리라는 것을 명
심하라. 동물성 단백질의 섭취량을 50-80그램으로 제한하면 하

루 섭취열량에 비해 비교적 적다고 볼 수 있다. 그리고 아무리 적은 양이어도 상업용 가축사육장에서 길러져 유독물질이나 감염의 위험성이 높은 동물성 식품보다는 초원에서 최대한 자연스럽게 키운 동물성 식품을 찾기 위해 늘 노력해야 한다.

위의 그래프는 『심장질환의 종말(The End of Heart Disease)』이라는 내 책에서 가져온 것이다. 이 책은 여러 연구들을 통해 동물성 식품의 섭취량을 큰 폭으로 줄이면 혈압과 콜레스테롤 수치가 극적으로 낮아지고 중증 심장질환이 반전된다는 것을 보여준다.

많은 뉴트리테리언들이 동물성 식품을 전혀 먹지 않는 비건(엄격한 채식주의자)이고, 나머지는 한 주 또는 한 달에 몇 번씩 소량의 동물성 식품을 먹거나 하루에 한 번 소량의 동물성 식품을 먹는다. 대부분의 미국인들은 하루에 세 번, 매 끼니마다 동물성 식품을 먹는다. 그렇다하더라도 아침과 점심에는 동물성 식품을 먹지 말고, 정 먹고 싶을 때는 저녁식사에 채소 맛을 돋우는 목적으로 소량만 사용할 것을 권장한다. 이를테면 닭고기 반 마리 대신 버섯, 양파, 양배추, 브로콜리를 웍(프라이팬 같은 조리기구)에 넣고 조리한 향긋한 채소요리에 잘게 찢은 닭고기나 칠면조고기를 조금만 넣어 풍미를 더해라. 고기의 대체품으로 적합한 맛과 질감을 가지고 있는 버섯과 템페(발효된 대두)를 이용하면 동물성 식품은 극소량만 사용해도 된다.

영양가 있는 뉴트리테리언 식단의 유익함을 최대로 맛보려면 패스트푸드를 배제하고 동물성 식품의 섭취량을 큰 폭으로 줄여야 하지만, 많은 사람들이 소고기 햄버거, 패스트푸드, 바비큐의 맛을 포기하지 못한다. 어떤 사람들은 내게 "고기를 절대 포기하지 않을 거야"라고 말한다. 그러면 나는 귀리와 버섯, 호두, 팥을 재료로 해서 1인당 30그램 정도의 고기와 섞어 패티(고기·생선 등을 다져 동글납작하게 빚은 것)맛을 내는 방법을 알려준다. 아주 적은 고기만으로 고기 버거의 강한 풍미를 재현할 수 있다는 사실에 모두가 놀란다.

식단을 제대로 짜면 아무리 완고한 육식주의자라도 아주 적은 양의 동물성 식품으로 만족할 수 있다. 나는 모두가 즐겁고 건강한 식사를 즐기기 바란다. 그러려면 일단 음식이 맛있어야 한다.

왜 매일 생선을 먹으면 안 될까?

과학자들은 동물성 식품과 기름 등의 특정 식품의 섭취량을 제한할 것을 강력히 권고한다. 생선도 일주일에 몇 번 이상 먹어서는 안 된다. 바다 한가운데에서 왔든, 동네 호수에서 왔든, 양식장에서 왔든, 거의 모든 생선에 메틸수은과 기타 환경오염물질이 들어 있다. 아가미로 오염된 물을 들이마실 때마다 오염물질이 체내에 축적된다. 몸집이 큰 포식성 어류가, 작고 수명이 짧은 어류보다 더 많은 수은과 오염물질을 함유하고 있지만, 기본적으로 모든 물고기가 건강에 해로운 수은을 비롯한 오염물질을 가지고 있다.

수은이 위험한 이유 중 하나는 수년간 섭취한 수은이 인체 조직에 그대로 축적되는 데다 그것을 제거하는 데도 많은 시간이 걸리기 때문이다. 생선 한 조각은 하루 이틀이면 소화되지만 그 안에 들어있던 수은은 수년간 체내에 남는다. 또한 생선을 너무 주기적으로 섭취하면 수은과 기타 위험물질이 세포 내에 위험 수준으로 축적될 것이다.

생선을 많이 먹을수록 체내 수은농도도 높아진다는 사실이 많은 연구들을 통해 확인되었다. 한 주에 수차례 생선을 먹는 사람들의 혈중 수은농도는 미국국립과학원에서 제시한 최대허용치(5 마이크로그램 이하)를 초과한다. 생선을 자주 먹는 여성의 체내 수은농도는 그렇지 않은 여성보다 7배 높고, 생선을 주기적으로 먹는 아이들의 체내 수은농도는 전국평균치보다 40배 높은 것으로 나타났다.

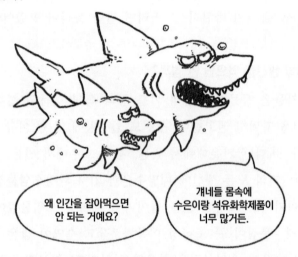

나이가 들어감에 따라 체내에 고농도로 축적되는 수은은 뇌 손상과 기억장애를 일으킨다. 다량의 생선을 섭취하는 것은 유방암에도 영향을 준다. 아마도 생선에 축적된 고농도의 수은과 기타 오염물질이나 그 밖의 요인들(고농도의 동물성 단백질과 같은) 때문일 것이다. 이 주제에 관한 연구결과는 명확하다. 23,963명의 여성들을 추적한 연구자들은 생선섭취량과 유방암의 강력한 연관성을 확인하고 무척 놀랐다. 생선을 거의 또는 전혀 먹지 않은 여성들의 유방암 발병률은 생선을 한 주에 수차례 먹는 여성들의 절반 수준이었다. 적절한 섭취는 안전하지만 과하면 문제가 된다. 해산물을 먹지 않더라도 오염물질이 없는 보충제를 통해 유익한 지방산을 얼마든지 섭취할 수 있다.

한정된 예산으로 건강하게 먹기

말린 콩은 매우 저렴하므로 통곡물을 대량으로 공동구매하면 돈을 아낄 수 있다. 이런 식품들은 저장하기도 좋다. 낱알 곡물, 밀알, 보리도 대량으로 저렴하게 사서 여럿이 비용을 나누면 된다. 순무, 비트, 당근, 파스닙과 같은 뿌리채소도 싼 가격으로 대량구매해서 저장해두면 된다. 세계에서 가장 건강한 식품으로 잘 알려져 있는 잎사귀가 두꺼운 녹색채소-케일, 콜라드, 겨잣잎, 다양한 종류의 양배추-도 적당한 가격으로 사서 냉장고나 시원한 장소에서 몇 주간 보관하면 된다.

나와 아내는 학생시절에 음식점과 식료품점에 농산물을 판매하는 도매시장을 돌아다니며 과일과 채소를 박스째 도매가로 구입해서 아파트 이웃들과 나누곤 했다. 우리는 최소한의 수수료만 받고 건강한 생각을 가진 사람들과 음식을 나눠먹었다. 아내는 과일과 직접 빻은 통곡물로 빵을 만들어 팔았다. 우리는 몇 주간 추가 지출 없이 직접 판매한 농작물과 빵만으로 생활할 수 있었다.

뉴욕에 살 때는 브롱크스의 헌츠 포인트에 있는 청과물 도매시장을 다녔고, 필라델피아 근처의 사우스저지에 살 때는 필라델피아 농산물 도매시장을 다니며 식료품을 대량으로 구매했다. 또 약간 흠집이 났거나 정상가로 팔기에 너무 많이 익은 바나나와 같은 과일들을 아주 저렴하게 샀다. 보기에는 불완전해 보여도 먹기에 전혀 문제가 없는 물건들을 거저 얻다시피 한 적도 많다. 상한 부분은 잘라내서 먹고, 남은 것들은 나중에 쓸 수 있도록 얼리거나 건조시켰다. 베리류의 신선한 과일은 엄두도 내지 못할 만큼 비쌌지만, 대량으로 냉동해서 파는 것들은 1/4가격으로 살 수 있었다. 식품을 얼리면 민감한 영양소가 대부분 보존되기 때문에 냉동과일도 건강에 좋다는 것을 꼭 기억하라.

도매가로 대량 구입하거나 가까운 가족이나 친구들과 공동구매 전략을 사용하면 식비를 절약할 수 있다. 이 마지막 옵션의 추가적인 혜택은 다른 사람들로부터 건강한 음식에 대한 지지를 받을 수 있다는 점이다. 정크푸드를 먹는 사람들, 그리고 약으로도 모자라 약봉지까지 파는 의사들(반 농담이다)과 삐걱대는 관계를 유지하기보다 이웃과 건강한 관계를 발전시켜라.

정크푸드로 분류되는 음식을 즐겨먹는 사람일수록 염증성 장 질환이 생길 가능성이 높다는 연구도 있다.

– 우수한 영양식을 위한 간단한 지침

1. 아침은 (스틸컷 오트밀 같은)통곡물에 씨앗과 과일을 곁들여 먹어라.
2. 점심은 신선한 샐러드에 채소콩 수프나 스튜, 칠리를 과일과 함께 먹어라.
3. 저녁은 딥 소스를 뿌린 생채소, 그리고 채소 스튜나 채소볶음을 주 요리로 먹어라. 소량의 뿌리채소나 애호박을 추가하라.
4. '나이스 크림(유제품 없이 과일을 기반으로 만든 비건 아이스크림)'과 같은 과일 맛 디저트, 또는 신선한 과일과 견과류로 마무리하라.

음식을 튀기거나 기름으로 조리하지 마라

기름은 전형적인 고열량·저영양 식품이다. 무엇이 덜 나쁘고 더 나쁘고를 떠나서 모든 기름은 비만과 미량영양소 결핍을 야기한다. 고열량·저영양 식품을 많이 섭취할수록 수명은 짧아진다. 기름 섭취가 동물의 비만을 야기한다는 사실은 많은 실험들을 통해 입증되었다. 기름은 음식에 흡수되어 열량을 급격히 증가시키지만, 과일이나 견과류와 달리 포만감을 뇌에 전달하는 섬유질을 갖고 있지 않아서 배부르다는 느낌을 주지 않는다. 요리용 기름은 오히려 더 많은 열량을 먹고 싶도록 만든다.

기름은 1컵 술에 120칼로리가 들어있어 과체중을 유발하며, 그것을 달궈서 음식을 튀기면 더욱 위험해진다. 기름이 데워지는 과정에서 돌연변이 발생률을 높이고 암을 유발하는 알데히드성 지질 산화물질이 생성된다. 성인기 유방암에 가장 많은 영향을 미치는 아동청소년기의 음식은 조리용 기름과 인스턴트식품인 튀긴 감자일 것이다. 간호사건강연구의 일환으로 이루어진 한 연구에서 청소년기의 지방섭취량이 적은 여성들과 지방섭취량이 가장 많은 여성들을 비교해 보았더니 질병의 위험성이 기름섭취량과 비례하여 크게 증가하는 것을 확인했다. 더 걱정스러운 것은 3-5세 아이들의 튀긴 감자 섭취량과 만년에 발병하는 유방암의 연관성이다. 감자튀김의 주당 섭취량이 늘어나자 성인의 유방암 발병위험성이 27퍼센트까지 증가했다. 그래서 나는 감자튀김을 발암튀김이라고 부르는 것이다.

기본적인 조리법과 조리기구

몇 가지 조리법과 조리 기구를 알아두면 맛있는 뉴트리테리언 식사를 만드는 데 도움이 될 것이다. 먼저 조리법과 조리 기구부터 살펴보자.

– 물을 이용한 소테와 팬 사용하기

기름 대신 물이나 저염 채소수프를 넣어 양파, 마늘, 그 밖의 채소를 소테(sauté, 높은 온도에서 단시간 굽는 방법)할 수 있다. 팬에 물 또는 수프를 2-3큰 술 넣고 끓이다가 팬이 충분히 달궈졌을 때 채소를 넣는다. 뚜껑을 덮으면 조리시간을 단축할 수 있다. 채소가 부드러워질 때까지 물이나 수프를 추가하면서 기다린다. 너무 많이 넣으면 재료가 삶아질 수 있으니 주의해야 한다. 국물을 추가하기 전에 음식이 살짝 갈색이 될 정도로 팬의 물기를 충분히 말린다. 버섯을 요리할 때는 버섯 자체에서 수분이 나오므로 국물을 추가하지 않아도 된다. 코코넛 물, 토마토, 와인도 요리용 국물로 사용하기 좋다.

큰 프라이팬은 필수적인 주방기구다. 다양한 채소를 풍미 좋은 소스와 함께 조리하면 저녁식사를 뚝딱 완성할 수 있다. 재료를 동일한 크기로 썬 후에 골고루 조리되도록 적당량만 넣는다. 당근, 브로콜리처럼 단단한 채소를 먼저 넣고 금방 풀이 죽는 잎채소는 마지막에 넣는다. 최고의 영양과 맛, 질감을 위해서는 채소가 바삭하면서 부드러워질 때까지 익혀서 날 것보다 부드럽지만 약간의 단단함이 남아있는 상태를 유지해야 한다.

– 찌기

찌기는 좋은 영양소가 손실되지 않는 빠르고 부드러운 조리법이다. 이 조리법은 많은 영양소가 요리 시 사용한 물에 손실되는 삶기보다 더 낫다. 소량의 물을 넣은 냄비를 스토브에 올려 끓인다. 조리할 재료를 찜 용기에 넣고 뚜껑을 닫는다. 채소가 막 부드러워져서 단단함이 남아있을 때까지만 찐다. 채소 종류에 따라 8-12분이면 충분하다. 찜 용기는 아주 저렴하며, 뚜껑이 있는 모든 냄비에 사용할 수 있다.

– 섞기

나는 채소, 견과류, 씨앗, 과일(생것, 얼린 것, 말린 것), 콩과 같은 홀푸드(whole food-유기농 재배 된 무첨가 식품) 재료를 섞어서 샐러드드레싱, 소스, 딥, 크림 수프, 디저트를 만든다. 믹서는 영양식 식단에 있어 매우 중요한 도구다. 내구성이 좋은 고출력 믹서를 사용하는 것이 좋다. 고출력 믹서는 재료를 원하는 농도로 빠르게 가는 데 유용하다.

적당한 가격의 일반적인 믹서 밖에 없다면, 액체를 먼저 넣고 재료를 조금씩 추가하면서 갈아라. 레시피에 제시된 양보다 더 많은 물이나 액체가 필요할 수 있다. 또 과일이나 채소를 적당한 크기로 썰어서 믹서에 넣으면 좋다. 견과류는 하룻밤 불려서 부드럽게 만든 후에 갈면 된다. 통견과류의 대체물로 아몬드 버터를 사용할 수 있다. 견과류 버터는 뻑뻑하기 때문에 원래 양의 절반만 넣으면 된다.

– 온전한 통곡물을 먹어라

온전한 곡물은 가공되지 않은 자연 상태에 최대한 가깝도록 온전히 남겨둔 통곡물이다. 통곡물은 겨, 배젖과 같은 씨앗의 모든 부위를 포함하며, 으깨거나 갈거나 껍질을 벗기지 않는다. 통곡물은 통밀가루로 만든 식품보다도 낫다. 통곡물은 항산화제, 비타민, 미네랄, 섬유질 등 우수한 영양소를 가지고 있으며, 소화 속도가 느리기 때문에 혈당지수도 낮다.

식단에 포함하기 쉬운 통곡물을 몇 가지 소개한다.

아마란스: 글루텐이 들어있지 않은 씨앗으로 신이 내린 곡물이라 할 정도로 각종 영양소가 풍부하며 남아메리카가 주산지다.[20] 아마란스는 조리 후에도 사각거림을 유지한다. 단백질의 훌륭한 공급원이자 필수 아미노산인 라이신의 함량이 대

---

20 국내산도 있다–주

부분의 곡물보다 높다. 다른 곡물과 함께 끓이거나 뜨겁고 건조한 프라이팬에 구워서 수프, 샐러드, 채소요리에 바삭한 고명으로 사용할 수 있다.

보리: 보리는 최초의 농작물 중 하나이고 수용성 및 불용성 섬유질의 좋은 공급원이다. 수프나 스튜에 넣어 걸쭉하게 만든다. 버섯과 보리는 수프의 고전적인 조합이다. 보리는 겉보리와 쌀보리로 나뉘고 둘 다 통곡물이다. 정제된 보리쌀은 빠르게 요리할 수 있으나 통곡물은 아니다.

메밀: 메밀은 이름과 달리 밀과 상관없는 꽃(종자)식물의 씨앗이다. 글루텐에 민감한 사람들에게 좋은 선택이다. 오트밀 대신 메밀을 사용하여 따뜻한 아침 시리얼을 만들어라. 메밀을 프라이팬에 살짝 구운 후에 물이나 수프를 넣고 부드러워질 때까지 끓이다가 물로 소테한 양파, 버섯, 녹색채소를 넣고 잘 섞으면 간단한 점심이나 저녁식사로 좋다.

파로: 수세기 동안 이탈리아에서 재배된 파로는 크림처럼 부드러우면서도 식감이 살아있고 담백하다. 파로는 다양한 레시피로 쌀 대신 사용할 수 있다. 파로와 케일, 콩을 섞으면 맛있는 앙트레(entrée 고기에 채소를 곁들인 요리)가 된다. 통파로나 껍질을 일부만 벗긴 파로를 구해라. 껍질을 벗긴 파로는 빠르게 조리되지만 영양가 높은 싹과 겨가 없다. 껍질을 일부만 벗긴 파로는 싹과 겨를 더 많이 가지고 있다. 통파로는 구하기가 어렵다. 밀의 일종인 파로는 만성소화장애, 글루텐 불내증, 밀 알레르기가 있거나 밀에 민감한 사람에게는 적합하지 않다.

수수: 고대의 종자 작물인 수수는 인도와 아프리카의 많은 지역에서 주식으로 이용된다. 이 작은 씨앗은 빠르게 조리되며 담백한 맛과 가벼운 질감을 가지고 있다. 수수를 수프에 넣거나 콩, 토마토, 기타 채소와 함께 섞어 따뜻하고 맛있는 샐러드로 먹어라.

퀴노아: 최근 몇 년간 퀴노아는 주류 곡물이 되었다. '조'나 좁쌀' 모양의 퀴노아는 폭넓게 사용되며 많은 레시피에서 흔히 발견된다. 퀴노아는 모든 필수 아미노산을 함유하는 완전 단백질이다. 조리 전에 세척하면서 쓴 맛이 나는 사포닌 막을

제거해야 한다.

스틸컷 오트밀: 스틸컷 오트밀은 귀리커넬 또는 귀리알곡을 여러 조각으로 쪼개어 만든다. 스틸컷 오트밀은 단단하고 쫄깃쫄깃한 식감을 가지고 있으며, 따뜻하고 만족스러운 아침식사를 원하는 사람에게는 아주 좋은 선택이 될 것이다. 스틸컷 오트밀은 원하는 식감이 될 때까지 10-20분간 조리한 후에 견과류, 씨앗, 생과일 또는 건과일을 취향대로 넣고 잘 섞는다.

밀알: 밀의 온전한 통곡물 형태인 밀알은 밀의 겨, 싹, 배젖을 포함한다. 밀알은 물과 함께 냄비에 넣고 뚜껑을 닫은 채로 부드러워질 때까지 1시간 정도 끓인다. 조리한 밀알은 채소볶음이나 샐러드에 넣어 먹는다.

통곡물은 다른 식품과 잘 어울리며 콩과 녹색채소를 훌륭하게 보완한다. 조리된 통곡물에 좋아하는 채소, 콩 등으로 시즈닝(간을 맞춤) 해서 손쉽게 완벽한 저녁식사를 만들 수 있다. 아래의 목록이 아이디어를 제공할 것이다. 그중 많은 항목은 이미 식료품 저장실이나 냉장고에 들어있을 수도 있다.

- **통곡물을 다음의 재료들과 섞어라.**
  - 조리된 콩: 병아리콩, 강낭콩, 흰강낭콩, 스플릿피(쪼개서 말린 완두콩),
  - 조리된 녹색잎채소: 케일, 겨잣잎, 순무잎, 시금치, 양배추
  - 샐러드용 채소: 어린채소 믹스, 적상추, 꽃상추, 물냉이
  - 기타 채소: 브로콜리, 아스파라거스, 토마토, 버섯, 당근, 생콩 또는 얼린 콩, 고추, 매운 고추, 양파, 고구마, 호박
  - 견과류와 과일: 호두, 생아몬드, 생호박 또는 해바라기씨, 참깨, 딸기류, 망고, 사과, 건포도
  - 향신료와 양념: 바질, 파슬리, 고수, 마늘, 칠리파우더, 커민, 후추 또는 카엔 페퍼, 시나몬, 무염 시즈닝 블렌드, 레몬즙, 식초

- 식료품 저장고를 다시 채워라

냉장고와 찬장을 깨끗이 비우는 것으로 이 새로운 식습관을 시작하라. 중독적인 욕구를 일으키는 식품을 모조리 없애버려라. 지금의 식습관을 내 조언대로 바꾸는 과정이 벅찬 두약일 수 있지만, 기적적인 결과가 나타날 때까지 기다려보자. 기분이 일시적으로 떨어지더라도 일주일 후에는 건강한 변화가 시작될 것이다. 입맛도 개선될 것이다.

과일은 가장 맛있는 디저트를 만든다

이 책에서 가장 중요한 메시지는 이것이다. 설탕과 흰 밀가루는 어떤 일이 있어도 먹어선 안된다. 나는 여러분들이 설탕과 농축 감미료와 흰 밀가루로 만든 식품은 너무 위험해서 먹을 엄두조차 나지 않는다는 생각을 계속 유지했으면 좋겠다. 이 식품들을 당신의 집과 일상에서 추방해라. 건강한 빵과 디저트도 맛있다. 그 맛에 익숙해지는 데 1년이 걸리더라도 당신은 흰 음식의 정체를 주시해야 한다. 그것은 음식이 아니라 중독성 있는 약물이다.

대추야자, 건포도, 말린 바나나는 감미료의 좋은 대체품이다. 설탕 대신 대추야자로 단 맛을 내면 생체기능에 놀라운 변화가 나타난다. 대추야자는 섬유질과 식물성 영양분을 함유하고 있으며 당분이 많은 식품이다. 그렇다면 대추야자의 당과 패스트푸드의 당은 어떻게 다른가? 꿀, 메이플시럽, 설탕 등의 전통적인 감미료 대신 대추야자와 건포도를 이용하여 디저트의 단 맛을 내면 어떤 효과가 나타날까?

과학자들은 설탕 대신 대추야자를 실험에 사용하면, 설탕이나 다른 감미료를 먹었을 때처럼 혈당이 오르지 않는다는 것을 발견했다. 중성지방도 오르지 않았고 산화 스트레스도 측정되지 않았다. 무화과, 대추야자, 그리고 황색으로 변하지 않은 말린 살구는 건강과 체중, 혈압에 문제를 일으키지 않는 것으로 보인다. 이러한 식품에 들어있는 당이 엄청난 양의 섬유질과 결합하기 때문이며, 모든 미네랄과 미량원소, 그리고 식물성 화학물질인 파이토케미컬과도 결합한다. 그리고 대추야자의 혈당지수 또는 당부하지수는 '낮음에서 중간으로' 분류되며 설탕, 흰 밀가루, 흰쌀, 흰 감자의 높은 수치에는 조금도 미치지 못한다.

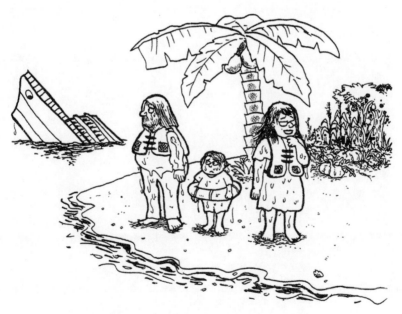

"이제는 펄먼 박사의 식단을 철저히 따를 수 있을 거야."

건과일과 견과류를 너무 많이 먹으면 체중감량에 실패하기 쉽지만, 디저트나 레시피에 사용되는 적당한 양의 건과일과 견과류는 전반적으로 이롭고 도움이 된다.

신선한 과일과 말린 과일로 단 맛을 내는 법을 배우면 맛있는 요리와 디저트를 즐길 수 있다.

건강하고 행복하고 성공적인 삶을 살기 위해서는 약간의 노력이 필요하지만 그럴만한 가치가 있다. 질병에 대한 두려움 없이 살 수 있고 삶에서 원하는 것을 성취할 수 있으며, 좋은 본보기가 되어 자녀와 사랑하는 사람들에게 유익한 유산을 남길 수 있기 때문이다. 우리의 건강과 정서적 행복을 위해 다 함께 노력해 보자.

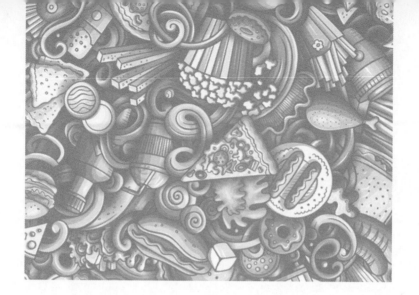

| 8장 |

건강하게 먹는 법

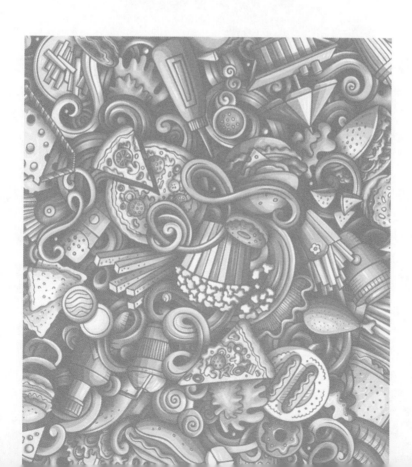

| 8장 |

건강하게 먹는 법

| 건강한 레시피로 구성한 2주간의 샘플메뉴 |

 1주차

■ 월요일

아 침	점 심	저 녁
아침 바나나, 너트, 머핀 오트밀 신선한 또는 얼린 베리	꼬투리째 먹는 완두콩과 생채소를 곁들인 칠리 소 스, 표고버섯 상추 토마토 베이 컨 넣은 샌드위치	토마토, 적양파, 채 썬 양배 추를 넣은 샐러드, 라즈베리 드레싱 콩 수프, 멜론 등의 과일

■ 화요일

아 침	점 심	저 녁
트로피컬(망고+자몽) 스무디 해바라기씨 등의 생견과류 또는 생씨앗	상추, 시금치, 토마토, 다진 양파를 넣은 큰 샐러드, 저염/오일 무첨가 드레싱 또는 향미식초	채 썬 배추와 오리엔탈 드레싱 닭고기나 새우를 넣은 브로콜리 볶음 복숭아 등의 냉동과일

■ 수요일

아침	점심	저녁
메밀 앤 딸기 시리얼	샐러드를 채운 효모빵과 아몬드 드레싱, 멜론 등의 과일	피망 등의 생채소, 고구마수프 생브로콜리 또는 얼린 브로콜리 등 녹색채소를 찐 것, 오트 쿠키

■ 목요일

아침	점심	저녁
과일 두 조각 호두 등의 생견과류 또는 씨앗	토마토, 잘게 다진 적양파, 잘게 다진 아몬드를 넣은 큰 샐러드, 고구마수프, 포도 등의 과일	찐 케일 또는 잎채소 바나나 오트 쿠키(남은 것)

■ 금요일

아침	점심	저녁
블루베리, 아몬드 우유	당근 샐러드 멜론 등의 과일	당근과 오이 등의 생채소를 곁들인 후무스 콩, 통곡밀 빵에 상추, 잘게 썬 양파, 소고기 콩 버섯 버거, 바닐라 또는 초콜릿 나이스 크림(과일로 만듦)

■ 토요일

아침	점심	저녁
오트밀	야채 샐러드 오렌지 등의 과일	상추 등의 생채소를 곁들인 심플 야채 샐러드, 신선한 또는 얼린 망고 등의 과일

■ 일요일

아 침	점 심	저 녁
위트 비트 캐럿 바 생베리 또는 얼린 베리 무가당 두유나 햄프유, 또 는 아몬드유	마리네이드 머쉬룸 샐러드 크리미 토마토 흰강낭콩 수프	채소볶음과 매운 호박씨를 넣은 새로운 스타일의 해시 고구마 프라이 과일 슬러시

📅 **2주차**

■ 월요일

아 침	점 심	저 녁
아마씨가루를 뿌린 신선한 또는 얼린 베리류	채소와 검은 콩을 넣은 수 수 샐러드, 파인애플 등의 과일	옥수수가루을 넣은 스튜, 찐 브로콜리,

■ 화요일

아 침	점 심	저 녁
초콜릿 스무디	피망과 양파를 넣은 렌틸콩 랩 채 썬 방울다다기양배추, 오렌지 등의 과일	생채소와 아보카도 샌드위치, 펄먼 박사의 항암수프

■ 수요일

아 침	점 심	저 녁
과일 파이, 황변되지 않은 마른 살구	토마토, 오이, 잘게 썬 양파 를 넣은 큰 샐러드, 이지 아몬드 드레싱 또는 병에 든 저염/오일 무첨가 드레싱 또는 향미식초, 펄먼 박사의 항암수프 (남은 것)	유기농지 피자, 가지 아몬드 칩 딸기 아이스크림

■ 목요일

아 침	점 심	저 녁
시나몬 애플 오트밀	상추, 토마토, 블랙빈, 옥수수, 호박씨(갖가지 채소)를 넣은 샐러드	양념의 퀴노아 샐러드, 레몬 냉동 체리 등 해동시킨 과일

■ 금요일

아 침	점 심	저 녁
스무디 잘게 다진 아몬드를 뿌린 신선한 또는 얼린 딸기	콩 샐러드, 얇게 썬 토마토	파인애플과 완두콩을 곁들인 샐러드, 두부, 코코넛 크러스트를 넣은 고구마 파이

■ 토요일

아 침	점 심	저 녁
과일 두 조각, 호박씨 등의 생견과류	상추, 시금치, 토마토, 잘게 썬 양배추, 콩(갖가지 채소)를 넣은 큰 샐러드 드레싱	버섯을 넣은 버터 수프, 속을 채운 홍피망, 포도 등의 과일

■ 일요일

아 침	점 심	저 녁
오트밀 또는 신선한 얼린 블루베리	토마토, 얇게 썬 아보카도를 곁들인 두부, 작은 감귤 등의 과일	코코넛 크러스트를 넣은 고구마 파이

| 뉴트리테리언 레시피 |

음료와 스무디

■ **블루베리 오렌지 스무디** Blueberry Orange Smoothie (2회분)

오렌지 1개, 껍질 벗기고 씨를 제거한다
아마씨가루 1컨술
바나나 1개
잘게 썬 케일이나 상추 2컵
냉동 블루베리 1컵
모든 재료를 고출력 믹서에 넣고 크림처럼 부드러워질 때까지 갈아준다.

> 1회제공량: 열량 179cal; 단백질 4g; 탄수화물 39g; 총 지방 2.7g; 포화지방 0.3g; 나트륨 32mg; 섬유질 7.5g; 베타카로틴 6,279mcg; 비타민C 129mg; 칼슘 139mg; 철분 1.7mg; 엽산 64mcg, 마그네슘 64mg; 아연 0.6mg; 셀레늄 2.2mcg

■ **초콜릿 스무디** Chocolate Smoothie (2회분)

어린 시금치 2컵
바나나 1개
잘게 썬 상추 2컵
일반 대추야자 2개 씨를 제거한다
냉동 블루베리 또는 냉동 체리 2컵
알칼리화하지 않은 내추럴 코코아 파우더 2컨술
무가당 두유나 햄프유, 또는 아몬드유 1/2컵
아마씨가루 1컨술
모든 재료를 고출력 믹서에 넣고 크림처럼 부드러워질 때까지 갈아준다.

> 1회제공량: 열량 230cal; 단백질 6g; 탄수화물 49g; 총 지방 4.6g; 포화지방 0.9g; 나트륨 55mg; 섬유질 11.2g; 베타카로틴 4,213mcg; 비타민C 19mg; 칼슘 161mg; 철분 3.0mg; 엽산 151mcg, 마그네슘 111mg; 아연 1.3mg; 셀레늄 2.9mcg

■ 스무디 "Drink Your Breakfast" Smoothie (1회분)

잘게 썬 양배추 3컵
방울토마토 5-6개
아보카도 1/2개
늘 1컵
껍질 벗긴 유기농 레몬 1/4개
얼음 1컵
바나나 1/2개 (냉동상태가 가장 좋음)
모든 재료를 고출력 믹서에 넣고 크림처럼 부드러워질 때까지 갈아준다.

1회제공량: 열량 287cal; 단백질 10g; 탄수화물 46g; 총 지방 12.3g; 포화지방 1.7g; 나트륨 107mg; 섬유질 12.5g; 베타카로틴 18,989mcg; 비타민C 285mg; 칼슘 315mg; 철분 4.4mg; 엽산 145mcg, 마그네슘 119mg; 아연 1.6mg; 셀레늄 2.7mcg

■ 트로피컬 스무디 Tropical Smoothie (4회분)

무가당 두유나 대마유, 또는 아몬드유 2컵
냉동 망고 1컵
바나나 2개
잘게 썬 상추 2-3컵
아마씨가루 2티스푼
냉동 파인애플 1컵
모든 재료를 고출력 믹서에 넣고 갈아준다.

1회제공량: 열량 140cal; 단백질 3g; 탄수화물 28g; 총 지방 3.4g; 포화지방 0.2g; 나트륨 97mg; 섬유질 4.2g; 베타카로틴 1,522mcg; 비타민C 41mg; 칼슘 287mg; 철분 1.2mg; 엽산 73mcg, 마그네슘 51mg; 아연 0.5mg; 셀레늄 1.9mcg

■ 오리엔탈 진저 드레싱 Asian Ginger Dressing (4회분)

진 양파 2컵
땅콩버터 1/4컵
껍질을 벗기지 않은 참깨 1/2티스푼
물 6티스푼
쌀식초 5티스푼
다진 생강 1-2티스푼
잘게 썬 샐러리 2티스푼
무염 토마토페이스트 2티스푼 (주의 참고)
브래그 미발효 아미노간장(Bragg Liquid Aminos) 또는 저염 간장 1/2t
일반 대추야자 3개 또는 메드쥴 대추야자 1½개, 씨를 제거하고 잘게 다진다
레몬즙 1t
마늘 한쪽
후춧가루, 입맛에 따라
모든 재료를 고출력 믹서에 넣고 질감이 적당히 살아있도록 갈아준다.
*주의: 유리병이나 상자에 든 토마토제품을 선택하라.

1회제공량: 열량 146cal; 단백질 5g; 탄수화물 15g; 총 지방 8.4g; 포화지방 1.2g; 나트륨 52mg; 섬유질 3g; 베타카로틴 135mcg; 비타민C 5mg; 칼슘 44mg; 철분 1mg; 엽산 37mcg, 마그네슘 46mg; 아연 0.8mg; 셀레늄 2.3mcg

샐러드

■ **브로콜리 건포도 샐러드** Broccoli Raisin Salad (4회분)

브로콜리 1개, 꽃 부위를 먹기 좋은 크기로 자른다
건포도 1/4컵, 잘게 썬다
사과 1개, 채 썬다
생 해바라기씨 1/4컵
무가당 두유나 대마유, 또는 아몬드유 3/4컵
견과류와 생아몬드를 섞은 것 1/2컵
신선한 레몬즙 2티스푼

브로콜리, 건포도 2티스푼, 채 썬 사과, 해바라기씨를 큰 볼에 넣어 섞는다. 남은
건포도 2티스푼와 식물성 우유, 견과류, 레몬즙을 고출력 믹서에 넣고 간다. 그릇
에 담긴 혼합물에 드레싱을 적당량 붓고 잘 섞는다.

1회제공량: 열량 268cal; 단백질 11g; 탄수화물 32g; 총 지방 13.6g; 포화지방 2g; 나
트륨 63mg; 섬유질 7.2g; 베타카로틴 564mcg; 비타민C 141mg; 칼슘 90mg; 철분
3.2mg; 엽산 131mcg, 마그네슘 127mg; 아연 2.1mg; 셀레늄 11.9mcg

■ 애플 월넛 드레싱을 얹은 케일 당근 샐러드

Kale and Carrot Salad with Apple Walnut Dressing (4회분)

샐러드 재료
레몬 1개, 즙을 짠다
물 1/4컵
사과 2개, 심을 파내고 깍둑썰기한다
당근 3개, 얇게 썬다
샐러리 줄기 3개, 얇게 썬다
건포도 1/4컵
신선한 민트 잎 1티스푼, 곱게 다진다
녹색 채소 5컵, 두꺼운 줄기는 제거하고 깨끗이 씻어서 곱게 다진다
호두 1/2컵, 굽는다 (주의사항을 참고할 것)

드레싱 재료
사과 1개, 심을 파내고 굵게 다진다
디종 머스터드 또는 스톤그라운드 머스터드 1티스푼
레드와인 또는 석류 식초 3티스푼
일반 대추야자 3개 또는 메드줄 대추야자 1½개, 씨를 제거한다
호두 1/4컵, 굽는다 (주의사항을 참고할 것)

레몬즙과 물을 큰 샐러드 볼에 넣는다. 깍둑썰기한 사과 2개(샐러드용)을 넣고 잘 버무린다. 10분간 재워두고 드레싱을 준비한 후에 물기를 제거한다.

드레싱 재료를 믹서나 식품가공기에 넣고 크림처럼 부드러워질 때까지 간다. 필요하면 물 1-2티스푼를 넣어 농도를 조절한다.

물기를 뺀 사과가 담긴 샐러드 볼에 당근, 샐러리, 건포도, 민트를 넣는다. 드레싱 1/2을 넣고 잘 섞는다. 케일과 남은 드레싱을 넣고 다시 잘 섞는다. 구운 호두 1/2컵을 뿌린다.

주의: 드레싱과 샐러드용 호두(총 3/4컵)를 작은 프라이팬에 넣고 중불에 올린 후에 살짝 갈색으로 변할 때까지 2-3분간 굽는다.

1회제공량: 열량 329cal; 단백질 8g; 탄수화물 48g; 총 지방 15.5g; 포화지방 1.5g; 나트륨 142mg; 섬유질 9.4g; 베타카로틴 11,639mcg; 비타민C 116mg; 칼슘 180mg; 철분 2.9mg; 엽산 74mcg, 마그네슘 87mg; 아연 1.3mg; 셀레늄 3.5mcg

수프와 스튜

■ 브로콜리 렌틸콩(편두) 수프 Broccoli Lentil Soup (8회분)

물 8컵
당근즙 2컵, 막 짜내거나 병에 든 것을 사용한다
말린 렌틸콩 450g
자두 토마토 900g, 잘게 다진다
잘게 썬 브로콜리 4컵
양파 2개, 잘게 썬다
샐러리 줄기 3개, 잘게 썬다
당근 2개, 잘게 썬다
마늘 6쪽, 잘게 다진다
작은 애호박 3개, 잘게 썬다
말린 허브 1½티스푼
고수가루 1티스푼
커민가루 1티스푼
말린 백리향 1티스푼
고구마 1개, 껍질을 벗기고 잘게 썬다
사과 사이다 식초 3티스푼
생 견과류 1/2컵

식초와 견과류를 제외한 나머지 재료를 큰 스프냄비에 넣는다. 한 번 끓으면 뭉근한 불로 60분간 더 끓인다. 불을 끄고 식초를 추가한다. 2컵 이상의 수프와 견과류를 식품가공기나 고출력 믹서에 넣고 퓌레를 만든다. 완성된 퓌레를 다시 수프에 넣고 잘 젓는다.

1회제공량: 열량 337cal; 단백질 19g; 탄수화물 56g; 총 지방 5.2g; 포화지방 1g; 나트륨 107mg; 섬유질 21.8g; 베타카로틴 8,420mcg; 비타민C 60mg; 칼슘 133mg; 철분 6.6mg; 엽산 337mcg, 마그네슘 135mg; 아연 3.8mg; 셀레늄 7.6mcg

■ 버섯을 넣은 버터넛 스쿼시 수프

Butternut Squash Soup with Mushrooms (4회분)

물 2컵
무가당 두유나 대마유, 또는 아몬드유 2컵
저염 또는 무염 채소수프 1½컵
당근 6개, 얇게 썬다
샐러리 줄기 5개, 1.2cm 크기로 자른다
양파 2개, 잘게 썬다
중간 크기의 애호박 2개, 큰 조각으로 자른다
버터넛 스쿼시 2개, 껍질을 벗겨 깍둑썰기 한다
육두구 1/4티스푼
빻은 마늘 1/4티스푼
후추가루 1/4t, 입맛에 맞게 조절한다
표고버섯, 양송이, 느타리버섯 283g, 얇게 썬다

버섯을 제외한 모든 재료를 스프냄비에 넣는다. 한 번 끓어오르면 불을 줄이고 30분 더 끓인다.

수프를 식품가공기나 믹서에 넣고 부드럽게 간다. 부드럽게 갈린 수프와 버섯을 냄비에 넣고 30분 더 끓인다.

1회제공량: 열량 273cal; 단백질 12g; 탄수화물 57g; 총 지방 3.3g; 포화지방 0.5g; 나트륨 225mg; 섬유질 12.3g; 베타카로틴 19,691mcg; 비타민C 89mg; 칼슘 378mg; 철분 3.9mg; 엽산 157mcg, 마그네슘 162mg; 아연 2mg; 셀레늄 8.8mcg

■ 크림 토마토 흰 강낭콩 수프
Creamy Tomato and White Bean Soup (6회분)

리크 1개, 뿌리를 제거하고 맨 윗부분을 2.5cm 정도 잘라낸 후에 세로로 길게 잘라 깨끗이 세척한다
작은 초록색 배추 1/2개, 잘게 썬다
작은 양파 1/2개, 잘게 썬다
마늘 4쪽, 잘게 다진다
토마토페이스트 1티스푼
브래그 미발효 아미노간장 1/2티스푼
흰강낭콩 통조림 2캔 (425g), 물기를 제거하지 않는다
물 1컵
으깬 토마토 9컵
무염 스파게티 소스 1티스푼
잘게 다진 생허브 2티스푼

큰 수프냄비에 물 2-3티스푼과 리크, 양배추, 양파, 마늘을 넣고 재료들이 부드러워질 때까지 약 10분간 튀긴다. 토마토페이스트, 브래그 미발효 아미노간장, 흰강낭콩과 통조림에 든 액체, 물, 으깬 토마토, 이탈리안 시즈닝을 넣고 잘 휘젓는다. 한 번 끓어오르면 불을 줄이고 25분간 뭉근히 끓인다.

수프 4컵을 덜어내어 부드러운 크림처럼 될 때까지 잘 섞은 후에 바질과 함께 냄비에 다시 넣고 잘 저으며 5분간 끓인다.

1회제공량: 열량 266cal; 단백질 16g; 탄수화물 55g; 총 지방 1.4g; 포화지방 0.3g; 나트륨 547mg; 섬유질 14.9g; 베타카로틴 670mcg; 비타민C 57mg; 칼슘 246mg; 철분 8.7mg; 엽산 155mcg, 마그네슘 140mg; 아연 2.4mg; 셀레늄 4mcg

■ 펄먼 박사의 항암수프 Dr. Fuhrman's Anticancer Soup (10회분)

쪼개서 말린 완두콩 1/2컵
말린 팥(아즈키빈 또는 레드빈) 1/2컵
물 또는 무염 채소수프 4컵
중간 크기의 애호박 6-10개
커다란 유기농 당근 2,270g, 즙을 낸다(6컵, 아래 주의사항 참고)
샐러리 2단, 즙을 낸다(2컵, 주의사항을 참조할 것)
베지제스트(VegiZest), 보그 퀴진 베지베이스(Vogue Cuisine VegeBase) 등의 무염 양념 혼합물 2티스푼, 입맛에 맞게 조절한다
후추를 포함한 무염 양념 혼합물
중간 크기의 양파 4개, 잘게 다진다
부추 3개, 뿌리와 윗부분의 2.5cm를 제거하고 세로로 길게 잘라 깨끗이 세척한다
양배추 2단
생견과류 1/2컵
대마씨 1/2컵
잘게 다진 버섯(표고버섯, 갈색 양송이버섯, 흰색 양송이버섯) 2½컵

쪼개서 말린 완두콩, 팥, 물을 아주 큰 냄비에 넣고 약불로 끓인다. 한 번 끓어오르면 불을 줄이고 뭉근히 끓인다. 애호박을 통째로 냄비에 넣고 당근즙, 샐러리즙, 베지제스트, 미세스 대시를 추가한다.

양파, 부추, 양배추와 소량의 수프 국물을 믹서에 넣고 간다. 수프냄비에 다시 넣고 잘 젓는다. 부드러워진 애호박을 집게로 꺼내어 믹서에 넣고 캐슈넛, 대마씨와 함께 부드럽게 간다. 이 혼합물을 다시 수프냄비에 넣고 잘 젓는다. 버섯을 넣고 팥이 부드러워질 때까지 계속 뭉근히 끓인다. 총 2시간 정도 소요된다.

*주의: 갓 짜낸 유기농 당근즙과 샐러리즙이 수프의 풍미를 극대화할 것이다. 즙 짜는 기계는 사용 후 깨끗이 세척해야 한다.

1회제공량: 열량 304cal; 단백질 15g; 탄수화물 48g; 총 지방 7.9g; 포화지방 1.2g; 나트륨 172mg; 섬유질 11g; 베타카로틴 16,410mcg; 비타민C 90mg; 칼슘 180mg; 철분 5.3mg; 엽산 202mcg, 마그네슘 179mg; 아연 3mg; 셀레늄 8.7mcg

메인 요리와 사이드 요리

■ **템페(또는 닭고기나 새우)를 넣은 브로콜리볶음**
Broccoli Stir-Fry with Tempeh (or chicken or shrimp) (4회분)

템페 1봉지(226g), 작게 깍둑썰기한다 (주의사항을 참고할 것) (또는 얇게 썬 닭가
슴살 226g 또는 껍질과 내장을 제거한 새우 226g)
물 1/2컵
브래그 미발효 아미노간장 또는 저염 간장 1티스푼
쌀식초 2티스푼
으깬 토마토 1/3컵
신선한 또는 얼린 파인애플 1컵, 곱게 다진다
옥수수 전분 2티스푼
무염 또는 저염 채소수프 1/4컵
브로콜리 2개, 꽃 부분을 적당한 크기로 자른다
큰 양파 1개, 얇게 썬다
홍피망 2개, 씨를 제거하고 얇게 썬다
얇게 썬 버섯 1컵
당근 2개, 얇게 썬다
마늘 4쪽, 얇게 썬다
잘게 썬 생강 1티스푼
쌀 2컵, 물 5컵과 함께 30분간 끓인다
껍질을 벗기지 않은 구운 참깨 2티스푼
허브 2티스푼, 얇게 썬다

깍둑썰기한 템페와 물을 작은 냄비에 넣고 8-10분간 끓인다. 브래그 미발효 아미
노간장, 식초, 으깬 토마토, 파인애플, 옥수수전분을 넣고 잘 섞는다.

채소수프를 큰 프라이팬이나 웍에 넣고 데우다가 템페 혼합물, 브로콜리, 양파, 홍
피망, 버섯, 당근, 마늘, 생강을 넣고 채소의 식감이 살아있고 템페가 살짝 갈색으
로 변할 때까지 5분정도 볶는다. 바닥에 눌러 붙지 않도록 물이나 채소수프를 조금
씩 넣어준다.

템페 대신 작게 깍둑썰기한 닭가슴살, 새우, 두부를 넣어도 된다. (완성된 볶음요리
를 와일드라이스 위에 얹고 참깨와 바질을 뿌려서 낸다)

*주의: 템페는 발효콩으로 만들며 곡물을 넣기도 한다. 패티나 케이크 모양으로 빚
는다. 기본적으로 견과류 맛이 나지만, 조리 중에 다른 음식의 맛을 쉽게 흡수한다.

이 레시피에서는 템페 대신 두부를 사용해도 된다. 두부의 물기를 최대한 많이 제거한 후에 깍둑썰기한다. 그리고 웍에 넣어 채소와 함께 볶는다. 얼린 두부를 해동시켜서 깍둑썰기를 하면 식감이 더 쫄깃쫄깃해진다.

1회제공량: 열량 258cal; 단백질 12g; 탄수화물 48g; 총 지방 4.3g; 포화지방 0.6g; 나트륨 263mg; 섬유질 9.7g; 베타카로틴 4,187mcg; 비타민C 239mg; 칼슘 170mg; 철분 3.2mg; 엽산 177mcg, 마그네슘 105mg; 아연 2.6mg; 셀레늄 6.8mcg

■ 채 썬 방울다다기양배추 Shredded Brussels Sprouts (4회분)

마늘 2쪽, 잘게 다진다
방울다다기양배추 340g, 아주 얇게 썬다
구운 호두 1/4컵, 잘게 다진다 (주의사항을 참고할 것)
건포도 또는 커런트 2티스푼
영양효모 1티스푼
갓 빻은 후추

큰 프라이팬에 물 2티스푼을 넣고 끓이다 마늘을 넣고 1분간 소테한 후, 방울다다기양배추를 넣고 2-3분 동안 살짝 데친다. 바닥에 눌러 붙지 않도록 소량의 물을 넣어준다. 불을 끄고 미리 다져놓은 구운 호두, 건포도, 영양효소를 넣는다. 후추를 뿌리고 뜨겁거나 차갑게 낸다.

*주의: 호두는 작은 프라이팬에서 살짝 갈색으로 변할 때까지 2-3분간 중불로 굽는다.

1회제공량: 열량 100cal; 단백질 5g; 탄수화물 13g; 총 지방 4.4g; 포화지방 0.5g; 나트륨 23mg; 섬유질 4.4g; 베타카로틴 386mcg; 비타민C 73mg; 칼슘 50mg; 철분 1.6mg; 엽산 59mcg, 마그네슘 34mg; 아연 1mg; 셀레늄 1.9mcg

■ 속을 채운 홍피망 Stuffed Red Peppers (4회분)

적양파 1개, 곱게 다진다
마늘 4쪽, 잘게 다진다
당근 1개, 깍둑썰기한다
큰 버섯 4개, 깍둑썰기한다
작은 체리고추 또는 매운 고추 1개, 깍둑썰기한다
작은 애호박 2개, 깍둑썰기한다
작은 가지 1개, 껍질을 벗기고(필요하다면) 깍둑썰기한다
중간 크기의 토마토 2개, 깍둑썰기한다
밀가루 1/3컵
영양효모 1티스푼
브래그 미발효 아미노간장 또는 저염 간장 1티스푼
무염 이탈리안 시즈닝 블렌드 2티스푼
큰 홍피망 4개

큰 냄비에 물 2-3T을 넣고 끓이다가 양파와 마늘을 넣고 2분간 소테한다. 당근, 버섯, 고추, 애호박, 가지, 토마토를 놓고 5분간 조리한다. 밀, 영양효소, 브래그 미발효 아미노간장, 시즈닝 블렌드를 넣는다. 잘 저으면서 채소가 부드러워질 때까지 잘 저으면서 10분 더 뭉근히 끓인다.

오븐을 162℃로 예열한다. 홍피망 윗부분을 자르고 속을 전부 파낸다. 빈 공간에 채소 혼합물을 가볍게 채워 넣는다. 베이킹트레이에 올려놓고 30분간 굽는다.

1회제공량: 열량 180cal; 단백질 8g; 탄수화물 38g; 총 지방 1.4g; 포화지방 0.2g; 나트륨 91mg; 섬유질 12.7g; 베타카로틴 4,586mcg; 비타민C 251mg; 칼슘 74mg; 철분 2.3mg; 엽산 145mcg, 마그네슘 86mg; 아연 1.9mg; 셀레늄 6.8mcg

■ 구운 양파와 토마토를 넣은 아보카도 토스트 (2회분)

적양파 1/2개, 아주 얇게 썬다
잘 익은 아보카도 1개, 으깬다
(100% 통곡물) 피타 빵 2개, 살짝 굽는다
중간 크기의 토마토 1개, 얇게 썬다
생참깨 또는 호박씨 2티스푼, 살짝 굽는다
후추 또는 잘게 부순 레드페퍼 플레이크, 취향에 따라 추가한다

프라이팬을 고온으로 예열한다. 얇게 썬 양파를 달궈진 프라이팬에 넣고 연갈색으로 반짝일 때까지 3분간 굽는다. (얇게 썬 양파를 달궈진 프라이팬에 넣으면 지글지글 구워질 것이다.) 으깬 아보카도를 구운 피타에 펴바른다. 토마토 슬라이스와 구운 양파를 넣고 구운 씨앗을 뿌린다. 입맛에 따라 후춧가루나 레드페퍼 플레이크를 추가한다.

1회제공량: 열량 266cal; 단백질 8g; 탄수화물 30g; 총 지방 15g; 포화지방 2g; 나트륨 120mg; 섬유질 9.2g; 베타카로틴 1,570mcg; 비타민C 16mg; 칼슘 23mg; 철분 2.4mg; 엽산 78mcg, 마그네슘 76mg; 아연 1.2mg; 셀레늄 1.2mcg

■ 블랙빈과 아보카도 버거 Black Bean and Avocado Burgers (4회분)

아마씨가루 1티스푼
물 2½티스푼
조리된 검은콩 1½컵, 아니면 무염 또는 저염 블랙빈 통조림 1개(425g)
잘 익은 아보카도 1/2개
귀리가루 3/4컵 (주의사항을 참고할 것)
잘게 깍둑썰기한 양파 1/4컵
잘게 깍둑썰기한 홍피망 1/2컵
저염 케첩 2티스푼
후추 1/4티스푼

오븐을 176℃로 예열한다. 작은 볼에 아마씨와 물을 넣고 잘 섞어서 5분간 그대로 내버려둔다. 콩과 아보카도를 넣고 포크 뒷면으로 눌러 으깨고, 일부 콩은 그대로 둔다. 여기에 아마씨 혼합물, 귀리가루, 양파, 홍피망, 케첩, 후추를 넣고 잘 섞어서 버거 4개를 만든다. 가벼운 기름칠을 하거나 유산지를 깐 베이킹 시트에 버거를 올

려놓고 30분간 굽는다. 15분이 지나면 버거를 조심스럽게 뒤집고, 필요에 따라 모양을 다듬는다.

100% 통곡물 빵을 토마토, 얇게 썬 적양파, 상추 또는 녹색잎채소와 함께 낸다.

주의: 귀리가루는 시장이나 건강식품 판매점에서 쉽게 구입할 수 있다. 식품가공기나 고출력 믹서로 갈아 전통방식으로 만들 수도 있다.

1회제공량: 열량 197cal; 단백질 9g; 탄수화물 31g; 총 지방 4.9g; 포화지방 0.7g; 나트륨 5mg; 섬유질 9.5g; 베타카로틴 356mcg; 비타민C 27mg; 칼슘 30mg; 철분 5.5mg; 엽산 124mcg, 마그네슘 62mg; 아연 1mg; 셀레늄 1.4mcg

■ 가지 아몬드 칩 Eggplant Almond Chips (2회분)

가지 1개, 껍질을 벗긴다
아몬드 밀(아몬드가루) 1/4컵
영양효모 2티스푼
마늘가루 2티스푼
양파가루 1티스푼
후추 조금
올리브오일 1-2티스푼

가지를 한입 크기로 가늘게(0.6cm 두께로) 자른다. 아몬드 밀, 영양효모, 마늘가루, 양파가루, 후추를 믹싱 볼에 넣어 섞는다. 가지에 올리브오일을 가볍게 바르고 아몬드 혼합물을 묻힌다. 190℃에서 15분간 구워서 뒤집고 바삭거리고 노릇노릇해질 때까지 다시 10-15분 더 굽는다.

1회제공량: 열량 188cal; 단백질 9g; 탄수화물 21g; 총 지방 8.9g; 포화지방 0.9g; 나트륨 10mg; 섬유질 11.3g; 베타카로틴 37mcg; 비타민C 5mg; 칼슘 65mg; 철분 1.6mg; 엽산 59mcg, 마그네슘 78mg; 아연 2.5mg; 셀레늄 1.9mcg

■ 아보카도 마요네즈 재료

잘 익은 아보카도 1개, 껍질을 벗기고 씨를 제거한다
애플 사이다 식초 1T
영양효소 1t
다진 로즈마리 1/2t
(100% 통밀) 빵 슬라이스 6개, 아니면 (100% 통밀) 피타 또는 랩 3개
상추, 얇게 썬 토마토, 얇게 썬 양파

오븐을 190℃로 예열한다. 표고버섯 베이컨을 만들려면 일단 대추야자, 브래그 미발효 아미노간장, 마늘가루, 칠리파우더, 커민, 물을 중간 크기의 볼에 담아 으깬다. 얇게 썬 버섯을 넣고 대추야자 혼합물과 잘 버무린다. 유산지를 깐 베이킹시트에 넣고 고르게 편다. 버섯이 바짝 마르고 갈색으로 변할 때까지 1시간정도 굽는다.

아보카도, 식초, 영양효소, 로즈마리를 작은 볼에 넣고 으깨서 아보카도 마요네즈를 만든다.

구운 빵이나 피타에 아보카도 마요네즈를 펴 바르고 표고버섯 베이컨, 상추, 얇게 썬 토마토와 양파를 넣는다. 랩을 만들고 싶다면 모든 재료를 토르티야에 넣어 둥글게 만다.

> 1회제공량: 열량 310cal; 단백질 12g; 탄수화물 49g; 총 지방 9.6g; 포화지방 1.5g; 나트륨 363mg; 섬유질 11.7g; 베타카로틴 2,673mcg; 비타민C 11mg; 칼슘 107mg; 철분 3mg; 엽산 142mcg, 마그네슘 96mg; 아연 2.5mg; 셀레늄 27.1mcg

■ 달콤한 고구마 프라이 (4회분)

고구마 4개
마늘가루 1T
양파가루 1T

오븐을 200℃로 예열한다. 유기농 고구마가 아니면 껍질을 벗겨서 사용한다. 고구마를 길게 자른다. 넌스틱(눌러 붙지 않는) 베이킹시트에 올린다. 마늘가루와 양파가루를 고구마에 뿌린다. 고구마가 부드러워지고 살짝 갈색으로 변할 때까지 15분 간격으로 뒤집으면서 45분정도 굽는다.

> 1회제공량: 열량 126cal; 단백질 3g; 탄수화물 29g; 총 지방 0.1g; 나트륨 74mg; 섬유질 4.4g; 베타카로틴 11,062mcg; 비타민C 4mg; 칼슘 48mg; 철분 1mg; 엽산 17mcg, 마그네슘 36mg; 아연 0.5mg; 셀레늄 1.6mcg

■ 베지 피자 Veggie Pizza (4회분)

잘게 썬 브로콜리 1컵
잘게 썬 콜리플라워 1컵
홍피망 1/2개, 잘게 썬다
양파 슬라이스 3개, 잘게 썬다
버섯 226g, 잘게 썬다
브래그 미발효 아미노간장 또는 저염 간장 1티스푼
발사믹 식초 3티스푼
메이요제스트 등의 무염 시즈닝 1티스푼, 취향에 따라 조절한다
마늘가루 4티스푼, 취향에 따라 조절한다
(100% 통밀) 토르티야 4장
저염 또는 무염 토마토소스 1컵
우유없는 슈레드 모차렐라 치즈 2티스푼

오븐을 176℃로 예열한다. 토르티야, 토마토소스, 비유제품 치즈를 제외한 모든 재료를 큰 볼에 넣고 섞는다. 큰 그릇에 고르게 펴고 가끔씩 저어주면서 채소가 부드러워질 때까지 30분간 굽는다.

완성된 토핑을 오븐에서 빼내고 온도를 200℃로 올린다. 쿠키시트에 토르티야를 올리고 소스를 가장자리까지 얇게 펴 바른다. 채소와 유제품이 아닌 치즈를 차례로 골고루 뿌린다. 가장자리가 노릇노릇하게 변할 때까지 7-10분간 굽는다.

토르티야를 오븐에서 꺼내어 식힌 후에 잘라서 낸다. 냉장 보관했다가 이튿날 오븐에 다시 데워서 먹어도 된다.

1회제공량: 열량 257cal; 단백질 12g; 탄수화물 39g; 총 지방 6.6g; 포화지방 1.0g; 나트륨 282mg; 섬유질 8.4g; 베타카로틴 519mcg; 비타민C 61mg; 칼슘 133mg; 철분 3.3mg; 엽산 63mcg, 마그네슘 29mg; 아연 0.9mg; 셀레늄 13.0mcg

디저트

■ 바나나 오트 쿠키 Banana Oat Cookies (7회분)

건포도 또는 잘게 썬 대추야자 1/2컵
잘 익은 바나나 2개, 으깬다
오트밀 1½컵
잘게 다진 호두 또는 생아몬드 1/3컵
채 썬 무가당 코코넛 1/4컵
바닐라 추출물 또는 바닐라빈 가루 1티스푼
시나몬 1/8티스푼
100% 과일잼 1/4컵, 맛과 종류는 취향에 따라 선택한다

건포도 또는 대추야자를 물 2티스푼에 넣고 30분간 불린다. 오븐을 162℃로 예열
한다. 으깬 바나나와 오트밀을 섞는다. 견과류, 코코넛, 바닐라, 시나몬, 물에 불린
대추야자 또는 건포도를 넣고 잘 섞는다. 이 혼합물을 큰 스푼으로 떠서 눌러 붙지
않는 쿠키시트에 올린다. 쿠키 한가운데를 꾹 누르고 소량의 잼을 올려도 좋다. 쿠
키 14개를 13분정도 노릇노릇하게 굽는다.

1회제공량: 열량 179cal; 단백질 4g; 탄수화물 29g; 총 지방 6.7g; 포화지방 2g; 나트
륨 2mg; 섬유질 4.2g; 베타카로틴 10mcg; 비타민C 3mg; 칼슘 12mg; 철분 4.7mg;
엽산 14mcg, 마그네슘 25mg; 아연 0.3mg; 셀레늄 1.4mcg

■ 과일 슬러시 Fruit Slushie (4회분)

신선한 과일 조각(수박, 칸탈루프, 망고, 복숭아 등) 5컵
갓 짜낸 라임즙 2티스푼
일반 대추야자 6개 또는 메드줄 대추야자 3개, 씨를 제거한다
라임 껍질 1티스푼
얼음 1컵

모든 재료를 고출력 믹서에 넣고 부드럽게 간다. 15-20분간 냉동하여 살짝 얼린
다. 잘 저어서 낸다.

1회제공량: 열량 90cal; 단백질 2g; 탄수화물 23g; 총 지방 0.3g; (포화지방?) ; 나트륨
2mg; 섬유질 1.8g; 베타카로틴 580mcg; 비타민C 19mg; 칼슘 20mg; 철분 0.6mg;
엽산 9mcg, 마그네슘 24mg; 아연 0.2mg; 셀레늄 1.1mcg

■ 딸기 아이스크림 Strawbeany Ice Cream (4회분)

신선한 딸기 2컵 또는 냉동 딸기 1봉지(283g)
조리된 강낭콩(또는 무염 통조림) 3/4컵
무가당 두유 또는 아몬드유 1컵
일반 대추야자 8개 또는 메드쥴 대추야자 4개, 씨를 제거한다
생 캐슈넛 1/2컵
무알코올성 바닐라 추출물 1티스푼

모든 재료를 고출력 믹서에 넣고 부드럽게 간다. 단단해질 때까지 2시간정도 얼린다.

1회제공량: 열량 242cal; 단백질 7g; 탄수화물 38g; 총 지방 8.5g; 포화지방 1.4g; 나트륨 50mg; 섬유질 6.5g; 베타카로틴 40mcg; 비타민C 30mg; 칼슘 177mg; 철분 2.8mg; 엽산 76mcg, 마그네슘 91mg; 아연 1.5mg; 셀레늄 5.9mcg

■ 코코넛을 넣은 고구마파이
Sweet Potato Pie with Coconut Pecan Crust (8회분)

크러스트 재료
피칸 1컵
으깬 귀리 1/2컵
무가당 햄프유 또는 아몬드유 1/2컵
일반 대추야자 8개 또는 메드쥴 대추야자 4개, 씨를 제거한다
무가당 코코넛 플레이크 2티스푼
바닐라빈 슈레드 또는 무알코올 바닐라 추출물 1/8티스푼

속 재료
우무 플레이크 1티스푼
오렌지 2개, 1개는 즙을 내고 1개는 껍질을 벗겨 잘게 썬다
삶은 고구마 2개, 으깬다
부드러운 두부 340g, 물기를 제거한다 (주의사항을 참고할 것)
일반 대추야자 2개 또는 메드쥴 대추야자 1개, 씨를 제거한다
호박파이 스파이스 2티스푼 (주의사항을 참고할 것)
피칸 빵 1/2컵, 잘게 다진다

오븐을 176℃로 예열한다. 크러스트 재료를 식품가공기에 넣고 잘 섞는다. 이 혼합물을 22cm 파이팬에 꾹꾹 눌러 담는다.

속 재료를 만들려면, 일단 우무 플레이크를 오렌지즙에 녹여 고출력 믹서나 식품가공기에 넣는다. 여기에 고구마, 잘게 썬 오렌지, 두부, 대추야자, 호박파이 스파이스를 넣고 부드러워질 때까지 간다. 고구마 혼합물을 숟가락으로 떠서 파이크러스트 위에 얹는다. 잘게 부순 피칸을 뿌리고 40분 동안 굽는다. 구워진 파이를 식힌 후에 최소 2시간 이상 냉장 보관했다가 낸다.

주의사항: 실큰 두부(또는 일본식 두부라고 불린다)는 일반 두부보다 부드럽다. 살균 포장된 실큰 두부는 물에 담긴 일반 두부와 달리 냉장 보관하지 않아도 된다. 따라서 실큰 두부는 일반 두부와 다른 코너에서 판매되기도 한다.

주의사항: 시나몬, 생강, 육두구, 정향을 각각 1/4t씩 섞으면 호박파이 스파이스를 만들 수 있다.

> 1회제공량: 열량 310cal; 단백질 6g; 탄수화물 37g; 총 지방 17g; 포화지방 2.3g; 나트륨 24mg; 섬유질 6.3g; 베타카로틴 7,784mcg; 비타민C 29mg; 칼슘 91mg; 철분 3.1mg; 엽산 23mcg, 마그네슘 53mg; 아연 1.2mg; 셀레늄 1.3mcg

■ 바닐라 또는 초콜릿 나이스크림 Chocolate Nice Cream (4회분)

생호두 1/4컵
잘 익은 바나나 2개, 얼린다 (주의사항을 참고할 것)
두유나 햄프유, 또는 아몬드유 1/3컵 (미리 얼려놓을 것)
일반 대추야자 4개 또는 메드줄 대추야자 2개, 씨를 제거한다
무알코올 바닐라 추출물 1티스푼 또는 천연 코코아 가루 2티스푼

호두를 고출력 믹서에 넣고 곱게 간다. 나머지 재료를 넣고 부드러운 크림으로 변할 때까지 고속으로 간다. 그대로 먹거나 냉동 보관했다가 나중에 먹는다.

주의사항: 잘 익은 바나나의 껍질을 벗기고 비닐봉투에 밀봉하여 최소 8시간 이상 얼려놓는다.

> 1회제공량: 열량 141cal; 단백질 2g; 탄수화물 25g; 총 지방 4.6g; 포화지방 0.5g; 나트륨 11mg; 섬유질 2.9g; 베타카로틴 27mcg; 비타민C 5mg; 칼슘 22mg; 철분 0.6mg; 엽산 23mcg, 마그네슘 38mg; 아연 0.4mg; 셀레늄 1.9mcg

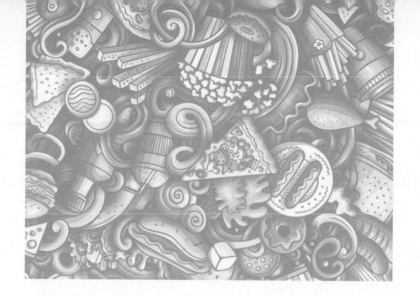

| 9장 |

자주 하는 질문

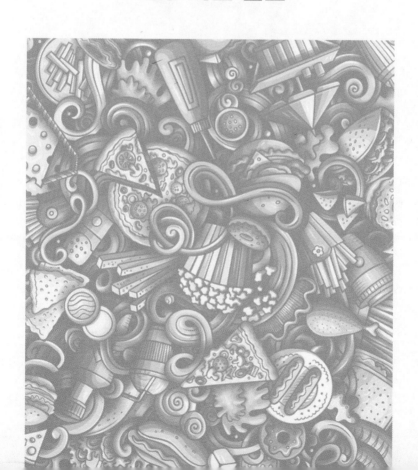

| 9장 |

자주 하는 질문

1. 제 주변에는 패스트푸드와 정크푸드를 입에 달고 살면서도 굉장히 건강하고 똑똑한 사람들이 많다. 어떻게 된 건가?

우리 모두는 사람마다 유전적인 의외성이 있으며 각자의 성향이 다르다. 어떤 사람들은 영양학적 결핍으로 남들보다 더 많이 민감해진 경우가 있고, 또 어떤 사람들은 어린 시절의 부적절한 식단에도 뚜렷한 영향을 받지 않는 경우도 있다. 하지만 그러한 손상이 오랜 세월에 걸쳐 누적되면, 거의 대부분은 중년이나 말년에 심각한 질환에 걸려 발목을 잡힌다. 젊을 때는 나타나지 않더라도, 패스트푸드 위주의 식단으로 인한 손상이 축적되면 누구도 빠져나갈 수 없다.

미국은 인류 역사상 가장 많은 과체중과 당뇨 인구를 가지고 있다. 마음 아프게도 수많은 사람들이 예방 가능한 의학적 조건을 가졌음에도 중증질환들로 인해 엄청난 고통을 겪고 있다. 우리는 최악의 식습관을 가진 사람들과 심각한 음식중독을 앓고 있는 사람들이 변화에 가장 격렬히 저항하게 될 것이라고 예상해야 한다. 그들은 나쁜 식습관을 바꿔서는 안 되는 이유에 대해 종종 비논리적인 변명을 늘어놓는다. 그저 모두에게 제대로 된 정보와 교육기회가 제공되기를 바랄 뿐이다. 자신과 사랑하는 사람의 건강을 보호하려는 사람들이 원할 때 이용할 수 있게 만들고, 변화가 필요한 사람들에게 전문적인 도움을 받을 수 있도록 돕는 것이 내 바람이자 목표다.

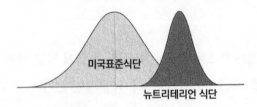

사망연령: 미국표준식단(S.A.D.) vs. 뉴트리테리언 식단

-. 수명의 확률분포: 종 모양의 곡선

사망연령을 살펴보자. 식단에 따라 사망연령을 표시하면 종 모양의 곡선이 나타난다. 곡선의 중앙은 특정 인구의 평균 사망연령을 나타낸다. 사망연령의 차이가 크면 곡선의 폭도 크고, 차이가 작으면 폭도 좁다. SAD를 먹는 사람들의 곡선은 넓다. 이 식단을 먹는 사람들이 다양한 연령에서 사망한다는 뜻이다. 일부는 훨씬 더 오래 살지만, 그것은 아주 어린 나이에 죽는 연령과 양쪽으로 균형을 이룬다.

전 세계의 블루존 지역처럼 자연식품 위주로 섭취하고 가공식품을 기피하는 지역의 기대수명 곡선(그림의 '뉴트리테리언 식단')은 우측으로 10-15년 정도 이동할 뿐 아니라(일반적으로 더 오래 산다는 의미다) 곡선의 너비도 상당히 좁다. 영양상태가 부실하지 않으면 조기사망률(사고사를 제외한)도 훨씬 낮아진다. 지난 25년간 의사로서 나름의 영양학적 지침에 따라 수천 명의 '뉴트리테리언 식단'을 보살핀 경험으로 판단해볼 때, 누구든 90 대까지 건강하게 살 수 있다.

65세 이상인 미국인의 대다수는 심장질환과 고혈압 치료제를 복용한다. 당뇨약과 항우울제를 복용하는 사람들도 많다. 대부분 의 미국인들은 영양에 대한 무지와 그와 관련된 질병으로 사망한 다. 그러나 조기사망이 유일한 문제는 아니다. 그 모든 병적 상 태와 고통, 그리고 노화에 따라 나타나는 신체적·정서적·지적 결 함이 그들의 삶을 무척 힘들게 하고 비극적으로 몰아간다. 패스 트푸드를 즐겨먹는 사람들은 15-20년 더 빨리 죽을 뿐 아니라 삶의 마지막 20년 동안 극심한(그리고 불필요한) 고통을 겪는다.

나는 수백만 명의 사람들이 고혈압, 고혈당, 고콜레스테롤에 대한 치료제 복용의 진짜 위험성을 듣고 이해하게 된다면 자신의 식생활을 더 근본적으로 개선할 거라고 믿는다. 약물은 잘못된 식단으로 만성질환을 야기하는 질병과 사망률을 완화하는 데 그 다지 효과적이지 않다. 의료적 접근법으로는 심장질환, 뇌졸중, 치매, 암에 대한 극적인 예방효과를 기대할 수도, 얻을 수도 없 다. 아주 건강한 식단을 섭취하는 동시에 건강관리에 필요한 정 보를 가지고 있어야만 가능한 일이다. 문제는 수백만 명이 이러 한 정보를 가지고 있지 않다는 점이다. 게다가 앞서 살펴보았듯 그중 많은 사람들은 건강한 음식을 접하지도 못한다. 그들에게는 건강한 삶을 선택할 기회조차 주어지지 않는다.

그러나 건강한 음식에 대한 정보와 접근성을 늘리고 시간과 노

력을 들여 새로운 레시피를 배우고 건강한 음식을 자주 먹으면
입맛과 음식 선호도가 변해서 건강한 식사가 점점 더 즐거워질
것이다. 건강한 음식도 훌륭한 맛을 낼 수 있다. 위험한 음식을
먹으면서 장수의 즐거움을 누릴 수는 없다.

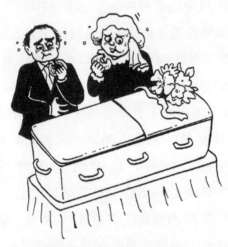

"관에 들어가면 입맛도 떨어진다던데."

2. 가공식품에 부족한 것을 종합비타민으로 채울 수 없는 이유는?

진짜 음식에는 비타민 한 알로 채울 수 없는 중요한 성분들이
무수히 많이 들어있다. 이 책의 중요한 메시지 중 하나가 건강해
지려면 진짜 음식을 먹어야 한다는 것이다. 보충제가 그런 역할
을 해줄 거라고 기대해서는 안 된다.

음식을 가공하고 조리하는 과정에서 귀한 '파이토뉴트리언트
(phytonutrient식물 영양소)'가 고유한 성질로 인해 많이 손실된
다. 식물성 영양소인 파이토뉴트리언트은 종류만 수천 가지에 달
하기 때문에 다양한 식물을 먹어서 얻는 수밖에 없다. 식물을 씹

는 과정에서 식물 효소가 분비되고 활성화되면서 중요한 파이토케미컬(식물 속에 함유된 항산화물질)이 생성된다. 일부 효소는 열에 민감하기 때문에 조리를 많이 할수록 영양 손실도 커진다. 그 이유는 열을 가하면 세포 보호와 암 예방에 필수적인 미로시나아제라는 효소의 활성을 억제하기 때문이다. 채소를 많이 조리하는 과정에서 제 기능을 상실하는 파이토뉴트리언트도 상당히 많다.

예를 들어, 대부분의 생채소로 구성된 샐러드를 매일 먹는 것은 건강을 지탱하고 수명을 늘리는 식단의 중요한 핵심 요소다. 스캘리언, 양파, 살롯에 들어있는 알리나아제라는 효소의 기능도 날것의 상태에서만 유지된다. 수백 가지의 민감한 화합물들이 상호작용을 통해 우리의 건강을 개선하고 보호하며, 이 물질들은 보충제가 아닌 다양한 식물을 통해서만 얻을 수 있다.

나는 이쯤에서 중요하지만 좀 급진적이어서 보편적으로 인정받지 못하는 견해를 추가하고 싶다. 석유화합물에서 추출된 비타민으로 식품을 강화하거나 보충하는 것은 질병뿐 아니라 암과 조기 사망의 위험성도 높일 수 있다.

많은 연구들이 일반적인 종합비타민과 미네랄보충제가 심장병, 암, 치매를 예방하거나 수명을 연장시킬 수 있는지를 조사해 왔다. 대부분의 연구결과는 효과가 있더라도 아주 미미하다고 밝혔다. 미국질병예방 태스크포스(TF)가 45만 명 이상이 참가한 메타분석을 통해 비타민과 미네랄 보충효과에 대한 그 증거를 평가했는데 미네랄의 아주 미미한 암 예방효과를 확인했을 뿐, 심장병 예방효과는 전혀 발견하지 못했다. 또 수많은 연구들이 종합비타민에 흔히 포함되는 영양소들이 유해할 수도 있다고 밝혔다.

이러한 데이터는 조금 복잡한 문제이기 때문에 더 많은 설명과 이해가 필요하다.

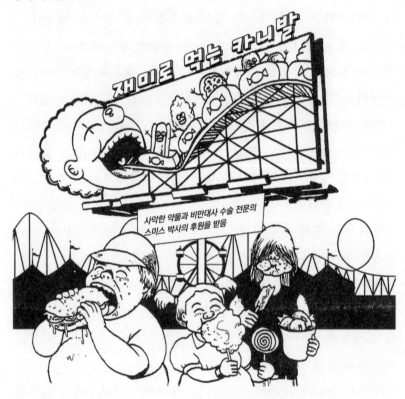

종합비타민제를 장기간 복용할 때의 위험성과 유익함에 대한 과학적 연구는 아직 미미한 수준이다. 종합비타민이 너무 많은 변수를 가지고 있는 데다 잠재적으로 유용한 성분들과 유해한 성분들이 섞여있기 때문이다. 종합비타민 복용에 대한 연구는 지중해식 식단을 연구하는 것만큼 비논리적이다. 생선은 좋은가, 나쁜가? 토마토소스, 호두, 올리브오일은? 올리브오일이 체중증가와 사망을 야기했는가? 지중해식 식단의 흰 파스타와 치즈, 피자

크러스트는 수명을 연장시키는가? 여기서 요점은 이것이다. 너무 많은 변수들이 한 연구에 모두 포함되면 복합적이기 때문에 어떤 요소들이 좋은지 나쁜지에 대한 유용한 정보를 얻기 힘들어 진다.

식단에서 어떤 성분이 가장 유익한지, 혹은 해로운지를 제대로 확인하려면 한 번에 한 가지씩 선택적으로 개입해서 평가해야 한다. 이런 방식으로 지중해식 식단을 평가하면, 흰 밀가루로 만든 파스타면과 피자크러스트가 해롭다는 것을 확인할 수 있다. 지중해식 식단은 분명히 이상적인 식단과 거리가 멀다. 단지 미국표준식단보다 낫다고 해서 지중해식 식단을 건강한 식단으로 분류하는 것은 과학적이지 못하다.

마찬가지로, 종합비타민의 효능을 평가하는 연구는 특정 집단에서 장점이 될 수 있는 비타민D, 비타민 B12, 아연 보충제 같은 요소들도 베타카로틴, 엽산, 비타민A, 구리와 같은 다른 요소들과 함께 뭉쳐있을 때는 대체로 유해성을 가장 많이 가지고 있을 가능성이 높다.

이러한 연구들은 수준 낮은 과학과 자원낭비의 전형적인 예이며, 이런 연구에서는 얻을 수 있는 것은 거의 없다. 그러므로 종합비타민 연구의 비일관성과 부수적으로 확인된 유익함은 어떤 성분(만약 존재한다면)이 건강에 도움이 될지, 또는 암을 줄이거나 수명을 연장하는 데 효과적일지에 대해 어떠한 통찰력도 제공하지 않는다. 미량영양소의 위험성과 가치를 확인하려면 각각의 미량영양소를 개별적으로 연구해야 한다. 나는 이것을 아래에서 더 자세히 설명하고 몇 가지 제안을 하고자한다.

-.합성엽산은 천연엽산과 다르다

밀가루와 식품에 인공적인 합성엽산과 비타민A를 보충하는 사례를 고려해보고 그 유익함과 위험성을 살펴보자. 여러분들이 이 문제의 복잡성을 이해한다면, 왜 보충제가 제대로 된 식사를 대신할 수 없는지 더 잘 이해할 수 있을 것이다.

천연엽산은 식물에 보편적으로 존재하는 비타민B 복합체의 하나이다. 그러나 인공적인 합성엽산의 형태는 석유 추출물로서 영양보충제와 식품의 영양첨가제에 사용되며 과일, 채소, 콩에서 얻는 천연엽산과 구조적으로 다르다.

합성엽산은 체내에 잘 흡수되지만 진짜 천연엽산처럼 작용하려면 변이가 이루어져야 한다. 인체는 제한된 양의 엽산만을 변환시킬 수 있기 때문에 변형되지 않은 나머지 합성엽산은 혈류와 인체조직을 순환하게 된다. 합성엽산은 천연엽산을 대체하기 위한 화학물질이지만, 천연엽산은 오랫동안 진짜 음식을 먹음으로써 보호 작용을 해온 비타민이라는 것을 기억하라. 패스트푸드 시대에 들어서면서 사람들이 천연엽산이 많이 들어있는 고농도의 채소를 충분히 먹지 않기 때문에 합성엽산 보충제의 복용을 권장하게 되었다.

문제는 합성엽산이 체내에 흡수되기 위해 경쟁하게 되면 과일, 채소, 콩에 들어있는 천연엽산의 흡수가 감소한다. 진짜 경쟁은 합성엽산이 우리 몸의 세포 안으로 들어오면서, 천연엽산에 의존하는 효소와 결합하게 되고, 그 기능에 잠재적인 위해를 일으키면서 진정한 경쟁이 시작된다. 이것이 DNA 합성에 영향을 주면 세포의 분열과 복제 과정에서 DNA 돌연변이가 더 많이 발생하여 암 발병 위험을 높일 수 있다.

요즘은 거의 모든 산부인과 전문의들이 성장 중인 태아의 신경관 결손을 보호하기 위해 합성엽산이 포함된 보충제를 임산부에게 처방한다. 태아의 신경관은 뇌와 척수로 구성된 중추신경계의 발달 이전단계다. 태아의 발달 초기에 신경관의 결손이 발생하는 이유는 현대 여성들이 채소를 먹지 않기 때문이다. 정상적인 아이를 갖기 위해서는 석유 추출물이 필요한 게 아니라 채소를 먹어야 한다. 현대의 건강 전문가들은 녹색채소의 부족과 같은 진짜 문제를 해결하는 대신 자꾸 약으로 건강문제를 해결하려고 한다. 그들은 여성들에게 정상적인 아이를 낳을 수 있도록 채소와 콩을 더 많이 먹으라고 장려하는 대신, 합성엽산이 들어있는 알약을 준다거나 또한 제2형 당뇨병을 반전시킬 수 있도록 채소를 더 많이 먹고 체중을 감량하라고 권하는 대신에 알약을 준다. 그리고 콜레스테롤 수치를 낮추고 심장질환을 예방할 수 있도록 채소를 더 많이 먹으라고 권하는 대신, 콜레스테롤 억제제로 알려진 스타틴 약을 준다. 이 '약에 의한 해결'에는 의도하지 않은 부작용이 따른다. 혈압을 낮추고 당뇨병을 반전시키는 데는 우수한 식단과 운동이 약보다 더 효과적이고 안전하다. 또 합성엽산을 함유하는 보충제를 복용하는 것보다 적절한 식사를 통해 천연엽산의 농도를 정상수치로 유지하는 것이 더 효과적이고 안전하다.

종합비타민과 강화식품을 통해 합성엽산을 주기적으로 복용하면, 과도한 양의 물질들이 체내에 흡수되어 의도하지 않은 결과가 나타난다. 예를 들어, 우리는 동물연구를 통해 인공적인 합성엽산의 존재가 암 발생 이전단계에서 유방암을 포함한 암의 확산을 촉진한다는 것을 알고 있다. 게다가 임신기간에 신경관 결합을 예방하기 위해 인공적인 합성엽산을 복용하는 것은 아이에게 손상을 입힐 수 있다. 몇 가지 증거를 살펴보기 전에, 합성엽산의 복용에 의한 암 발병률 증가를 확인하는 데 30~50년이 걸린다는 것을 기억해야 한다.

- 한 연구는 임신기간에 합성엽산을 복용한 여성들과 복용하지 않은 여성들의 유방암에 의한 사망률을 비교했다. 30년 후, 합성엽산을 다량으로 복용한 여성들의 유방암에 의한 사망률은 그렇지 않은 여성보다 두 배 높았다.

- 종합비타민을 복용하는 35,000명의 여성들을 대상으로 10년간 진행된 한 연구는 합성엽산을 함유한 종합비타민을 복용한 여성들의 유방암 발병률이 그렇지 않은 여성들보다 20퍼센트 더 높다는 것을 입증했다. (10년의 연구기간이 잠재적인 암 발병률을 모두 반영하지 못했을 가능성이 있음에 주목하라.)

- 합성엽산 복용의 유익함을 찾고자 25,000명의 여성들을 추적했던 연구자들은 예상과 반대로 합성엽산 보충제 복용이 유방암의 높은 발병률과 관련되어있다는 것을 확인하고 충격을 받았다.

- 2011년에 진행된 합성엽산 보충제와 대장암에 대한 메타분석(여러 연구 결과를 하나로 통합)은 3년 이상 보충제를 복용한 사람에게서 전암성(암 진행 이전단계) 용종으로 진행될 위험성이 50퍼센트 증가한다는 것을 알아냈다. 또 2012년에 진행된 합성엽산 보충제에 대한 메타분석은 모든 부위의 암 발병률이 21퍼센트 증가한다는 것을 확인했다.
- 합성엽산 보충제에 대한 무작위대조실험에서 합성엽산을 복용한 남성들의 전립선암 발병위험성이 신약 테스트 등을 위한 위약을 복용한 남성들보다 3배 더 높다고 보고했다.

그러나 이와 관련된 또 다른 연구들에서는 합성엽산 보충제를 복용한 여성들의 유방암 발병률이 증가하지 않은 것으로 나타났다. 이는 연구가 잘 관리되지 않고 피실험자를 추적한 기간도 충분하지 않았을 가능성이 크다. 일본의 히로시마와 나가사키에 원자폭탄이 투하되면서 제2차 세계대전이 끝났고, 그로부터 10년 후에 암에 의한 사망률이 나타나기 시작하여 40년 후에도 사망률은 계속 증가했다. 추적기간이 10년 이하인 연구로는 하나의 개입이 잠재적 암 유발 효과를 촉진한다고 파악하기에는 충분한 뒷받침이 된다고 볼 수 없다

오늘날에는 합성엽산을 함유한 보충제를 복용하지 않는 사람도 강화식품에 들어있는 다량의 합성엽산에 저절로 노출된다. 모든 국민이 매일 다수의 공급처로부터 합성엽산에 노출되는 상황에서 이 주제를 연구하기는 무척 어렵다. 이 주제를 다룬 19개 연구기관에 대한 체계적인 검토와 메타분석의 결과가 2012년에 출간되었는데, 합성엽산을 복용하는 남성에게서 전립선암이 증가하고 모든 암도 경계선까지 증가한다는 것을 보여주었다. 아무리 부정적인 연구결과였다 할지라도 합성엽산의 안전성을 대변하지 않는다는 것을 기억하라. 즉, 그 연구에서 아직 유해함이 발견되지 않았다는 의미일 뿐이지 합성엽산의 안전성을 의미하지 않는다는 것을 기억해야 한다. 현대인들이 다수의 발암물질을 섭취한다는 것을 고려할 때, 개인에게 영향을 미치는 모든 원인을 분리해내기란 거의 불가능하다.

우리는 상업용 베이커리식품을 먹으면서 브롬산염과 인산나트륨과 같이 암을 일으키는 첨가물과 과산화벤조일 또는 아조다이

카본아마이드와 같은 표백제와 연화제, 그리고 다량의 합성엽산을 함께 섭취한다. 상업용 제빵에 사용되는 강화된 흰 밀가루에 이 모든 성분들이 첨가되기 때문이다. 종합비타민제의 합성엽산에 고혈당 탄수화물 밀가루의 근본적인 위험성을 더하면, 마치 암을 촉진하도록 음모를 꾸미는 결과를 초래하게 된다.

인공 보충제의 합성엽산과 달리 진짜 엽산이 들어있는 진짜 음식은 암에 대항하는 엄청난 보호효과를 제공한다. 천연엽산은 모든 녹색채소에 풍부하게 들어있고, 천연엽산을 함유하는 식품에는 보호효과를 가진 수백 가지의 영양소가 포함된다. 천연엽산의 하루 요구량을 충족하는 데 합성엽산 보충제는 필요하지 않다. 여기에 천연엽산이 풍부한 식품(권장되는 엽산의 하루 허용량은 400마이크로그램이다)을 몇 가지 소개한다.

천연엽산 마크로그램(mcg)

아스파라거스 (조리된 것, 1.5컵)	402
에다마메(자숙콩) (조리된 것, 1컵)	358
렌틸콩 (조리된 것, 1컵)	358
브로콜리 (조리된 것, 2컵)	337
병아리콩 (조리된 것, 1컵)	282
팥 (조리된 것, 1컵)	278
로메인상추 (날것, 3봉)	192
방울다다기양배추 (조리된 것, 2컵)	187
시금치 (날것, 3컵)	175

천연엽산을 얻기 위해 농산물을 먹으면 영양 상태가 여러모로 급격히 향상된다. 이 식품들에 항산화제와 파이토케미컬을 비롯한 미량영양소가 풍부하게 들어있기 때문이다.

그러나 천연엽산의 결핍은 건강에 해롭다. 특히 채소를 먹을 수 없거나 먹지 않는 사람들에게는 더욱 그렇기 때문에 합성엽산을 전혀 안 먹는 것보다는 그래도 조금 복용하는 것이 더 낫다. 그러나 강화식품과 보충제를 통해 합성엽산을 과량으로 복용하는 것은 위험할 수 있다는 것을 모두가 알아야 한다. 임신기간에 합성엽산에 너무 많이 노출되면, 천식과 폐렴처럼 호흡기와 관련된 문제가 아이에게 많이 나타날 수 있다. 출산 시 엽산의 혈중 농도가 너무 높으면(합성엽산에 과도하게 노출되는 경우) 아이에게 자폐증이 발병할 위험성이 두 배로 증가한다는 증거도 있다.

우리가 확실하게 아는 것이 하나 있다. 만약 여성들이 일생동안 녹색채소와 콩을 더 많이 먹는다면, 충분한 천연엽산을 얻을 수 있고 자녀를 신경관 결손으로부터 보호할 수 있으며, 소아암 예방에 도움을 주는 수백 가지의 유익한 화합물들도 얻을 수 있다. 임산부의 식단에 녹색채소가 부족하면 자녀의 소아암 발병률이 증가한다는 것은 이미 수년 전부터 알려져 있었다. 임신 이전의 식단도 이러한 위험성에 영향을 미친다. 만약 일반 국민들이 이 모든 문제에 대해 잘 알고 있어서 더 많은 사람들이 제대로 된 음식을 먹었다면 아이들의 자폐, 뇌종양, 백혈병 발병률도 많이 줄어들었을 것이다. 이제는 보건당국이 나서서 천연엽산이 충분히 함유된 식물성 식단을 권장해야 할 때다.

미래의 연구에서는 어떤 사람들의 합성엽산과 비타민B12의 대사과정이 다를 경우에 과잉섭취로 인한 위험성이 더 높게 나타난다는 것을 입증할 수도 있다. 그러나 여성들이 필요한 천연엽산을 건강한 식단에서 얻는다면 문제될 것이 없다. 너무 많은 여성들이 여전히 건강한 식단을 섭취하지 못하기 때문에 합성엽산 섭취를 일괄적으로 중단시킬 수는 없지만, 자연식품으로부터 이러한 영양소를 얻는 것의 필요성과 그렇게 함으로써 얻는 엄청난 혜택에 대해 재교육을 할 수는 있다.

이것은 복잡한 문제이기 때문에 대부분의 사람들은 이 문제에 대해 알지 못한다. 그러나 사고를 제외하면 암은 15세 이하의 소아청소년의 주요 사망원인이므로 이 문제에는 중요한 함의가 있다. 젊은 여성들에게 천연엽산이 충분히 함유된 건강한 식단의 중요성을 가르쳐줄 기회를 놓치면, 알레르기와 자가면역질환을 비롯한 여러 건강문제가 평생에 걸쳐 아이들을 괴롭힐 수 있다. 천연엽산을 함유한 채소와 콩 대신 합성엽산 보충제를 섭취하는 것을 옹호함으로써 매년 수천 명의 아이들이 손상을 입거나 사망한다는 사실을 명심해야 한다.

-. 식품의 보충제와 강화제는 해결책이 아니고 문제의 일부다

건강한 식단을 섭취하면 체내 비타민A의 전구체인 베타카로틴과 같은 많은 양의 카로티노이드에 노출된다. 인체가 베타카로틴(알파카로틴과 베타크립토잔틴은 물론)을 비타민A로 전환시키기 때문에 다양한 색의 채소를 충분히 섭취하면 비타민A를 보충할 필요가 없다. 사람들은 보충제와 강화식품에 의해 만들어진 비타민A에 지배됨으로써, 일반적으로 위험하다고 판단되는 수준은 아니더라도 해로울 수 있는 것으로 밝혀졌다. 68개의 무작위실험을 검토한 결과, 비타민A의 평균섭취량이 20,000IU일 때 3년간 사망률이 평균적으로 16퍼센트 증가했다. 검토한 기간이 10년도 되지 않았기 때문에 비타민A의 과도한 섭취에 의한 손상이 과소평가됐을 가능성이 높다.

전형적인 종합비타민에 들어있는 비타민A의 양은 골다공증과 고관절 골절의 위험성을 높이고, 강화식품에 들어있는 과량의 비타민A는 이러한 위험성을 더 악화시키는 것으로 밝혀졌다. 한 연구에 따르면 비타민A의 섭취량이 1,500IU일 때보다 4,500IU일 때 고관절 골절이 2배 더 많이 발생했는데, 후자가 비타민 보충제에 일반적으로 들어있는 양이다. 임신기간에 비타민A를 다량으로 섭취하면 선천성 결함이 나타날 확률도 높아진다.

최근 이와 관련하여 전 세계에서 진행된 모든 실험들은 비타민A, 베타카로틴, 비타민E 보충제 복용이 사망률을 높인다는 것을 보여주었다. 즉, 이러한 보충제를 복용하는 사람들이 돌연사할 위험이 더 높았다. 보충제의 효과를 믿었던 몇몇 회의론자들은 보충제를 복용하는 사람들이 보충제가 그들의 건강을 증진시킬 것이라고 믿었기 때문에 더 나쁜 식단을 섭취했을 가능성이 높다고 주장하면서 이러한 발견을 의심했다. 이러한 의심은 그 이후에 참가자들이 보충제 복용그룹과 심리적 효과를 주도록 만든 테스트용 위약 복용그룹에 무작위로 배정되는 실험에서 이러한 의심은 부적절한 것으로 확인됐다. 실험결과는 앞선 연구들과 마찬가지로 보충제의 위험성을 동일하게 보여주었다. 2011년에 수행된 연구는 11개의 새로운 실험에 기초했으며 증가된 사망률과 관련이 있는 여러 비타민의 일반적인 복용량을 적용했다. 연구자들은 비타민과 종합비타민을 모두 실험했고, 두 실험 모두에서 사망률이 증가함을 발견했다.

8가지의 비타민E 또는 수백 가지의 카로티노이드처럼 자연식품에 들어있는 천연비타민의 모든 종류는 보충제나 강화식품에서 얻는 비타민과 매우 다르게 작용한다. 속담에도 있듯이 만물의 어머니와 같은 대자연은 속일 수 없는 것이다.

보충제는 건강한 식단을 대신할 수 없으며, 특히 기능이 다양한 저가의 보충제일수록 피해야 한다. 이것이 개인의 식단에서 영양상의 격차를 줄이기 위해 보충제를 현명하게 복용하는 것이 중요하지 않다는 의미가 아니다. 그것은 단지 보충제의 성분과 종류에 관한 데이터를 조심스럽게 검토하고, 복용량이 과하지 않은지 확인해야 한다는 의미다.

3. 제대로 먹지 않는 사람들은 보충제를 섭취해야 할까? 그리고 건강하게 먹는 사람들에게는 보충제가 전혀 필요하지 않을까?

패스트푸드, 상업용 베이커리식품, 가공육, 튀김, 탄산음료를 먹는 사람들에게는 미량영양소, 특히 노화와 질병을 막아 주는 항산화제와 파이토케미컬의 섭취량이 위험수준으로 낮게 나타난다. 보충제의 특정 성분들의 잠재적인 위험성에도 불구하고 이런 사람들은 가루로 된 홀푸드 추출물이나 별도의 파이토케미컬, 모든 영역의 저용량 항산화제 등 신중하게 엄선된 보충제를 섭취하는 것이 더 낫다.

물론 영양보충이 최적의 건강상태를 보장하지는 않겠지만, 미량영양소가 심각하게 결핍된 상태보다는 낫다. 그러나 개별적인 영양소와 따로 분리한 영양소 추출물과 화학적 합성물은 여전히 위험할 수 있다는 사실을 기억하는 것이 중요하다.

많은 미국인들이 건강하다고 여기는 식단을 먹지만 채소, 콩, 양파, 버섯, 딸기류나 씨앗 등을 충분히 포함하지 않는 데다 미국표준식단과 별반 다를 게 없는 경우가 많다(너무 많은 가공식품과 동물성 식품을 섭취한다는 의미다). 이런 사람들은 충분한 양의 미량영양소와 파이토케미컬을 섭취하지 못한다. 이들에게는 슈퍼푸드에서 추출한 다량의 파이토케미컬이 함유된 채소 형태의 보충제가 우수한 식단이라고 할 수는 없을지라도 유익할 수는 있다. 이 외에도 다음과 같이 특정 비타민과 미네랄로 식단을 보충하는 것이 필요한 사람들이 있다.

1. **노년층**: 노화에 따라 비타민B12 흡수가 감소한다, 또한 노년층에게는 고농도의 칼슘과 비타민D가 필요할 수 있다. 게다가 나이가 들면 아연을 흡수하는 능력이 떨어지고 면역력이 약화되어 독감과 폐렴의 발병위험성이 증가하기 때문에 아연도 중요하다. 수많은 연구들에 따르면, 이러한 영양소들을 보충하는 것이 노년층의 감염, 특히 치명적인 폐렴의 위험성을 낮추는 데 매우 중요하다.

노년층은 뼈가 노화되고 잘 부러지기 쉽기 때문에 칼슘도 문제가 될 수 있다. 칼슘이 풍부하게 들어있는 녹색채소, 콩, 씨앗 등의 식품이 포함된 식단을 섭취하면 뼈 건강에 도움이 된다. 그러나 농축된 형태의 칼슘을 과도하게 섭취하면 혈관석회화와 심장질환의 위험성이 증가할 수 있다. 폐경 후 여성들도 고농도(500-1,000밀리그램)의 칼슘을 한 번에 복용하면 건강에 해로울 수 있으므로 올바른 식단과 식품을 통해 칼슘을 소량(150-250밀리그램)으로 섭취하는 것이 더 좋다.

2. 비건과 채식주의자: 비타민B12는 동물성 식품에만 들어있다. 또 비건과 채식주의자들에게는 음식선택과 부족한 영양소를 관리하는 방식에 따라 비타민K2, 아연, 철, 비타민D, 오메가-3 지방산이 부족할 수 있다.

3. 편식이 심한 아이들: 다양한 음식을 먹지 않는 아이들은 가루로 된 슈퍼푸드 추출물과 미량영양소를 다양하게 함유한 보충제를 신중히 선택하여 정기적으로 복용하게 하는 것이 유익할 수 있다. 해산물에 의존하면 물고기에 들어있는 과량의 수은과 석유 화합물질에 노출될 수 있으므로, DHA-EPA 보충제를 복용하는 것이 아이들의 뇌 발달에 더 유익할 것이다.

그 밖에도 체중감량 수술을 받은 사람, 열량이 매우 낮은 식단을 섭취하는 사람, 식욕이 없는 사람, 의학적·유전적 원인에 의해 음식만으로는 충분한 영양소를 얻지 못하는 사람들은 종합비타민을 복용하는 것이 유익할 수 있다.

많은 사람들은 건강한 식단이란 최적의 건강상태를 유지하는데 필요한 모든 영양소를 공급해야 하는 것으로 생각한다. 어느 정도는 사실이지만 예외도 있다. 첫 번째 예외는 햇볕 비타민이라고 불리는 비타민D다. 충분한 비타민D를 자연스럽게 얻을 수 있는 유일한 방법이 햇볕을 쬐는 것이기 때문이다. 그러나 요즘은 대부분의 사람들이 실내에서 일을 하며, 일조량이 낮은 북쪽

기후에서 사는 경우도 많다. 또한, 우리의 피부는 피부의 색소와 유전적 요인 때문에 햇볕으로부터 비타민D를 생성하는 능력도 우리의 다양한 배경만큼이나 제각각이다.

만약 우리가 의복을 많이 걸치지 않은 채로 실외에서 주로 생활했다면 비타민D 보충제는 필요 없었겠지만, 대신 피부가 늙고 주름이 생기는 것은 물론, 피부암의 발병위험성도 높아졌을 것이다. 최적의 건강상태를 유지하려면 무엇보다 비타민D3을 보충하는 것이 중요하다. 나는 자연적인 상태로 유지하려다가 심각한 영양결핍 상태가 되어 건강을 망치고 곤경에 빠지는 환자들을 자주 목격했다. 비타민D 결핍은 골다공증뿐 아니라 암의 발병위험성도 증가시킨다. 반면, 비타민D 보충제를 너무 많이 복용하면 예상치 못한 효과가 나타날 수도 있다. 비타민D는 지용성 비타민의 일종으로 과용하면 배출되지 않고 체내에 쌓여 폐, 신장, 심장에 문제가 생길 수 있으며 구토와 메스꺼움이 생길 수도 있다. 비타민D 결핍 여부를 가장 정확하게 측정하는 방법인 '25-하이드록시' 비타민D 혈액검사를 통해 비타민D의 섭취량을 확인하면 권장량인 혈중농도 30-50ng/dL(나노그램/데시리터)을 유지하는데 도움이 된다. 매일 2,000IU의 비타민D[21]를 섭취하면, 혈중 비타민D 농도가 부족한 햇볕을 충분히 쬐지 않는 사람들도 대부분 과다복용의 위험 없이 적절한 혈중농도를 유지할 수 있다.

여기서 짚고 넘어가야 할 중요한 사실이 한 가지 더 있다. 점점 더 많은 사람들이 만성질환으로부터 자신을 보호하기 위해 동물성 식품을 제한하거나 배제하고 있다는 것이다. 동물성 식품의

---

21 일반적인 비타민D 하루 권장 섭취량은 400IU(10μg)로 알려져 있다-주

섭취빈도가 감소하면 비타민B12 결핍의 위험성이 커질 것이다. 그래서 동물성 식품의 섭취를 줄이고 건강식품의 섭취를 늘리려면 믿을 만한 B12 공급원이 필요하다. 보통 하루에 1회 섭취하는 보충제에서 흡수할 수 있는 비타민B12의 양은 매우 적기 때문에, 노년층이나 채식주의자는 하루 권장량보다 훨씬 더 많은 비타민 B12를 섭취해야 한다.

아연, 비타민K2, 요오드도 어떤 음식을 선택하는지에 따라 부족해질 수 있다. 건강한 식단을 먹는 사람들도 아연을 함유하는 동물성 식품이나 요오드를 함유하는 해조류, 해산물, 요오드 첨가염을 섭취하지 않으면 영양부족을 겪을 수 있다. 식물성 식품에는 충분한 양의 아연이 들어있지만 이용률은 낮은 편이다. 식단에 충분한 아연이 함유되어있더라도 최적의 면역기능을 유지하려면 아연이 조금 더 필요할 수 있다.

일부 보충제가 잠재적인 위험성을 가지고 있다고 해서 보충제의 모든 성분들이 해롭다거나 이롭지 않다는 의미는 아니다. 광범위한 여러 연구들에서 영양공급이 불충분한 노약자들에게 보충제는 수명에 긍정적인 영향을 미치는 것으로 나타났다.

보충제에 포함되지 않아야 하는 영양소:

합성엽산
비타민A
베타카로틴
비타민E
구리

보충제에 포함되어야 하는 영양소:

비타민B12

비타민D

요오드

아연

비타민K2

비타민K2는 우수한 식단을 섭취하는 사람들뿐 아니라 일반적인 사람들에게도 유익할 수 있는 보충제의 또 다른 예다. 비타민K는 식물 중에서도 녹색채소에 많이 들어있는 비타민K1과 상대적으로 덜 알려진 비타민K2, 이렇게 두 종류로 나뉜다. 현대인의 식단에서는 비타민K2를 얻기가 매우 어렵다. 몇몇 연구들에 따르면, 비타민K2가 고관절과 척추골절의 위험을 낮추고 노화에 따른 연골손실을 감소시킨다는 결과가 여러 차례 나왔다. 따라서 생선알, 내장육 등 일부 동물성 식품이나 발효콩 식품인 낫토에만 들어있기 때문에 비타민K2를 보충제를 통해 섭취하면 대단히 유익할 수 있다.

해산물을 주기적으로 섭취하지 않는 사람들은 보충제를 통해 오메가-3 지방산 EPA와 DHA을 섭취함으로써 아주 중요한 건강상의 혜택을 얻을 수 있다. 2장에서 논의한 것처럼 EPA와 DHA는 뇌 발달과 건강의 중요한 요소이며 지능과 정서적 안정에 영향을 준다. 또한 오메가-3 지방산은 우울증, 치매, 신경장애의 예방에 중요하다.

아래 도표는 가공식품을 배제하고 자연식품만 섭취하는 다양한 연령대의 비건(엄격한 채식주의자) 167명을 대상으로 지방산

농도를 조사한 결과다. 실험에 따르면, 64퍼센트는 지방산 부족이었고 27퍼센트는 그보다 더 심각한 지방산 결핍이었다. 이러한 지방산 결핍과 비건의 낮은 DHA/EPA 섭취량 사이에는 강력한 연관성이 있는 것으로 확인되었는데, 적은 양의 비건용 DHA/EPA 보충제로 쉽게 해결이 되었다. 그러나 DHA가 부족한 것과 ALA(알파 리포산)의 농도 사이에는 아무런 연관성이 없었다. 알파 리포산은 주로 당뇨와 신경장애 치료에 사용되며, 비만 치료에도 효과가 있는 것으로 보고되고 있다. DHA와 알파 리포산은 인체가 자체 조직에서 EPA와 DHA를 만들 수 있는 녹색잎 채소와 호두, 아마씨에 많이 들어있는 짧은 사슬 형태의 오메가-3 지방산이다. 비건의 지방산 결핍은 오메가-6 오일의 섭취량과도 연관성이 없었는데, 알파 리포산을 더 많이 섭취하고 오메가-6를 더 적게 섭취했는데도 문제가 해결되지 않는 것으로 봤을 때, 이 문제는 알파 리포산이 DHA로 전환되는 과정에서 발생하는 광범위한 유전적 변이에 의해 대부분의 차이가 나타난다고 볼 수 있다. 여기서 중요한 교훈은 비건주의와 생선을 먹지 않는 사람들이 보충제를 복용하지 않으면 노년에 불필요한 기억손실과 치매를 겪을 수 있다는 것이다. 다행스럽게도 혈액검사를 이용하면 무엇이 필요한지 쉽게 확인할 수 있다.

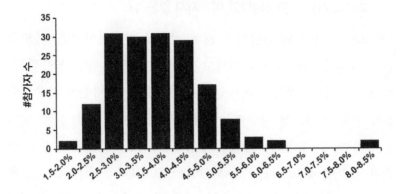

비건의 오메가-3 지수

#참가지수

35
30
25
20
15
10
5
0

1.5-2.0%　2.0-2.5%　2.5-3.0%　3.0-3.5%　3.5-4.0%　4.0-4.5%　4.5-5.0%　5.0-5.5%　5.5-6.0%　6.0-6.5%　6.5-7.0%　7.0-7.5%　7.5-8.0%　8.0-8.5%

오메가-3 지수는 적혈구의 세포막에 있는 EPA와 DHA 농도를 측정하는 것이며, 오메가-3의 유익한 지방산에 장기간 노출되었음을 나타낸다. 이미 줄어든 뇌를 다시 회복시킬 수 있는 보충적인 식이요법은 없기 때문에 오메가-3 지수가 3.5퍼센트 이하라면 특별히 주의해야 한다.

십여 개 이상의 역학 연구에서 오메가-3 지방산의 낮은 농도가 알츠하이머병과 같은 인지기능 저하나 치매의 위험성 증가와 연관성을 갖는다고 보고했다. 1,100명의 폐경 후 여성들을 대상으로 한 '여성들의 기억에 관한 연구'에서, 오메가-3 지수가 높아질수록 8년 후에 측정된 뇌의 부피와 해마의 부피가 증가된 것은 이것과 연관성이 있는 것으로 보였다. 해마는 기억이나 방향감각에 매우 중요한 역할을 한다.

4. 임신기간의 철 보충은 어떻게 하나?
자녀의 지능에 중요하다고 여겨지지 않은가?

철분은 태아의 뇌 발달과 미래의 지능에 필수적이지만, 과도한 철은 산화 스트레스를 촉진하고 임신기간 중의 혈압 상승과 출생 시 태아의 저체중에 관여한다. 임신 및 수유 기간에 보충제를 통해 일부 영양소를 보충하는 것은 유용할 수 있지만, 어떤 영양소(비타민A와 같은)는 선천적 결함을 야기할 수 있다는 점을 이해하는 것이 중요하다. DHA와 비타민D, 그리고 철의 농도는 중요하지만 요구량은 사람에 따라 다를 수 있다. 철은 너무 많거나 너무 적어도 태아에게 문제를 일으킬 수 있기 때문에 매우 중요하다.

철 비축량이 충분한 여성이 철을 함유한 보충제를 복용하면 태아에게 해로울 수 있다. 현명한 임산부라면 임신 초기부터 페리틴 혈액검사(철 수치검사)를 통해 철 농도를 확인하는 것이 좋다. 철의 흡수력이 사람에 따라 제각각이기 때문에 이 정보를 이용하여 건강에 좋은 식단(만약 있다면)을 보완할 수 있는 보충제의 적정량을 결정하면 된다.

임신기간에는 철분 요구량이 증가하며, 임산부의 18퍼센트가 철 결핍인 것으로 추산된다. 여성의 철 요구량은 개별적인 평가를 통해 결정되어야 한다. 충분한 철 저장량은 유아의 초기 뇌 발달에 필수적이며, 임신기간의 혈액량 증가에 따라 늘어나야 한다. 또한 충분한 철분은 유아시기에 엄마와 자녀 간의 유대감을 형성하는 데에도 중요하다. 가장 중요한 것은 산모의 철분 결핍이 모유를 먹는 자녀의 철분 결핍을 야기하고, 유아의 건강과 미래의 지능을 손상시킬 수 있다는 점이다.

철은 식물성 식품보다 동물성 식품에서 더 쉽게 흡수된다. 따라서 적절한 철 비축량을 유지하는 것이 임산부(와 임신을 준비하고 있는 여성들), 특히 비건과 채식주의자, 플렉시테리언[22]에게 매우 중요하다. 최근 몇 년간 연구자들은 모든 임산부에게 철 보충에 관한 일괄적인 지침을 제공하기보다 개인의 철 요구량에 맞게 권고해야 한다는 견해를 지지하기 시작했다. 이 주제를 연구하는 과학자들은 철 결핍을 방지하기 위해 모든 여성들에게 고정적인 섭취량을 권하면 최적의 결과를 내지 못한다는 결론을 내렸다. 최소한의 유효량을 사용하는 것이 가장 안전하다. 주목할 만한 증거에 의하면, 철 비축량이 충분하여(혈액검사를 통해 확인된) 건강한 임신을 유지할 수 있는 여성들은 철 보충제를 복용하면 안 된다.

현대과학에 발맞추면서 엄마와 아이의 건강에 가장 좋은 최선의 결정을 내리기 위해 나는 임산부에게 표준적인 권장량보다 더 다양한 양을 권장한다. 철 보충제의 목표는 지나침 없이 아이의 발달에 충분하고 적절한 균형점을 찾는 것이어야 한다.

철 비축량을 나타내는 페리틴 수치가 30ng/mL 이하거나 헤모글로빈 수치가 11g/dL 이하인 임산부는 매일 2-3회씩 저용량(15-30밀리그램)의 철을 보충해야 한다. 페리틴 수치가 31-80ng/mL고 헤모글로빈 수치가 11g/dL보다 훨씬 더 높으면, (하루에 한 번) 표준량에 해당하는 9-27밀리그램을 보충하는 것이 적절하다. 그러나 페리틴 수치가 80ng/mL보다 훨씬 더 높고 헤

---

22 flexitarian 주로 채식을 하지만 간헐적으로 육류나 생선도 섭취하는 사람-주

모글로빈 수치도 12.5g/dL보다 훨씬 더 높으면 철 보충제를 복용해서는 안 된다. 물론 여성들은 이 권고사항에 대해 담당의사와 논의해야 한다.

5. 알코올음료는 얼마나 해로운가?

대부분의 사람들은 자신이 믿고 싶은 것만 믿으려하듯이, 알코올 섭취와 건강의 연관성에 대해서도 더욱 그렇다. 우리는 레드와인이 심장에 좋다거나 적당한 음주는 괜찮다는 등의 정보에 매달린다. 그러나 이 정보에 대한 과학적인 증거는 다른 이야기를 한다. 1988년에 알코올이 발암물질로 지정된 후, 2014년에 국제암연구소는 더 나아가 암 발병률과 관련하여 안전한 음주는 없다는 결론을 내렸다. 미국 보건인적자원부의 '국가독성관리프로그램'은 『발암물질에 관한 14차 보고서』에서 '알코올 섭취'는 사람에게 발암물질을 일으키는 것으로 명시했다. 이 연구는 알코올 섭취량이 증가할수록-특히 더 많은 알코올을 주기적으로 섭취할 때-성별과 상관없이 알코올과 관련된 암의 발병률이 증가한다는 것을 보여준다. 2009년의 데이터에 따르면, 매년 미국 내에서 발생하는 암에 의한 사망률의 3.5퍼센트가 알코올 섭취에 의한 것으로 추산된다.

일주일에 몇 번 소량의 알코올을 섭취하는 것의 위험성은 아주 미미하겠지만, 아무리 가벼운 음주일지라도 위험성을 내포하기 때문에 건강 전문가들은 음주를 권해서는 안 된다. 대부분의 사람들은 '사교를 위한 음주'는 괜찮다고 생각한다. 그러나 92,000여명의 가벼운 음주자와 60,000여명의 비음주자를 추적한 222

개 연구의 메타분석에 따르면, 가벼운 음주는 매년 구강암과 유방암으로 5,000여명이 사망하고, 식도의 편평상피세포 암으로 24,000여명이 사망하는 것으로 추정된다.

알코올 섭취는 다른 암의 발병위험성도 높인다. 2016년의 한 리뷰논문은 알코올이 구강인두, 후두, 식도, 결장, 직장, 유방, 간의 7개 부위에서 암을 유발한다는 강력한 증거에 주목했다. 알코올 섭취와 백혈병, 다발성골수종, 두경부암, 위암, 자궁경부암, 외음암, 질암, 피부암의 연관성도 발견되었다. 이 연구는 알코올 섭취와 암의 상관관계가 용량에 의존한다는 것을 보여준다. 즉, 가벼운 음주는 암 발병률을 가볍게 증가시키고 과음은 암 발병률을 위험수위까지 끌어올린다.

100여 개의 역학 연구가 알코올 섭취와 여성의 유방암 위험성과의 연관성을 살펴보았다. 이 연구들에서 알코올 섭취 증가에 따른 유방암 발병위험의 증가가 일관되게 확인되었다. 53개 연구(유방암에 걸린 58,000명의 여성을 포함한)의 메타분석은 알코올을 하루에 45그램(세 잔 정도) 이상 마시는 여성들의 유방암 발병률은 비음주자들보다 1.5배 높았다는 것을 보여주었다. 유방암 발병위험성은 알코올 섭취량의 전 영역에서 증가했다. 연구자들은 알코올을 10그램씩 섭취할 때마다(한 잔에 조금 못 미치는 양) 유방암 발병위험성이 소폭(7퍼센트) 증가하는 것을 확인했다. 최근 영국의 백만인 여성연구(유방암에 걸린 28,000명 이상의 여성을 포함)에서는 낮은 수준에서 중간 수준까지의 알코올 섭취에 대한 유방암 발병위험성을 조금 더 높게 추정했다. 알코올을 10그램씩 섭취할 때마다 유방암 발병위험성은 12퍼센트 증가했다. 최대한 오래 살고 싶다면 알코올을 아예 마시지 않는 것이 가장 안전한 선택이다.

과학자들은 알코올의 소화과정에서 형성되는 화합물인 아세트알데히드가 이런 유형의 암들을 일으키는 원인일 수 있다고 생각한다. 게다가 알코올음료에는 비소, 벤젠, 카드뮴, 포름알데히드, 납, 에틸카바메이트, 아크릴아마이드, 아플라톡신 등의 발암물질도 포함한다.

어떤 사람들은 레드와인이 심장에 좋다고 말한다. 알코올과 관상동맥질환의 위험성 감소와의 연관성은 주로 알코올이 혈액응고를 저해하기 때문으로 여겨진다. 그러나 이것의 효과는 혈전성질환이 비정상적인 수준 이상으로 높거나 심장질환의 위험을 일으키는 식단을 섭취하는 사람에게만 유효하다. 식물성 식품이 풍부한 식단을 섭취하는 건강한 사람들은 심장질환에 대한 높은 수준의 보호수단을 이미 갖추고 있을 것이며, 알코올로 인해 혈액이 비정상적으로 묽어지기를 원하지 않을 것이다. 그것은 출혈을 야기하고 출혈성 뇌졸중의 위험성을 증가시키기 때문이다.

가벼운 음주의 추가적인 위험은 때때로 지나친 폭음이나 과음(하루에 3잔 이상)으로 이어져 심근증, 고혈압, 치명적인 부정맥에 영향을 미칠 수 있다는 점이다. 과음이나 폭음의 빈도가 높은 젊은 층은 급성 중독의 부정적인 결과(사고, 폭력, 사회적 문제)로 인해 더 많은 고통을 받는다. 사실 알코올 남용은 15-59세 미국인 남성들의 조기사망률을 증가시키는 주요 원인이다.

레드와인은 포도껍질에서 유래한 레스베라트롤이라는 유익한 화합물이 포함되어 있다. 이 화합물은 심혈관계를 보호할 수 있는 몇 가지 항염증제와 항산화제를 가지고 있는 것으로 밝혀졌다. 그러나 레드와인의 레스베라트롤이 알코올의 혈액응고 억제 효과를 넘어 추가적인 보호 작용에 기여하는지는 알 수 없고, 레스베라트롤의 유익함이라는 것도 알코올의 발암위험성을 상쇄할 만큼 효능이 있어 보이지도 않는다.

레스베라트롤은 포도, 건포도, 블루베리, 크랜베리, 땅콩 등의 식물성 식품에도 들어있기 때문에 단지 레스베라트롤을 얻기 위해 발암물질이 포함된 알코올을 섭취하는 것은 말이 안 된다고 본다.

6. 편식을 시작한 아이들, 과일과 채소는 먹지 않고 정크푸드만 원하는 아이들에게 어떻게 하면 건강한 음식을 먹일 수 있을까?

아이들에게 건강한 음식을 먹일 수 있는 두 가지 중요한 방법이 있다. 첫 번째는 비교적 간단하다. 집안에 건강한 음식만 두는 것이다. 아이들을 약물사용, 알코올, 담배, 정크푸드와 같은 위험한 선택을 할 수 있는 환경에 노출시키지 말고, 그 이유에 대해서도 이해시켜야 한다. 두 번째 방법은 당신이 원하는 행동과 식습관을 따라하도록 아이들에게 모범을 보이는 것이다. 아이들은 부모의 행동을 자주 따라한다. 특히 그러한 행동이 논리적으로 타당하고 그들에게 합리적으로 설명될 수 있을 때 더더욱 그럴 것이다.

일단 단맛이 강한 인공식품에 한 번 노출되면 아이들의 행동을 바꾸기가 더 어려워진다. 더 이상 건강한 과일과 채소를 원하지 않기 때문이다. 가족모임은 건강하지 않은 음식을 섭취하는 문제와 가족이 동의하는 변화에 대해 논의하는 데 효과적일 수 있다. 가족모임에서 모든 구성원은 의견을 내거나 제안할 수 있다. 부모와 자녀는 더 건강하게 먹도록 서로에게 동기를 부여할 수 있다.

당신이 단 음식과 흰 밀가루와 가공식품을 더 이상 먹지 않는 이유와 건강한 식단을 유지하기 위해 아이들에게 어떻게 협조해야 하는지를 설명하라. 아이들은 부모를 사랑하며 부모가 오래 살기를 바란다. 아이들에게 지나친 관심을 보이고 아이들의 음식 선택에 대해 간섭하는 것처럼 느끼지 않도록 주의하라. 아이들은 음식 정보에 대해 더 알고 싶어 할 것이다. 그리고 음식이 수명과 건강에 얼마나 많은 영향을 미치는지 알게 되면, 집 주변의 인스턴트 음식에 유혹되지 않는 것이 왜 중요한지를 쉽게 이해할 것이다. 결과적으로 아이들은 가족 구성원 모두가 미각을 되찾고 더 건강한 조리법을 배우고, 건강하지 않은 음식의 유혹을 제거하도록 서로를 돕고 협조해야 한다는 것을 느끼게 될 것이다.

내 임무는 사람들이 더 나은 삶을 위해 최적의 영양 상태를 유지하는 것이 필수적이고 기본적인 지식이라는 점을 알게 하는 것이다. 이것은 어릴 때부터 교육에 포함되어야 한다.

요즘처럼 패스트푸드와 정크푸드가 널려있는 세상에서 우리는 정기적인 가족모임을 통해 일주일 동안의 쇼핑과 메뉴를 계획하고, 건강한 식습관에 대해 논의하고 공유해야 한다. 그리고 가족모임에서는 아이들이 "몸에 좋다는 증거를 보여줘"라고 말할 수 있지만, 처음부터 완벽할 필요는 없다. 하나의 가족 단위로 함께 노력하면서 서로 도우면 구성원 모두가 건강한 습관을 가질 수 있을 것이다. 이것을 공동의 목표와 함께 가족이 하나로 뭉칠 수 있는 기회로 삼아라. 당신의 자녀들은 자연이 만들어낸 진짜 음식보다 식품산업에 의해 디자인 된 프랑켄푸드의 계략을 간파할 수 있을 것이다.

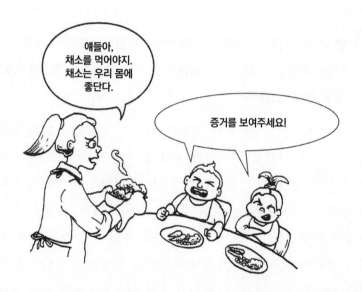

물론 아이들에게 자연식품에 대한 선호도를 끌어올리려면 시간이 필요하다는 것도 이해할 수 있지만, 그러나 자연식품을 많이 먹을수록 더 좋아하게 된다는 것도 알게 될 것이다. 정크푸드 중독을 없애는 방법은 정크푸드 섭취를 자제하는 것뿐이다. 운 좋게도 당신의 가족은 요리책에서 소개하는 기막히게 맛있고 건강한 레시피와 디저트를 만들면서 즐거운 시간을 보낼 수 있다. 기존의 식단을 더 맛있고 건강한 음식들로 대체하는 것은 엄청난 가족 프로젝트기 될 것이다. 훌륭한 영양섭취를 통해 더 나은 건강과 신체, 그리고 지적 성취감을 달성하는 것은 신나는 일이며, 이것을 가족의 목표로 삼는 것도 일종의 사랑이다. 나는 가끔 우리 아이들에게 묻는다. "만약에 너희들이 나만큼 자식을 사랑하는 아빠라면, 너희들은 너의 자식들에게 어떻게 할래?" 그러면 아이들도 바로 이해한다.

7. 만약 누군가가 식습관에 의해 우울, 불안, 수면장애, 피로, 비만, 당뇨, 고혈압과 같은 만성질환으로 고통 받고 있다면, 약 없이 무엇을 할 수 있을까?

내가 의사로서 가장 보람 있었던 부분은 사람들의 삶을 변화시키고 그들이 건강을 회복하는 과정을 지켜볼 수 있었다는 것이다. 나와 다른 많은 생활의학전문의들은 영양학적 우수함이 약보다 훨씬 더 강력하다는 것을 경험으로 확인했다. 이것은 단순히 예방에 대한 이야기가 아니라, 우수한 영양의 놀라운 치유 가능성에 대한 이야기다. 그것은 의료체계를 혁신하고 사람들을 돕고 병든 사회를 보살피는 데 드는 엄청난 비용으로부터 우리 경제를 살릴 수 있다. 또 체중과 혈압, 콜레스테롤 수치를 정상화하고 당뇨를 반전시킬 뿐 아니라 천식, 우울증, 그리고 건선, 낭창, 류마티스 관절염과 같은 자가면역질환을 개선할 수 있다. 중증 만성질환으로 고통 받는 사람들도 정상적이고 건강한 삶으로 돌아갈 수 있다. 내 관점은 1차 진료의사들 사이에서도 독특한 관점을 가진 것으로 평가 받는데, 25년여 동안 영양학적 우수함을 치료에 적용해온 결과, 영양상태가 좋은 사람이 기적적인 자가 치유력을 보인 것으로 관찰되었기 때문이다.

2016년, 나는 미국생활습관의학저널에 뉴트리테리언 식단(미량영양소가 풍부한 식단)을 선택한 443명의 최대혈압이 평균 26

mm/Hg 하락했다는 내용의 논문을 발표했다. 그리고 중증의 폐색성 관상동맥질환을 극복한 여러 사례를 소개했다. 우수한 영양 섭취의 결과로 중증심장질환마저 극적으로 반전되는 것을 목격하고 이에 관한 논문을 출간한 의사는 나뿐만이 아니었다. 이와 관련된 내용은 이미 학술문헌에 잘 정립되어있다. 2012년에 나는 예방의학공개저널에 논문 한 편을 실었다. 고영양소와 저혈당 탄수화물 식단을 유지한 제2형 당뇨 환자들의 90퍼센트가 당뇨 치료제 약물 복용을 하지 않아도 됐으며, 1년 후 그들의 당화혈색소(HbA1c)의 평균 수치는 정상범위에 해당하는 5.8퍼센트였다는 내용이었다.

영양 섭취는 강력한 치료제다. 그러나 오늘날 미국의 가장 전통적인 의사들은 그것을 외면하고 있다. 의대시절의 첫 약리학 수업에서 모든 약은 유독성이 있으므로 최후의 수단으로만 사용해야 한다는 것을 절대 잊지 말라던 교수의 강의가 기억난다. 문제는 우리가 한 개인의 식단을 충분히 변화시킬 만한 선택지에 대해 전혀 배우지 못했다는 점이다. 내가 평생토록 해온 일의 대부분이, 만성질환에 대해 영양의학과 생활습관의학의 효과를 검증해주었다는 점에서 자랑스럽다. 수많은 사람들이 전통의학으로 해결하지 못했던 만성질환으로부터 회복되었다. 영양의학과 생활습관의학의 도움만으로는 역부족인 중증질환이 항상 존재하겠지만, 그런 경우에도 우수한 영양은 치료약의 복용량과 그에 따른 부작용을 줄여줄 것이다.

8. 식단에 허용되는 소금의 양은 얼마일까?

소금은 염화나트륨이고, 나트륨은 인체의 정상적인 기능을 유지하는 데 필수적인 미네랄이다. 그러나 미국표준식단은 위험할 정도로 많은 나트륨을 포함하고 있으며, 그중 80퍼센트가 가공식품과 일반 식당, 그리고 패스트푸드 전문점에서 구매하는 음식에 들어있다. 수백 년간 인간은 음식에 소금을 넣어먹지 않고 자연식품에 함유된 소금만 먹었으며, 나트륨의 하루 섭취량은 1,000밀리그램 이하였다. 오늘날 미국에서 음식을 통해 섭취하는 나트륨은 하루 평균 3,500밀리그램이다.

수많은 관찰연구와 무작위 대조실험에서 과도한 나트륨 섭취가 혈압을 높인다는 사실을 입증했다. 과도한 나트륨 섭취가 고혈압의 주요 원인임을 보여주는 증거가 너무도 명백했다. 최근 발표된 대규모 생활습관을 위한 연구에서는 10-15년간 음식을 통한 나트륨 섭취를 25-35퍼센트 줄이도록 하자 심혈관계질환의 발병위험성이 25-30퍼센트 감소했다고 밝혔다. 미국인의 나트륨 섭취를 50퍼센트 줄이면 연간 150,000건의 사망을 예방할 수 있을 것으로 추산된다. 61개의 연구들에 대한 메타분석에 따르면, 혈압이 115/75mmHg까지 낮아지는 동안, 뇌졸중이나 심장질환의 발병위험성도 점차 감소하는 것으로 나타났다. 위험성이 감소하는데 한계점은 보이지 않았다. 이러한 혈압 감소는 약물의 도움 없이 건강한 식단을 유지하거나, 운동을 하거나, 나트륨을 기피할 때 일어나는 일들이다.

그러나 나트륨 섭취의 효과가 혈압에만 나타나는 것은 아니다. 다양한 연구들을 통해 발견된 흥미로운 사실은 과도한 나트륨 섭취가 모든 사망률의 증가와 연관성을 가지는 것으로 나타났다. 또 조기 사망을 초래하는 요소로는 혈압과 나트륨의 사이에 연관성이 없는 사람들에게도 나타난다. 다시 말해, 식단에 포함된 과량의 나트륨은 혈압을 포함한 심혈관계의 위험요소들과 별개로 전반적인 사망률과 관상동맥심질환의 발병위험성을 높인다.

가장 설득력 있는 증거는 수십 년간 많은 사람들을 추적한 장기실험에서 얻는다. 수년 동안 참가자들의 삶과 죽음을 추적한 2016년의 한 연구는 과도한 나트륨 섭취가 사람을 죽인다는 사실을 명확히 밝히며 부인할 수 없는 핵심을 현실에 던져주었다. 이 연구는 30-54세 성인들 다수로부터 평균 24년을 추적하여 수집한 24시간 소변샘플을 분석했다. 그 결과는 나트륨의 평균 섭취량과 전체 사망률(사인에 상관없이)의 직접적이고 순차적인 연관성을 보여주었다. 나트륨을 많이 섭취할수록 사망률이 높아졌고, 반대로 나트륨을 가장 적게 섭취하는 사람들의 사망률은 낮게 나타났다.

과일과 채소 같은 자연식품들도 모두 나트륨을 함유한다. 인간을 비롯한 동물들의 나트륨 요구량은 우리가 먹는 자연식품에 포함되어있다. 만약 우리가 나트륨을 넣지 않은 자연식품만 먹었다면, 하루에 약 500-750밀리그램의 나트륨을 섭취했을 것이다. 진짜 음식은 건강을 최적화하는 데 필요한 미네랄을 충분히 제공한다. 석기시대의 인류는 과일, 채소, 견과류, 씨앗, 생선, 곤충, 야생들 사냥감으로 구성된 식단을 섭취하면서 미네랄과 나트륨의 요구량을 충분히 얻을 수 있었다. 이렇게 먹을 수 있는 식단은 약 10만 세대에 걸쳐 지속되었고, 그러는 동안에도 나트륨은 음식에 첨가되지 않았다.

오늘날, 전 세계 사람들은 대부분 '나트륨을 치지 않은' 자연식단에 들어있는 것보다 10배 더 많은 나트륨을 섭취한다. 인류는 300세대 전 쯤 농업을 발달시켰고, 산업시대부터 지금까지 5-10세대를 거치면서 식단을 변화시켰다. 앞에서 살펴본 것처럼 '가공식품 시대'는 2-3세대 전인 제1차 세계대전 이후에 시작되었다. 이것은 우리가 오랜 기간에 걸쳐 진화한 '검소한 유전자'를 가지고 살고 있음을 의미한다. 우리의 조상은 열량이 부족했던 굶주림의 시기에 낮은 나트륨 섭취량과 씨름해야 했고, 이 과정에서 선택된 유전자들이 나트륨을 없애는 대신 체내에 저장하도록 진화했다.

산업화된 현대사회에서는 거의 모든 사람들이 과도한 나트륨을 섭취하기 때문에, 나트륨 섭취가 적게 나온 사람들을 장기적으로 관찰하려면 엄격한 격리 생활을 하게하거나, 원시적인 집단을 찾아봐야 한다. 나트륨을 넣지 않은 자연식품 위주의 식단으로 살아가는 사람들이 여전히 존재하고 있긴 하다. 파푸아 뉴기니 부족과 아마존 원시림, 말레이시아의 산악지대, 우간다 시골에 사는 부족들은 모두 극소량의 소금을 먹는다. 이 지역들에서는 고혈압이라는 말을 들을 수 없으며, 많은 나트륨을 섭취하는 미국이나 다른 여러 나라들처럼 노화에 따라 혈압이 꾸준히 높아지지도 않는다. 이러한 지역에 사는 노인들의 혈압은 어린 아이들과 비슷하다. 그러나 나트륨이 이와 같은 무염의 문화에 전파되면 이 지역 사람들의 혈압도 오른다. 의료 인류학자들의 연구에 의하면 무염의 문화(즉, 나트륨을 양념으로 사용하지 않는 문화)

에서 사는 사람들은 나이가 들어도 혈압의 상승을 경험하지 못한다. 이와 대조적으로 많은 나트륨을 음식에 첨가하는 인간집단에서는 혈압이 수년에 걸쳐 대폭 상승하며, 시기만 다를 뿐 대부분의 사람들이 고혈압을 갖게 된다.

과량의 나트륨이 포함된 식단은 결국 고혈압으로 이어져 전체 뇌졸중의 2/3, 전체 심장질환의 1/2를 야기한다. 미국국립보건원(NIH)에 따르면, 나트륨을 적게 섭취하는 것은 심혈관계 질환의 가장 중요한 예방법이다. 흡연하지 않고 건강한 체중을 유지하고 채소와 과일의 영양소가 풍부한 식단을 먹고 트랜스지방과 포화지방의 섭취를 제한하는 것도 물론 중요하지만, 식단에 포함된 많은 양의 나트륨은 현대의 유독한 식품환경에서 곧장 주요 사망원인으로 등장한다. 그러나 대부분의 사람들은 이 문제를 간과하고 있다가 뒤늦게야 알아차린다.

나트륨은 위암과 관련된 가장 강력한 요인이다. 24개국의 나트륨 섭취에 관한 데이터는 위암에 의한 사망률과의 강력한 연관성을 보여주었다. 추가적인 연구들은 나트륨 섭취와 위암 사이에서 긍정적인 상관관계를 발견했다. 또한 많은 양의 나트륨이 포함된 식단은 위궤양을 촉진하는 박테리아인 헬리코박터균을 증가시켜 위암의 위험성을 높이는 것으로 알려졌다.

음식물의 나트륨을 줄이는 것은 혈압이 높은 사람들에게 중요할 뿐 아니라 우리 모두의 건강을 유지하는 데에도 필수적이다. 자연식품은 하루에 600-800밀리그램의 나트륨을 공급한다. 여기에 추가적인 나트륨 섭취는 몇 백 밀리그램으로 제한하는 것이 현명하다. CDC(미국질병관리본부)의 보고에 따르면, 나트륨이 담배(또는 다른 어떤 것)보다 훨씬 더 많은 미국인들을 죽이고 있고, 40세 이상 미국인들의 90퍼센트가 나트륨의 하루 섭취량을 현재의 2/3에 가까운 1,500밀리그램까지 줄여야 한다. 약에 의한 효과는 식단 개선과 나트륨 섭취량 감소에 비해 상당히 미미하며, 점점 더 많은 의사와 과학자들이 이 사실을 인정하는 추세다. 식단에서 나트륨 섭취량을 과감히 줄이면 혈압을 정상으로 되돌릴 수 있고, 심장질환의 위험성도 최소한 70퍼센트 감소시킬 수 있다.

비싸고 이국적인 천일염도 그저 소금일 뿐이라는 것에 주의해야 한다. 대부분의 소금은 바다에서 나오며 천일염은 98퍼센트 이상이 염화나트륨으로 구성되므로 나트륨과 동일한 영향을 미친다. 천일염은 소량의 미량미네랄을 함유할 수 있지만 식물성 자연식품에 비하면 극소량에 불과하므로, 미네랄을 늘리려고 과도한 천일염을 섭취한다고 해서 갑자기 덜 해로워지는 것도 아니다.

소금은 맛을 느끼는 혀의 세포를 무감각하게 만들기 때문에 소금이 많이 들어간 가공식품을 피하면 자연식품의 미묘한 맛을 감지하고 즐길 수 있는 능력을 되찾을 수 있다. 그렇게 되면 소금이 없는 자연식품으로부터 강력한 즐거움을 경험할 수 있다. 소금에 절인 식품을 멀리할수록 맛을 느끼는 혀의 세포는 더욱 강해질 것이다. 물론 그러기 위해서는 시간이 필요하다.

9. 평생 잘못된 음식을 먹어왔다면, 지금 바꾸기에는 너무 늦은 걸까? 가능성이 있을까?

아주 늦은 것은 없다. 심장질환과 뇌졸중은 현대인의 주요 사망원인이며, 심혈관계질환은 모든 암을 합친 것보다 더 많은 사람을 죽인다. 그러나 지금 당장 심장질환이나 뇌졸중에 걸리지 않겠다고 결심하고, 이런 일이 벌어지지 않도록 필요한 식습관의 변화를 만들면 수명을 연장 할 수 있다.

예를 들어, 암에 걸리지 않았다면 언제든 금연하여 폐암의 발병위험성을 줄일 수 있다. 이와 마찬가지로 암 예방효과를 극대화하기에 너무 늦은 나이일지라도 영양학적 우수함을 이용하면 다양한 암의 발병위험성을 낮출 수 있다. 암환자도 건강한 항암식단을 먹으면 더 오래 사는 것으로 나타났다.

영양학적 우수함은 약물이 하지 못하는 일을 할 수 있다. 약물은 발병위험성을 10-15퍼센트 정도 낮추는 반면, 우수한 영양은 발병위험성을 그보다 100배 더 낮출 수 있는 잠재력을 가지고 있다. 나는 25년간 영양에 관해 조언하면서 내 프로그램을 수년간 엄격히 따른 사람이 심장마비에 걸리거나 심장질환으로 사망했다는 소식은 한 번도 들어보지 못했다. 나는 수천 명의 심장질환 환자들을 치료했고, 그중에는 매우 심각한 심장질환을 앓는 사람도 많았다. 나는 그 속에서 심박계수가 개선되고 심방이 불규칙하게 떨리는 심방세동(일종의 부정맥 같은 것)이 해결되는 등의 기적적인 치유과정을 목격했다. 환자들이 건강을 되찾아 회복을 축하하는 모습을 보면 무척 신나고 뿌듯했다.

나는 갑작스러운 심장마비를 경험할 위험을 30-40퍼센트 낮추는 것만으로는 만족할 수 없다. 가능하다면 0퍼센트로 만들고 싶다. 나는 이 책을 비롯한 여러 책들을 통해 식이요법에 관해 조언할 뿐만 아니라 약물로는 불가능한 체중, 콜레스테롤 수치, 중성지방 수치, 심장질환 위험의 극적인 감소가 가능하다는 것을 보여주는 의학적 증거를 제시했다. 다시 말해, 영양은 일반적인 약리학을 능가한다.

암은 조금 다르다. 수년간 패스트푸드나 가공육처럼 건강하지 않은 식품을 먹으면 몸이 망가지고 DNA 손상이 축적될 수 있다. 아주 나쁜 식습관을 6년 동안 유지하다가 우수한 식단으로 바꾼다면, 발병위험성이 심장질환처럼 99퍼센트까지 낮아지지는 않는다. 내 예상으로는 암 발병률이 50-75퍼센트 정도 낮아질 것이다. 영양학적 개입이 암에 의한 사망률을 감소시킨다는 것을 입증한 연구들에 근거하여 추측해본 것이다. 예를 들어, 유방암 진단을 받은 여성들을 10년간 추적한 연구에 의하면 유방암에 의한 사망률이 리그난(아마씨와 치아씨에서 많이 발견되는)을 다량으로 섭취한 여성들에게서 71퍼센트 더 낮게 나타난 것으로 밝혀졌다. 그러나 지금 여기서 단순히 아마씨에 대해 얘기하려는 것이 아니다. 건강하지 않은 음식을 피하면서 항암효과가 뛰어난 식품과 신선한 허브, 향신료가 시너지를 낼 수 있도록 최적의 식단을 구성하면, 면역체계의 기능을 회복시키고 암의 개시, 진행, 전이와 싸울 수 있는 능력을 높일 수 있다.

물론 항암제의 혜택은 건강한 식단을 빨리 받아들일수록 더 많은 항암효과를 거둘 수 있을 것이지만, 암이 진행됨에 따라 긍정적인 효과를 얻을 확률은 낮아질 것이다. 하지만 제대로 먹는다면 어떤 유익함이 축적되고 신체가 어떤 일을 해낼 수 있을지는 아무도 모른다. 건강을 지키려는 노력은 결코 늦어지면 안 된다.

이제 우리는 식습관의 개선을 통해 노화과정을 늦추고, 건강한 체중을 유지하면서, 혈압도 낮출 수 있다. 그리고 당뇨를 예방하거나 반전시키고, 뇌졸중과 노화에 따라 흔히 나타나는 정신의 쇠약으로부터 자신을 보호하고, 전반적으로 건강한 양질의 삶을 더 오래 누릴 수 있다.

너무 많은 사람들이 불필요한 고통을 겪거나 불필요하게 죽어가고 있다. 나는 전 연령에 해당하는 수백만 명의 사람들이 자신이 받을 엄청난 혜택에 대해 알게 된다면 더 건강한 식습관을 받아들일 것이라고 확신한다. 많은 사람들이 자신의 건강을 잘 보살피고, 아이들을 보호하며, 그들이 건강과 행복을 위해 자신의 잠재력을 100퍼센트 발휘할 수 있도록 필요한 정보를 알려주고 동기를 부여하는 이 도전에 당신이 동참하기를 희망한다. 친절과 선의를 전파하고 건강과 행복을 위한 모두의 잠재력을 소중히 여기고자 하는 상호간의 욕구를 위해 힘을 합쳐야 한다. 당신과 당신의 가족이 건강해지기 위한 도전을 통해 뿌듯하고 즐거운 경험을 하기 바란다.

감사의 말

이 책을 쓸 수 있도록 도와준 많은 사람들에게 감사의 인사를 전하고 싶다. 무엇보다 밥 필립스는(Bob Phillips) 지금까지 수년간 나와 다른 많은 사람들을 헌신적으로 도왔고 이 책에도 매우 귀중한 기여를 해주었다. 수년 전부터 이 프로젝트에 대한 비전을 가지고 격려해준 레지 토마스(Reggie Thomas)에게도 감사를 전하고 싶다. 그는 생명을 구하는 영양 정보가 간절히 필요한 사람들과 접촉할 수 있도록 이벤트를 주최하여 지원해주었다. DrFuhrman.com의 숙련된 지원팀에게도 감사하다. 특히 연구자료 수집과 해석을 도와준 디나 페라리 박사(Deana Ferrari, PhD), 레시피와 영양분석과 메뉴에 관해 도움을 준 린다 포페스쿠 연구원(Linda Popescu, RD), 도표와 그래프에 관해 도움을 준 로렌 러셀(Lauren Russell)과 팀 세이(Tim Shay), 교정과 편집을 맡아준 도리스 월필드(Doris Walfield)에게 감사하다. 미미 맥기(Mimi McGee)는 이 책에 사용된 기막힌 레시피에 관련하여 도움을 주었다. 메리 베커(Mary Becker)는 또한 레시피를 준비하고 시험하고 내 취향에 맞게 수정하는 것을 도와주었다. 콜린 고(Colin Goh)의 그림은 내가 상상했던 만화 컨셉에 생명력을 불어넣었다. 리사 펄먼(Lisa Fuhrman)는 귀중한 시간을 내어 이 책을 읽고 중요한 피드백과 수정사항을 전해주었다. 하퍼(Harper)의 훌륭한 팀에게도 감사하다. 특히 내 작업에 대해 전적인 지지를 보내주고 일찍이 시리즈 제작에 대한 비전을 제시하여 영양 기반의 건강관리 분야에서 선봉에 서도록 도와준 기드온 웨일(Gideon Weil), 그리고 제작 편집인 리사 주니가(Lisa Zuniga)와 홍보 디렉터 멜리다 멀린(Melinda Mullin)에게 감사를 전한다.

패스트푸드
대 학 살

초판1쇄 인쇄 | 2020년 9월 1일
초판1쇄 발행 | 2020년 9월 5일

펴낸곳 | **에포케**
펴낸이 | 정영국

지은이 | 조엘 펄먼
옮긴이 | 조은아

편집 디자인 | 오즈 커뮤니케이션
제작·마케팅 | 박용일
원색분해·출력 | 거호 프로세스
인쇄 | OK P&C

주소 | 서울시 구로구 디지털로 288, 대륭포스트타워1차
전화 | 02)-2106-3800 ~ 1
팩스 | 02)-584-9306
등록번호 | 제25100-2015-000022호
ISBN | 978-89-19-20591-4
www.hakwonsa.com

ⓒ에포케 2020 printed in korea

※잘못된 책은 바꾸어 드립니다